补晓岚师徒行医秘方录

主　编　徐　飞　王晓磊　陈中沛
副主编　乔艺杰　李琦晖　赵　瑢

學苑出版社

图书在版编目（CIP）数据

补晓岚师徒行医秘方录/徐飞，王晓磊，陈中沛主编．—北京：学苑出版社，2021.3

ISBN 978-7-5077-6137-5

Ⅰ.①补… Ⅱ.①徐… ②王… ③陈… Ⅲ.①秘方-汇编-中国-现代 Ⅳ.①R289.37

中国版本图书馆CIP数据核字（2021）第034375号

责任编辑：黄小龙
出版发行：学苑出版社
社　　址：北京市丰台区南方庄2号院1号楼
邮政编码：100079
网　　址：www.book001.com
电子邮箱：xueyuanpress@163.com
销售电话：010-67601101（销售部）、010-67603091（总编室）
印 刷 厂：北京兰星球彩色印刷有限公司
开本尺寸：880mm×1230mm　1/32
印　　张：10.875
字　　数：252千字
版　　次：2021年3月第1版
印　　次：2021年3月第1次印刷
定　　价：58.00元

王辉武题词“敢向大病遣虎狼，传承补一永流芳”

前言/

补晓岚先生（1856—1950）是当年名震巴蜀地区的中医，也是早期学贯中西的大师，业内有人称“北有张锡纯，南有补晓岚”。他善用麻附姜辛和马钱子、生半夏、雪上一枝蒿等有毒药物治疗痨病、痔疮、臌胀等病，有些用法和用量简直令人瞠目结舌。补老治病之要，约有四端：由博返约，执简驭繁；抓根本；因人而异，辨证论治；百家并用，择善而从。其认为人体“阳胜于阴”，主张治病重在扶阳，固守正气，立方用药以温补脾肾为主，善用姜桂附等温热之药。他开办的补一药房，自制以“补一”为品牌的丸药出售是一大特色。所售均系补氏精心研制，独家制售，疗效卓著的中成药，在重庆颇有口碑，乃至补一药房停办多年后，仍有许多人在寻购和怀念补一丸药。其中影响最大者当属“补一大药”，又称“补一大药汤”。其方来源于前人医案中的“八味大发散”，一般仅作为除风散寒、发汗解表等之用，补老加入川芎、茯苓、法半夏、酒军、泽泻、干姜、肉桂、附片八味共成十六味，使之成为补老的温补主轴方剂一大方，具有温中补火、扶正祛邪、开通经络、活动气血、补肾益脾、消除痰湿的作用。补老一生用药，除以中药中的姜桂附为主体外，还提出了“治无常法，法无死方”的见解，他用药灵活多样，不论毒药、猛药、僻药、虫鸟矿物药，都能恰到好处，用其特长。然而补老留下医著不多，后人对其学术思想难以做更多探讨。

唐世丞先生（1902—1988）是补晓岚先生晚年所收弟子，其父唐年海系清代名医。唐世丞先生青年时留学法国、比利时，专攻物理、化学，归国后转学中医。他与留法友人曾毅博士等创办重庆科学针灸研究所，首创电针学，后遍访名师，终成一代名医。

唐守国先生（1943—2014），唐世丞先生之子，在系统学习中医药典著作基础上，潜心钻研祖父、补老及其父亲的医学思想及医术专长，推崇辨证论治与祖传秘法相结合，灵活贯通，以疗效第一为宗旨。他晚年因病在重庆市中医院住院，其间，常有病人慕名来求诊。本书主编之一王晓磊供职于重庆市中医院，因此有幸结识了唐守国先生。王晓磊备受唐守国先生夫妇喜爱，被其收为关门弟子。唐守国先生临终之际将《补晓岚秘方录》《补晓岚论经方》等手稿交付给王晓磊。

本书中《补晓岚秘方录》《补晓岚临证四十方》《补晓岚论经方》等部分是唐世丞先生晚年回忆总结补晓岚先生的治病经验集，由唐守国先生执笔。《湿病论》《积聚漫谈》为唐世丞先生和唐守国先生父子所著。

由于补晓岚先生生前并未留下医论，其方药理论体系多由唐氏父子阐述，这也是我们整理补老遗方所遭遇的难题。尽管我们最大限度地通过补一方药认识补晓岚先生的医论体系，但其思想究竟怎样，或许会成为一个历史谜团。

因为师徒三位生活在西南川渝两地，所以我们首先从川渝两地的气候特点、地理性质，尤其是重庆山城人们的生活习惯为切入点来了解发病特点、病因病机，以此作为打开补一方药的方便之门，也通过补一方药更加深刻地认识了历史上川渝两地中医的证治体系。

我读硕士时的导师雷正荣先生特别强调因地制宜。所谓因地制宜，即根据不同的地域环境、气候条件以及人们的生活习惯差异，来制定适宜的治法和方药。中国山川地理差异巨大，不同地域之人生活习俗有异，虽然病因病机上有五方高卑致病的区别，但过于粗略，并未形成体系；临床因地论治分散零碎，往往缺乏地理性指标和规范。许多科研成果在推广运用中疗效降低、重复可靠性下降等，原因之一即是忽视了这些成果的地理特性。这也是造成教学上中医技能手脑分离、人才成长受限的主要原因之一。中医院校学生毕业后，对所到之处因地论治，从零开始，须要摸索若干年，才能较好掌握当地因地论治规律，呈现“大器晚成”的现象。相比之下，传统师带徒所承理法方药，多为其师几十年乃至几代所传，融有因地论治整套经验的内容，因而学生常能较快掌握当地疾病因地论治特点。从历史上看，中医积累了丰富的因地论治经验，但由于古代经济、科技、交通、通讯落后而未能系统研究、形成体系，也由于小生产方式的限制，形成了“家”“派”之异。

陈中沛先生在撰写渝州方剂之时，曾阐述渝州地区气候天阴多雾，终年多雨潮湿，尤以周边广袤的高寒山区更是阴冷湿润，造成渝州人民喜食辛辣厚味以逐寒湿的特点。表现在中医学临床治疗方面，则医家擅长运用姜桂附等温阳逐寒药物。巴人体质禀赋多壮实厚重，感受寒湿病邪较多，形成渝州中医方剂流派特有的擅长辛温发散重剂的特点，如补晓岚先生的“补一大药”。此药既温中补火，扶正祛邪，又开通经络，活动气血，使内邪不能藏身，外邪无法侵入，好人可饮，病家宜服，取得有病治病、无病预防的效果。一般人饮之，可以舒经络、活气血、消外惑、减疲劳、提精神、壮体力，对于每日劳动的人，见效尤其显著。实际上历代医家中不乏善用桂附治疗急危重症的人，现在的火神派医生也有这个特点，如四川卢崇汉、上海祝味菊、山西李可等。

除地理因素外，补晓岚先生善用补益药及虎狼药的原因很大程度上是其所处的社会历史年代战乱频频，动荡不安，人们生活朝不保夕，生病常由饥饿颠簸所致，所以常用补益方剂，而善用虎狼药则是传承于《伤寒杂病论》的缘故。可为何后世中医逐渐不用虎狼之药？仝小林先生认为有以下几个原因：首先是历史原因，经方在汉朝创立，之后由于社会动荡而逐渐使经方中的剂量标准丢失；其次是由于社会发展，人们健康水平提高，大量使用药材而导致药源不足，到宋朝时人们开始使用煮散来代替整体煎熬，使得剂量逐渐变小；最重要的是医药分家，使得医不识药，药不懂医，尤其是到宋朝时专门药物炮制产业链条的形成，使得药物的炮制方法逐渐脱离医家之手，一味向无毒害方向发展，背离了“大毒治病”的原则，如半夏的炮制就是在宋朝时有了加入石灰的记载。当然也有后世玄学、佛学、儒家思想进入中医学体系中，使得医家逐渐重视理论空谈而慢慢脱离生产实践，并且自从汉武帝“罢黜百家，独尊儒术”后，先秦百家中重视生产生活实践学问的如墨家、道家、农学等逐渐衰落，而重视人治的儒家走上历史舞台，并且渗透到中医学领域中。直到现在，医药分开仍阻碍着中医进步，医不识药者比比皆是，很多中医临床工作者都只看医学文献而鲜看药学文献。故陈中沛先生请全国首批名中医王辉武题词，曰“敢向大病遣虎狼，传承补一永流芳”，希望我辈继承发挥补老等巴渝医家遣方用药的“融、猛、准、捷”等特色，更上一层楼！

《积聚漫谈》《湿病论》是唐氏父子针对山城重庆的地域特点，从经方的角度，以气津两伤、湿热两蓄立论写的一部因地论治的医论。前者着重讨论内湿而后者重点讨论外湿，书中对于内湿瘕痈等病理现象有独特见解，认为西医之炎性渗出物停留于体腔内即为饮，浸润于组织中即为湿，日久进展成为水肿。他们认为三焦即是西医的淋巴系统，内湿是由于三焦闭塞不通，即淋巴循环障碍，不能转输代谢产物阻碍三焦运行，最终导致三焦决渎行水之责失职而成为内湿。唐氏认为内湿所产生的痰饮、水肿、黄疸、下利是“常”，而癥瘕积聚等肿瘤病变是其“变”。肿瘤积聚产生的内因是：炎性分泌物阻碍气血流通后产生瘀血，使得病变部位不能得其营养而代谢产物不能排出，形成癥瘕，炎性分泌物与坏死的组织分泌物混合而形成“痈”。他们认为《伤寒杂病论》所载的热实结胸及寒实结胸的代表方如甘遂半夏汤、十枣汤及外台走马方俱是治疗肿瘤的有效方剂。对于甘遂半夏汤治疗留饮停于心下的部位问题，倾向于《皇汉医学》所述，即肝脏左叶肿大而连及心下所致，而十枣汤所针对水饮瘀浊与邪热互结部位是淋巴系之胸导管。

通过对补晓岚师徒行医的学术思想进行归纳整理、汇总病案，结合翻阅各种虎狼药药理文献，将《补晓岚秘方集》《积聚漫谈》《湿病论》等补老口述、唐氏父子所写医论，并唐守国先生生前收集的以成药、验方、丸药为特点的《成方验方选》汇集，一并收入本书中，还将我们所查阅的虎狼药安全炮制及煎熬解毒方法文献集中附录于后，希望从现代药理学角度解释用虎狼药治疗疑难杂症的机理。我和王晓磊并不是学药理出身，虽然翻阅了不少药理学相关著作，仍然不可避免有不妥之处。书中方剂请在中医师指导下服用，切莫自行使用。

由于原书稿是20世纪60到70年代写成，书写用字介于繁体与简体之间，许多字难以辨认，所以非常感谢我的几位挚友帮忙辨识录入，他们分别是乔艺杰、赵瑢、崔璇和陈俊豪，更感谢陈中沛先生对此书的资助，感谢学苑出版社陈辉社长的鼓励。没有他们的帮助，这本书无论如何都无法完成，在此向几位良师挚友表示感谢！

2020年2月13日

徐飞于包头家中

目录/

第一章　补晓岚及其弟子医学成就简介[①]

第一节　补晓岚学术经验简介

唐世丞口述　谢语凡笔记

补晓岚，又名补一老人，姓补名一，字晓岚，四川省遂宁县人。致力祖国医学凡六十余年，博闻强记，古今医籍无不浏览。参师访友，足迹遍及南北各省，所到之处均有盛名。晚年执业于重庆市，誉满西南，有“怪医”之称。生平注重医德，救死扶伤，不辞辛苦，送医送药，尽力而为，卒时年九十有五。

补老对中医药学、针灸推拿、导引吐纳之术，造诣很深，学术思想独树一帜，立方遣药自成一家。长于用大药、毒药、复方、重剂，善治疑难怪症和痼疾沉疴。曾创制丸、散、膏、丹数十种，多有良效。其中如哮喘丸、安神丸、还童丸、麝香丸、痢疾丸、止咳丸、薤矾丸、平肝丸等多种，已由重庆市国光药厂制成成品，广泛行销。余追随补老，历时十余年，学术思想虽有所录，病历资料未曾记录，兹将补老先生主要学术思想等简介于下：

① 此章内容综合多篇手稿而成，内容或有重复，标题或有不当处，请读者注意。

学术思想

补老治学，主张由博返约、执简驭繁，在勤求古训、博采众方的基础上，以《内经》《伤寒》《千金》《肘后》为主，旁及《抱朴子》《道藏》，将祖国医学与古代丹道学说熔为一炉。因此补老的学术思想是：既根据《内经》“阴平阳秘，精神乃治”“邪之所凑，其气必虚”立论，复参用《道藏》先天、后天之旨，而以抓脾胃、通任督，着重扶阳为精髓。补老以为：人之所以患病，主要由于正虚，《内经》所谓“正气存内，邪不可干”“有胃气则生，无胃气则死”欲固正气，必抓脾肾。因脾为后天之本，肾为先天之根，根本既强，则邪不可留，人体自然康健。但人是一个整体，脏腑经络内外贯通，气血周流无时或止。脾肾虽为根本，然而沟通脾肾两脏，实为任督二脉，总统阴阳各经，亦为任督二脉，所以在抓脾胃的同时，还必须通任督。由于阳为气，主动。人生则呼吸出入、气血循环、视听言动、饮食便溺，无一非动；人死则一切活动停止，无所谓动。可见，动是生之机，不动则机息，而生命亦绝灭。《内经》所谓“成败倚伏生乎动”“阳气者，若天与日，失其所，则折寿而不彰”。因此，在调节阴阳的同时，还必须着重扶阳。补老在临床治疗危急病人时恒抓紧时机、争分夺秒，运用人所不用的一切办法，如大药、针灸、推拿等，进行综合抢救，每使垂死者得以复生。这些是补老的主要学术思想和医疗主张。

方药特点

补老立方遣药，讲究辨证论治，治无常法，法无死方。古法、今法、单法、秘法等能灵活运用，善于化裁；毒药、猛药、僻药、奇药能广泛搜求，长于利用。略举数例，已见一斑。

大药

本方有病治病，无病预防，加减变化，运用颇广，为补老临床常用之方。

羌活　防风　天麻　藁本　白芷　蔓荆　川芎　麻绒　细辛　茯苓　法夏　酒军　泽泻各一两　附子　干姜各一斤（附子、干姜先熬6小时）

此方君以附子、干姜，补脾肾而通任督，既以扶阳。臣以羌活、防风、天麻、藁本、白芷、蔓荆、川芎、麻绒、细辛，开经络而行气血，既以驱外邪。佐以茯苓、法夏，疏中宫而导痰湿，既以健脾和胃。使以酒军、泽泻，通三焦而利清浊，既以引邪外行。共奏温中补火、辅正驱邪、开通经络、周流气血之功。表面看似庞杂，实际配合谨严，反映了补老独树一帜的学术思想和自成一家的方药特点。

治肝硬化腹水方

巴豆一斤　鸡蛋7个

共入锅中，放水适量，用文火煮三天三夜，去巴豆，吃鸡蛋，每天1个，7天吃完，为一个疗程。不愈时，隔5天再取一个疗程，直至痊愈为止。

治肺结核方

人字草　白芝麻　冰糖各加二分　猪心肺一副

上四物用麻油炒焦，研末为丸，每日服三次，每次服三钱。

下瘤丸

治子宫瘤癌。

黑斗叶一两　巴豆霜三钱　螃蟹爪一两　干漆炭一两　蜘蛛香一两　鹿茸粉一钱　桃仁三钱　红花三钱　郁金五钱　法罗海一两　泽漆二两　凤仙子一两　狗头炭五钱　海藻一两　密陀僧五钱　牛耳大黄三两　地胡椒一两

上药共为细末，丸如黄豆大，每服四丸，日三次。

治糟红鼻子方

犬尾草去毛，二两　红烂柿子一个　金银花五分　红糖五分

上药用水煎成400毫升，每日服一剂，分三次温服。注意，煎药时须一次煎好。

还童丸

除湿、补肾、健脑、强心开胃。

泽漆一斤　朱砂一斤　蜂蜜一斤　麻油一斤　醋四斤　漆树叶末若干斤

上药共为细末，如梧子大。每日服三次，第一星期每次服一丸，第二星期每次服两丸，第三星期每次服三丸。如此类推。加至十丸为止

治白浊方

黄龙须一撮　茉莉花根7根　公臭虫7个

上药用白酒八两，熬成四两，每服一小杯。

哮喘丸

淡豆豉二斤　黄荆子二斤　澄茄子二斤　鹅食喉两百个　白砒二两

上药为末，丸如绿豆大，每服四丸，日三次。

八风汤

治中风、半身不遂、言语不清、口眼歪斜等症。

当归　石斛　防己　官桂　川芎　紫菀　川乌（先熬）　黄芩　白鲜皮　干姜（先熬）　远志各三钱　党参　秦艽　防风　白芍　羌活　独活各四钱　黄芪六分　甘草二分　石膏五分　麻黄二分

水煎服。服药前，须先灸脐下三壮。

止咳化痰丸

麻黄　细辛　柴胡　蛤粉　附片　干姜　半夏　甘草　草

乌　柏树叶　五味子各二两　青黛　苏子　酒军　牙皂　桂枝　叶子烟各一两　松香四钱　樟脑三钱　罂粟壳三两

上药共为末，用柏树胶二两化入，每药十斤，加闹羊花一两，水滴为丸，如黄豆大，每服四丸，日三次。

上述方剂，均系补老自行效方，从表面看，有的似乎庞杂，有的似乎怪癖，有的似乎平淡，有的似乎峻猛，实际上是酌古准今，通权达变，出奇制胜，别出心裁的。证之临床，是疗效确实的。

补老的临床用药，更多独到之处，如雪上一枝蒿、紫草乌为剧毒药，人多不敢用，补老却往往用此二味治疗沉寒痼疾，屡获良效。其他如治疟用蚊子，驱瘀用臭虫，利尿用蟋蟀、蟑螂，壮阳用蜻蜓、麻雀蛋等，看似怪癖，实则胸有成竹，并非出诸贸然，其所以获得“怪医”之称，真实学力，绝非出自偶然。

验案举例

1936年，重庆霍乱流行，死亡甚众，补老为预防，每日熬“大药”九锅，以济群众，劳苦人民登门索饮大药者，数以百计。亲朋往来，招待不假茶酒，辄饷以大药一碗，皆乐饮之，及门弟子，朝夕恒喝大药一碗，虽日与霍乱病者周旋，卒无一人感染，足证大药的功能不但能治病，而且能防病。

叙府刘某，患肝硬化腹水，腹大如鼓，肿及肾囊，体倦神疲，饮食不进。补老首先处以大药加梅花露，继给上述治肝硬化腹水方（巴豆煮鸡蛋），一个疗程为瘳①，腹水完全消失。方用老炊火筒炖鸡，一服痊愈，终未复发。

---

① 瘳 chōu　疾病消失了。许慎《说文解字》：“瘳，疾愈也。”——编辑注。

欧阳敬辉，患子宫癌，经成都四圣祠医院确诊，认为无法治疗，患者悲观失望、痛苦不堪，亦请补老医治，补老给以上述下瘤丸，约两月有余，即完全治愈。这是1945年的事，此人现住重庆文华街，每次相遇谈及此事，犹称赞不已。

1950年，解放碑解放军某高级指战员患蛊胀病垂危，经医院多方救治无效。中西名医会诊一堂，均感棘手。补老诊视后，认为病人垂危，首先在于救命，命若不保，何有于医？因用大药一剂。病者服后神志大有起色，后以守宫尾、砂仁、白蔻、厚朴、槟榔、木香等药为主，出入进退，连服月余而瘳。

1950年，有宣某之子，年八岁，住重庆市牛角沱。患蟹眼（或指眼睛很凸出的疾病），百治无效，请诊于补老。补老先以大药加梅花露，给服二剂，继予熟地、益智仁、巴戟汤，再进补中益气丸。如是轮流换服，两轮即告痊愈。

南温泉潘某，病后烧数日，偶因更衣起床一晕倒地，竟至休克。当地两名医生见患者脉微肢厥，昏迷不语，呼吸欲停，不敢稍动，恐其脱气，不敢处方。潘家只得以汽车速邀补老。补老至，鉴定人临危，立即抢救。运用了针灸、推拿等多种方法约20分钟，病者复苏，后以汤药调理而愈。

以上案例只是补老临床验案部分而已。追忆谈来挂漏难免，不足之处，尚希补老生前好友及门下弟子不吝补充指正。关于补老生前的特效方药为数尚多，限于篇幅，未便多谈。以后整理完毕，陆续可介绍以供同道参考。

第二节　补晓岚先生医学简介[①]

唐世丞　识　唐守国　整理

先生姓补名一，别号晓岚，四川省遂宁县观音坊人。幼时学气功、拳术及针灸于本坊观音寺僧人，及长操举子业，就学于重庆川东书院。其时有人创设格致书院，以教授西洋学术，遂往该院受学。同学中有人以家授治眼病秘法相授，先生深得其奥蕴，尚未以应世。

清朝末年，巡营房在渝横行作恶，与同学冲突，营勇八十余人至院寻衅，先生乃出其技击之术，伤毙营勇数人，众皆披靡，嗣因伪府拿捕，乃借庇于美。在美会求精学会教书，久之派赴成都、金堂等地布道，及后赴巴塘，识美人医学博士史德文。史亦酷慕中医，于是相互学习，历时三载，遂尽当时西医所能而结合中西医药同时应用。返川后，始悬壶于成都、嘉定、井研、犍为各地，组织嘉定药房，采用中西法制药，收效良佳。辛亥革命后，史德文力邀先生入藏。先生又于1913年重返巴塘，与史德文合组医院，往来于里塘及附近各区，仍以中西药舍短取长而用之。并打破礼拜的制度，深得当地民族之信仰，以“补菩萨”称之。先生以藏地珍奇药品颇多，发愿躬自探采，以备试验。初以巴塘、里塘始，嗣游云南各境，时经四年，获得有效药物四百余种（并撰写成书，此书惜已遗失）。1923年离滇，经海防、香港至广州小住，旋赴天津、哈尔滨，并深

① 原稿标题为“补晓岚先生医学简介”改为“补晓岚先生从医简介”或许更合适。

入俄境，又二载。返北京往协和医院，1928年返川，于重庆设补一药房。以行医卖药为业，凡疑难重症求之于先生者，多得转危为安，因之求诊者众。抗日战争时期，四方人士汇集渝埠，有积之病者，亦多就先生诊之，由是而声誉遂隆。先生生于1856年（清咸丰五年，编辑注：底稿有“丙辰”二字，咸丰五年是乙卯年），于公元1950年7月无疾而终，享年九十五岁。

先生谓寒热病，虽不尽由于外，而以外感为多，据文献所示，其病势传变有三个次第：①《素问·热病论》篇，即仲景《伤寒》六经治法之所本。②《灵枢·百病始生篇》所云：邪之中人也，始于皮肤，传于经络，以至传于肠胃（非《灵枢》原文），即华佗六日分治法之所本。③《素问·玉机真藏论》篇：所谓风寒客于皮肤，弗治入肺，弗治传肝、传肾、传心之病次，即温病学家所云温病始于太阴之所本。此三种传变次第，虽有不同，要之由浅入深，其理则一，亦即是三条不同路线，都是病邪深入之途径。从一条线路治疗多种多样之疾病，势必顾此失彼，何况营卫循环，一日五十度，周流无已，内外相贯，如环无端。未有一经受病，他经毫无影响者；未有外表受病，内部毫无影响者，必须照顾全面、专攻重点，积多年经验，参合三个传变次第，订立汤方（方见后羌活汤）以疏治之。用之既久，收效良佳。又推而用之无寒热之脉气不调，如内脏肿毒等，亦属有效。三焦不利，营卫之枢纽在于肺、心循环，三焦之枢纽在传化糟粕。麻黄、桂枝等发散药物，皆具有调和营卫之效能，合以酒军、泽泻，以增强二便之排泄，如此则无血涩、气滞、蓄水、积食之患，因而阴阳调和，寒热不争。余随先生左右多年，每日用此方，均在百分之九十以上。并以其显著沉疴之疾，酌加特效方药数味。为用既广，收效亦弘。理解羌活汤是整体疗法，酌加特效方药数味是对症疗法，二者合而用之，即收表里兼治之效，并能缩短疗程。兹将先生常用汤药及自订成药择其使用最多，而有殊效者，酌加按语分述于后，以见一斑。

第三节　唐世丞先生简介

《民国名人图鉴》（编辑注：原手稿为《中国名人图鉴》，据资料改），杨家骆著，民国史稿草创本副刊之一，民国二十六年一月辞典馆初版。书号：△782.18　272（1）

有如下记载：

唐世丞，科学针灸研究所医务主任，重庆国医学馆针灸医师兼设计主任，物理、化学、生物学教授。巴县人，居重庆桂花街三号国医学馆。（北）巴县惠民（坊）青囊春（永）一九零二年生。入年留学比国专攻理化于比国鲁文大学，后又研究采矿、冶金及工业化学于烈日工科大学，先后得工程师学位两次。唐虽习工科，归国后专攻国医针灸，遍访名师，并以科学方法相印证，曾于廿三年发明电针学问世。（第一集116页）

巴县志．第七集．卷八．32页　书号：七一八　8. 七

比国．唐世丞　烈日工科大学

中医杂志1979年第八期《中国针灸源流考》．中医研究院针灸研究所．王雪苔．第64页有如下记载：

1934年，唐世丞发表《电针手术及学理》《电针学之研究》是我国应用电针学的开始。

参考文献：重庆科学针灸研究所：《针灸研究所概况》1934年。

唐世丞先生简介.

中国名人图鉴·杨家骆著.民国史稿草創本附刊之一.
民国廿六年一月辞典馆初版. 书号: △782.18 272(1)
有如下记载:

唐世丞.科学针灸研究所医务主任.重庆国医学馆针灸医师兼设计主任.物理化学.生理学教授.巴县人.居重庆桂花街三号国医学馆.(孔)巴县惠民场青襄乡(永)一九〇二年生.入法留学比国专攻理化於比国鲁文大学.后又研究採矿冶金及工业化学於烈日工业大学.先后得工程师学位两次.唐虽读工科.归国后专攻国医针灸.遍访名师.並以科学方法相印证.曾於廿三年发明电针学问世.(第一集.116页)

巴县志.第七集.卷八.32页.书号:七一八 8.七
比国.唐世丞 烈日工科大学.

中医杂志1979年第8期.《中国针灸源流考》中医研究院针灸研究所.王雪苔.第64页有如下记载:
1934年.唐世丞发表《电针手术及学理》.《电针学之研究》是我国应用电针学的开始.

《唐世丞先生简介》手稿

唐世丞先生（1902—1988）早年留法勤工俭学，后赴比利时深造，在鲁文大学攻读理化，在烈日工科大学专习冶金。两处均获工程师称号。归国后曾任重庆大学教授，并赴西藏考察二年。终因当时社会黑暗，政府腐败，取志不遂，报国无门，乃愤而改行从医，与医药界同仁先后建立“重庆科学针灸研究所”“重庆国医药馆”，首创“针灸电针学”，发表《电针手术及学理》《电针学之研究》等学术论文，开我国针灸电针治疗之先河，其后又拜当时极负盛誉、名震山河的中医温补派大国手补晓岚老先生为师，专门研究补氏医道及特效膏丹丸散，造诣极深，独树一帜，悬壶重庆五十余载，济世活人，深为时人所景仰。一九八二年，重庆市著名老中医龚志贤、陈源生曾赠词一首："青年留法学助工，实业兴邦道未通。矢志医林探造化，潜心补志坐春风。千金方里获真谛、万户声中不志翁。后继得人堪羡慕，一生旷达乐心胸。"一九八六年荣获四川省人民政府重庆市人民政府颁布的《从事科技工作五十年以上荣誉证书》。

第二章　补晓岚秘方录

本辑系补先生数十年来临床心血之结晶。补先生生前创作不少，兹就补老先生秘传于吾者，整理于此。补老生前博学多闻，对古今医书无不搜集整理研究。经常钻研《本草经》《内经》《伤寒论》《金匮要略》《肘后方》《千金方》《外台备要》《中藏经》《扁鹊心书》《本草纲目》等古籍。其方中用姜、桂、附者较多，是以脾、胃、肾气为主，用干姜温胃健脾。用桂、附引火归原，以补命门真火。

补老方剂组合，寒热并用者多，复方大剂亦较多，分量较重。因病因复杂，合并治疗。尤其对沉疴重病，善用复方重剂以期缩短疗程，收到效果。

补老善用剧毒药品，意在斩关夺将，通经活络，但熬炼配制有严格规定，注意防止发生中毒事故。补老兼通西医，故方剂中有中西药并用者，及将中药用化学方法提炼者。为便利广大劳动人民服药便利，节省经济，故多采用丸药。在方剂中有采用古方，或民间单方化裁增减，在临床实践中有效者一并录之。

本辑病名及治疗作用，系根据原稿实录。

唐世丞

编辑注：“本辑”指本章内容，“原稿”或为补晓岚先生手稿。唐世丞先生手稿未写时间。这部分内容所述医案，可能落款大多为唐世丞先生的医案。下文“国按”为唐守国先生按语。

第一节 眼科病证

外障治法总论

治男妇老幼一切外障眼病，如红肿不开、疼痛难忍、羞明怕日、不喜灯火、满眼红筋胬肉、多泪、生眼屎，或眼中生翳子、蟹眼，以及头风灌目等症，均为外障。外障又分虚、实两种。虚火宜温散，实火宜清凉，庸医误用，必生青膜、白云、蟹眼等症。凡治一切外障眼病，宜用“四味大发散”或“八味大发散”加酒军、泽泻、附片各30克，看症加减。一二剂或三五剂，总以散尽陈寒为度。且不再发，即可痊愈。接服补中益气汤三、五剂以固正气。不愈又服大发散数剂后又服补中益气汤，再点眼药，世上无不愈之外障眼病也。

四味大发散

麻黄30~60克　蔓荆30~60克　藁本30~60克　北辛15~30克　去叶老生姜240~500克

连皮捣碎为引，熬服。

八味大发散

照前四味，加：羌活、云风、川芎、酒军、泽泻、附片各30克，白芷60克。仍加去叶老生姜连皮捣碎为引。

加减法：

白云遮睛，加蛇蜕一条至两条（酒洗），蝉衣30克（去翅足），白蔻30克（姜汁炒），外用眼药点之。

热泪多，加蔓荆60克。

冷泪多，加五味子30～60克（打碎）。

白珠红筋不去，加桑白皮30克。

眼睛夜间胀痛，加元参、汉防己各30克，或又加炒香附、夏枯草各30克。

生胬肉，加白芷梢30～60克。

两太阳胀痛，加明天麻30克（姜汁炒），藁本30～60克。

眼睛发痒，加全虫30克（酒洗），姜虫30克（酒炒），蟹眼亦如此加味。

大眼角红为大肠经热，加熟军30克（另泡水服之）。

小眼角红为小肠经热，加木通、前仁各30克。

舌上白苔是寒邪、黄苔是陈寒，加麻黄60～120克，杏仁霜60克。

头风灌目，头顶如被重击，目珠如针刺样疼痛异样，宜八味大发散重加北辛60～120克，明天麻60克（姜汁炒），外用包头风药，同时内服外包各一剂即愈。

包头风药

生附子　白胡椒各30克　大葱一把　老生姜120克

共捣烂，入锅内，用白酒炒大热，摊布上，包患处。至头大热时取下，停数时许，又加酒炒大热如前法，再包治二、三次即愈。内服外包必须同时进行。

补中益气汤方

黄芪　党参　白术各60克　甘草　当归　广皮　升麻　柴胡各30克

二白散方

主治：男妇老幼一切外障眼病，青膜、白翳、血丝、白云、遮眼等症，不拘年数，先用八味大发散将陈寒散尽，后用此方。

酒白芍　白芷各60克

共为细末，每用10～15克蒸羊肝服，如无，其他动物肝亦可。服至前症散尽为止。愈后接服补中益气汤数剂收功。肝肾两虚者，再服桂附地黄丸加巴戟、大芒一、二剂收功。

或生蟹睛，宜大发散加全虫、姜虫各30克（姜汁炒）服一、二剂即愈。外用鳝鱼断尾半寸，滴血于蟹眼内，二、三次即愈。或蟹眼孔黑色属火，宜芙蓉饼方：涎巴虫（即蜗牛）四条或五条，芙蓉花叶15克同捣如泥，做饼，眼闭紧，贴眼泡上，同时内服芙蓉饼方。数次即愈。并治眼丹、眼漏。

外障眼药

点各种外障眼症，此方用之极有灵效。

炉甘石30克　陕西花椒60克

炉甘石入沙罐内，面上盖花椒，用碳煅过，以花椒煅至无烟时止，去花椒不用，将炉甘石水飞极细，阴干，磁瓶收藏听用。

此药内可再加硇砂、山慈菇粉、白丁香各3克，再研末极细，磁瓶收藏听用。

制山慈菇法：将慈菇皮磨成浆，用细纱布滤过，沉淀取粉，晒干。

点暴发火眼、疼痛难忍、肿胀、云翳遮眼等症。此方点之极效。

——又点暴发火眼方

用白矾煅过，细末，酒调敷数次愈。

——点暴发火眼方

疼痛难忍、肿胀、云翳遮眼等症。此方点之极效。

慈菇粉、冰片各3克，乳香6克（去油）共研末点之极效。

——点火眼方

红肿疼痛，用好黄连泡水、点之即愈。

制稀眼药方法

方用九制炉甘石、水飞极细晒干，以真麻油调如糊，磁碗内抹匀，再用陈艾绒、苏合、明雄另用一大碗，用此三种药点燃熏之，以甘石碗覆之，以甘石熏至黄色为度，需一、二日始能治好收存听用。此方能治一切烂弦风眼、雪风眼、痘风眼、一切眼皮烂之症，擦之神效。

眼目被物打伤方

眼睛被物击伤，现红黑青肿、秽血浸淫，用芙蓉花根去皮、或花叶均可，捣烂贴之，不肿不痛，数日即愈，定要忌风。又方：用生半夏磨冷水擦，或为末冷水调敷即可。

——治一切外障，上下眼皮红肿穿破，或成眼漏，以及烂旋风眼等症用：苦参、银花、赤芍、云风、桔梗、羌活、白芷、川芎、元参、生地、连翘、黄芩、炒荞穗、大力子、蝉蜕各 15 克，前草为引，熬服即效。

又方：黄连 3 克，连翘、羌活、荆芥、大力各 9 克，甘草 3 克，水灯芯为引，连服二、三次即愈。

睫毛倒睫方

治男妇老幼睫毛倒睫、青膜昏晕，用：漂苍术、川芎、藁本、北辛、木贼、火麻仁、莱菔子、蒙花、白芷各等分。共为细末，每取 9 克，清茶送下。用木别子一个（去壳）棉布包好，塞入鼻内，患左塞右，患右塞左，两目双患，两鼻双塞，若初起之症即愈，再服后方：

熟大黄、黄芩、桔梗、青皮、天冬各 30 克，共为细末，每服 6 克，白沸水下，接第二方：甘草 10 克，枸杞、熟地、归身、菟丝子、白菊花、大芸各 15 克，龙眼 120 克，楮实子 15 克，共细末，蜜丸每服 12 ~ 15 克，开水送下。

男妇老幼各种眼病方（内障）

治男妇老幼各种眼病、内障、外障，虚病眼睛不红不肿，或有云雾如沙涩，寸脉弱无力，或黑珠上起坑窝，或乌珠损坏，此乃肝肾两虚。先看舌上如有黄白苔即用大发散将陈寒散尽，如是虚眼后又服首乌方十余剂（若外邪未尽，服大发散后即服此方）

羌活　云风　白芷　独活　连翘　荞穗　木贼　北辛　蒺藜各15克　前仁　薄荷　槟榔　蛇蜕各9克　蔓荆　白菊各9克　生姜一块

头二副去生姜，用灯芯为引，凡是虚眼外邪未尽宜服此方，然后服第二首乌方，能治瞳仁缺陷，黑珠上起坑窝，或有翳如沙眼，女人多有此证，此乃大虚之症，时发时好。

第二首乌方

元参　天冬　枳壳　羌活　防风各9克　制首乌　木贼（去节）　全归　寸冬　川牛膝（酒炒）　杏仁　夏枯草　白蒺藜各9克　生地15克

水煎服，忌酒及房事。

如头痛去生地、首乌，加天麻、藁本各15克。如头痛轻不必加减，连服数剂，或制成丸服亦可。

大补还精丸

主治连年近日一切目疾，内、外障，翳膜攀睛，胬肉，烂弦风眼及老年虚弱、目昏多泪、迎风多泪、视物昏花，久之成内障，此药最能降虚火、开胃水，久服夜能写小字。

人参　杏仁　大芸（酒洗炒）　杜仲（酒洗炒）　牛膝（酒洗炒）　石斛　枸杞各30克　犀角（量半）15克　防风　菟丝子　当归　熟地　黄柏　青葙子　枳壳　白茯苓　白蒺藜各30克　菊花　羚羊角（量半）各15克　草决明　山药　天冬　生地　川

芎各30克　黄连　甘草各20克　知母60克

上药除犀角、羚羊角外，全药制为细末，炼蜜为丸如梧子大，每服10克，空心服，盐汤送下。

千金磁砂丸

主治：耳鸣、眼花。

处方：铁磁石60克　辰砂30克　神曲60克

磁石置火中煅，醋淬七次，研极细末。辰砂另研极细，神曲生磨极细，三味合聚，再以神曲末30克水合作饼，煮沸为度，共前药炼蜜为丸，如梧子大，每服10丸～20丸，空腹米饮下（约10克）

——凡男子遗精，治宜大发散一、二剂，散尽陈寒后，用熟益巴戟汤、六味地黄汤，均要加枸杞、芡实各9克更好，凡服熟地要先服大发散，重加麻绒，散尽陈寒，以免熟地滞其寒也。

——妇人眼病，时发时好，必有白带病。

第二节　肺系病证

羌活汤

主治：外感寒热。

处方：羌活　桂枝　紫花　前胡　苍术　麻绒　细辛各15克　酒军　泽泻各15克　制附片30～60克　生姜60～150克　有时加干姜或干姜易生姜，分量与附片等量或加倍用之。

国按：若急救回阳用干姜，若去水毒用生姜。

上方先熬附片、生姜约3小时，以附片熬透不麻口为度，再加诸药合煮1小时。去渣分三次温服。日二、三次。

世丞按：羌活汤用发散药八、九味之多，此法世不轻见，以余所知，《伤寒论》各方，药量颇轻，但补师所用分量是分为六次至十二次服之，以 30 克计，每次不过 0.9 ~ 5 克左右，并不为重，此方内无分次数法，致不免为一般人所疑虑。

加减法：

痰咳：加半夏 15 克，杏仁 12 克。

喘咳：加澄茄、白前各 15 克，苏子 12 克。

痰多：加南星、半夏各 15 ~ 30 克。

热痰：加紫苑、冬花、百部各 15 克。

心悸：加郁金、佛手各 10 克，炒香附 12 克。

烦躁：加香豉 30 克，炒栀子 10 克，热重者香豉可加至 90 克，栀子减半。

肝胆热：加青蒿 30 ~ 60 克，煅鳖甲 15 ~ 30 克。

蛔虫：加乌梅、川楝各 15 克。

痞症：加硫黄、焰硝同炒共 18 克，灵脂、蒲黄、青皮、陈皮各 15 克。

胆石症：加金钱草 30 ~ 60 克。

额痛：加葛根 24 克。

鼻塞：加北辛 30 克。

自汗：加防风 15 克。

宿食不消，吞酸嗳腐：加山楂、神曲、炒麦芽各 15 克

尿寒症：加澄茄、良姜各 15 克，肉桂 12 克，丁香 10 克，更甚者更加吴茱萸 15 克，白胡椒 30 克，并至头顶痛、腹部痛加木香、黄连各 10 克。

腰痛：加台乌、元胡、小茴香各 15 克。

痛经：加蒲黄、灵脂、台乌、元胡、小茴香各 15 克。

脓肿：加姜虫、蝉蜕、全虫各 15 ~ 30 克。

胸后久痛：加桂枝 90 ~ 240 克，麻黄 30 克，白芍、白术各

30克。

世丞按：此方仅限于身冷，身重、痛、紧及一切寒症，即阳虚之症。如面赤、口渴、身热、脉洪等症，非本方所宜，慎之。

普通大药

本方直达任、督、冲脉。

处方：防风　天麻　藁本　麻绒　细辛　白芷　蔓荆　川芎　桂枝　茯苓　法夏　酒军　泽泻　甘草各30克　附片　干姜各500克

强心：加远至、枣红、石葛卜各30克。

补血：加桃仁、红花、当归各30克。

补肾：加龙牡、砂仁、五味子各30克。

疟疾：加夜明砂、草果各30克。

除湿：加苍术、灵仙、牛膝、薏苡仁各30克。

止咳：加紫苑、冬花、旋覆花各30克。

化痰：加半夏、南星花粉各30克。

除风：加姜虫、蝉衣、防风各30克。

补气：加党参、黄芪、白术各30克。

背心冷痛：加独活、桂枝、柴胡各30克。

补脑：加肉桂、吴于、白胡椒各30克。

大便结燥：加火麻仁30克。

小便滞：加木通30克。

支气管炎的治疗

苏子降气汤（散）

主治：男女虚阳上攻，气不升降，上盛下虚，膈壅痰多，咽喉不利，咳嗽、虚烦引饮，头目昏眩，腰疼，足弱，肢体倦急，腹肚疠刺，冷热气泻，大便风秘，涩滞不通，肢体浮肿，不思饮食。

处方：苏子　半夏　桑白皮　陈皮　茯苓各15克　当归　肉桂　化橘红　前胡　厚朴各10克　党参30克　沉香5克　生姜为引

本方主要作用有三，其一：除寒温中；其二：降逆定喘；其三：豁痰润肠。苏子得前胡主降气祛痰、祛风散积。苏子得厚朴、陈皮、生姜能内舒痰饮、外解风寒。得当归能止咳和血、润肠通便。得肉桂能温中散寒。加沉香纳气入肾。与肉桂相伍，治上盛下虚更为有利。此方有行有补，有润有燥，治上不遗下，标本兼顾。为豁痰降气、平喘理嗽、利胸快膈、通秘和中、纳气归元之方剂。

苏子降气汤治疗上盛下虚引起的梅核气病亦颇理想。由于此病气郁痰凝，阻塞咽嗌，咳之不出，咽之不下，虽无致命之虞，但堵塞日久甚为痛苦。通常用小米下汤、四七汤等开郁理痰便可或效。如是上盛下虚的痰气郁结反而无功。如在本方基础上肉桂减量（用上肉桂3克，另加桂枝5克，通常能药到病除）。因本方不但降气、化痰，还能纳气归之，复加桂枝宣阳通痹，下气利咽之功，故取效更捷。

苏子降气汤能治疗胸壁疼痛。根据临床观察，胸壁疼痛多系胸阳不振，痰饮内阻，或心肺气血不利，不通则痛。根据本方降气宽膈豁痰宣肺的特征，诊其为胸阳不振、阴霾作痛的则加桂枝、薤白、菖蒲。痰垢交阻的则加栝楼、尖贝、木箱、郁金、延胡、枳壳，随症加减，可以奏效。

苏子降气汤治疗痰气噎膈，亦很理想，此症多困忧思、郁结、肝郁气滞、痰涎交阻而食物难下，胃经不布，便秘不通，这样出现痰涎愈结愈甚，津液亦必日渐减少的局面，治疗方法必须开豁痰气的淤结，以敷布津液。同时应有一定的润燥通幽作用才妙。考虑苏子降气汤堪当其任。具备这个条件如果再加旋覆花、代赭石降镇痰气，白蔻仁、炙杷叶开利胸腔，桃、杏仁泥以滋血燥，往往获得满意疗效。

禁忌：

肺肾两虚的喘咳、不见痰气湿胜症状；

肺肾水湿淤结，痰喘特甚，形气俱实；

表证不明的痰喘咳嗽；

热盛灼肺，或阴虚火旺的喘咳；

大便溏泄，气少食衰体质以及有蛔虫史经常腹痛者。

根据汪昂《医方集解》，谓本方有散外寒的作用。所以后人在治疗风寒引起之慢性气管炎发作初期，加入苏叶为治。

延年半夏散（汤）

主治：支气管喘息、支气管痉挛、胃痉挛。

处方：法半夏　吴茱萸各10克　炙鳖甲12克　前胡　人参各6克　苦桔梗　榔片各4.5克　炒枳实3克　生姜引　柴胡10克

延年半夏汤系唐以前古方，日本野津猛男于此方以柴胡易前胡治胃痉挛有效，主要以神经痉挛为主，包括支气管痉挛，用人参、鳖甲咯黏液样白沫痰。用半夏、桔梗、吴茱萸，且吴于一味，在临床上经验其治胃部至咽头至黏液样白沫壅盛有殊效，桔梗与枳实相配伍，具开降肺气之力，兼之柴胡能除胸胁苦满，生姜主治水毒，合力共济故能治支气管喘息。

论咳喘的治疗

咳喘之症在临床上治疗时，不仅须发汗，还应化痰、逐饮利水。因气体由呼吸排出，液体由汗和小便排出。肺为水之上源，膀胱为水之洲渎。喘者服麻黄，若汗出，则邪有汗解。若不汗出，则小便增多而由下泄，故麻黄为治喘之要药。汗者，水之类，饮者，痰之源，三者均能治喘咳。

治喘应分辨虚实，虚喘在肾，实喘在肺。有邪为实，无邪为虚。（邪：指外患六邪）邪者，指人身之本无，如风、寒、暑、湿、燥、火，以及饮食、尘埃、毒气等。所谓虚者，指人体之固有，而非以上诸邪。而是本身正气虚损以及疲劳过度，病后体衰等。所以中医书有治内伤复其取固用，治外患去其本无之说。治疗总则是：新患者宜清散，久病者宜温化。急性咳喘，多由外邪侵犯，重点在祛邪。慢性者，多由正虚体弱，邪恶不去所致，老年尤甚，重点在扶正。平素不发作时，应固表扶正以防外患，发病作时，祛邪以治标，喘止咳停则应补正以治本。正虚邪盛时标本兼治，扶正以祛邪，始终重视治痰。

外患喘咳，大致分为风寒、风热两大类。

风寒喘咳为麻黄汤、小青龙汤等症，以发热无汗而喘、恶寒、脉浮紧、头痛、体痛、骨节疼痛为主症，其主要症状为无汗。而麻黄汤的作用在于发汗，如汗得出，身觉温暖，恶寒消除，余症皆随之而解。但是若感冒而不恶寒，体不痛或脉沉弱者，则不可用麻黄汤类方剂，若麻黄汤证兼见项背强者可加葛根。

风热或风温咳嗽，如麻杏石甘汤证、越婢加半夏汤证，治疗多用辛凉方剂，但桑菊饮不如麻杏石甘汤类疗效显著。因麻黄不仅去其发汗，且能开达肺气，再重用生石膏更能急清肺热以定喘。麻黄为治喘之要药，临床上见到重症喘者，用麻黄有的能治喘而不见汗，有的能使尿多，使邪从利尿下。新患暴喘，或久病急性发作表现高热、咽痛、口渴、脉数以及肺炎等急性传染病，均可以本方合增液汤加银花、连翘、板蓝根、川连等急清其热，可以缩短病程。

另外，小儿频咳，乃邪热袭肺犯血，咳嗽逐渐加重，呈痉咳，日久不愈可转至肺炎或脑病等危候。表现痉咳顿作，面赤胸闷，气憋欲死，咳息吸气时可出现机笛声，痰稠不利，眼睑浮肿，日轻夜重，此不可轻视，当急治之。宜清热宣肺、凉血，麻杏石甘汤加白茅根、生地、白芍、丹皮、百部、生侧柏叶、胆星。危重者，可加局方至宝丹。据民间单方，油炸蚱蜢及油炸麻雀均有效验。

论慢性喘咳

慢性喘咳，虚者居多，其中也兼有实证，但为数不多。本病多为老年慢性病、职业病。久病必虚，但本病也非完全纯虚。治疗时重点在于补虚，或补正祛邪。但此与肾不纳气之虚喘本质不同。

轻性痉挛性咳嗽，痰黏稠不易咳出，并气逆上冲，或咳声嘶哑者，麦门冬汤加厚朴杏仁瓜蒌汤治之。

麦门冬汤方

《金匮要略》云：“火逆上气，咽喉不利，止逆下气者，麦门冬汤主之。”

处方：麦冬　半夏　人参　甘草　粳米　大枣

《玉函经》曰：病后劳复发热者，麦门冬汤主之。

《肘后方》曰：麦门冬汤治肺痿咳嗽、唾涎沫不止、咽喉燥而渴。

《方函口诀》云：此方治肺痿、顿咳、劳嗽、妊娠咳逆、有火逆上气之状者，有火效。此方加石膏治小儿久咳及咳血有妙用，又治老人津液枯槁、食物难咽似膈症者，又大病后咽中有喘气，如竹叶石膏汤之虚烦者，皆咽喉不利之余旨也。

《喻氏法律》云：此胃中津液干枯，虚火上炎之症治本之良法也。

于麦冬、人参、甘草、粳米、大枣等大补中气、大生津液队中增入半夏之辛温一味，其利咽下气，非半夏之功，实擅用半夏之功，擅古今未有之奇也。

《橘窗书影》云：某人患梅毒数年不差（通“瘥”），咽喉糜烂，声音嘎而不出，虚羸骨立，来都下，乞药于诸医，无寸效，余与麦冬汤加桔梗、山豆根，兼用解毒紫金丹，数日而声音即亮，咽喉复常。

湿性痰饮性咳嗽：略有浮肿，贫血，手足易冷，小便自利，无发热恶寒头痛肢酸等表证，故不用小青龙汤，可用苓甘五味姜辛汤。

胃咳：心下痞塞，肋不坚硬，大便秘结，频发咳嗽，各药无效者，大柴胡汤下之。此即腹满而喘病在胃之证。

酒湿咳嗽：酒客嗜酒日久，多于秋末冬初咳嗽，兼见胸背胁腹挛紧而恶寒，用桂姜草枣黄辛附汤治之，年老者亦多有之。

脾虚咳嗽：平素胃肠虚弱，日久咳嗽不愈，用六君子汤补之。虚弱小儿脾胃虚弱易感冒咳嗽不止者，以小建中汤加味治之。

肾燥脾湿咳嗽：上嗽下利，胃纳不振里地黄主之，里地黄丸方：

苍术（泔水[1]炒黑）、熟地（炒里存性）各 50 克，五味子 24 克，淡干姜 3 克，水滴为丸，日二次，每次 6 克

火郁干咳：火郁干咳而无痰者，先以逍遥散之，继以清燥救肺汤滋阴清肺。

---

① 泔水　即淘米水

清燥救肺汤

处方：冬霜叶　石膏　人参　杏仁　麻仁　阿胶　麦冬　甘草　枇杷叶

喘息亦即哮喘，以小青龙汤为主方，挟有热象者，合麻杏甘石汤，脉微细恶寒嗜卧者，麻黄附子细辛汤加黑锡丹。

黑锡丹

处方：川楝子　胡芦巴　木香　附子　肉蔻　破故纸　沉香　茴香　阳起石　肉桂　黑锡　硫黄

支气管扩张咳嗽，以千金苇茎汤、小陷胸汤、甘橘汤、葶苈大枣泻肺汤化裁合剂治之。

心咳，亦即肺气肿咳嗽而喘：咳嗽多年，胸闷气短，咳逆倚息不得卧，胸呈桶状，指端粗大。偶咳兼心病，中医旧名心咳，即现代医学之肺气肿，乃因其多见心虚症状，宜用清王旭高心咳汤治之。

心咳汤方

处方：北沙参　生石膏　杏仁　麦冬　茯神各10克　麻黄3克　大力　甘草　远志　半夏　小麦

痰多加川贝，咽肿去半夏，汗多加五味。

参苏饮方

主治：郁血犯肺。

处方：人参　苏木

消水圣愈汤方

即《金匮》桂枝去芍药加麻黄附子细辛汤加知母。

在临床上对咳嗽辨痰施治亦为常用方法：

痰黄者：新患或旧病发作，均可用麻黄石甘汤合增液汤加银花、连翘等清热解毒药。

树胶液状稀痰：听诊为湿性啰音者，小青龙汤主之，烦躁者加石膏。

稠痰：喉中水鸡声，听诊为干性啰音者，宜射干麻黄汤。

稀稠混合痰，听诊为混合啰音者，厚朴麻黄汤主之。

泡沫痰而脉数心悸者，宜麻杏甘石汤合栝楼薤白汤及生脉散治之。

浓痰：晨起量多者，胸痛亦有周期性吐血者，千金苇茎汤。

《千金》苇茎汤

处方：苇茎　苡仁　桃红　冬瓜仁

《千金》苇茎汤治咳有微热、烦满、胸中甲错，是为肺痈。

尤在泾曰：此方具有下热散结通淤之力。重不伤峻，缓不伤懈。

《类聚方广义》云：苇茎汤当以吐脓血、臭痰为目的，此方平淡而有意之效。然非多日多服难见效，且每隔七日、十日用白散取吐下为佳。

《外台》桔梗白散

处方：桔梗　贝母各0.9克　巴豆霜0.3克

《金匮》曰：《外台》桔梗白散治咳而胸满，振寒脉数，咽干不渴。时出浊唾腥臭，久久吐脓如米粥者，为肺痈。

上三味为散，强人服半钱匕，羸者减之，病在膈上者，吐脓血，膈下者泻出，若下多不止饮冷水一杯即定。

《类聚方》云：桔梗白散不特治肺痈而已，亦治幽门痈、胃脘痛，及胸痛中有顽痰，为胸背挛痛者，咳家胶痰缠绕，咽喉不利，气息有臭气者亦效。

《六角重任》云：一男子冬月发喘急，痰迫咽喉，肩息欲死，投桔梗白散3克，（按每次0.3克）吐痰涎二、三合而愈。

厚朴麻黄汤方

处方：厚朴　麻黄　石膏　杏仁　半夏　干姜　细辛　五

味　小麦

肺结核之三层痰：以生脉散、麦门冬汤、竹叶石膏汤化裁治之。

痰胶黏难出、量多、咳逆倚息、时时唾浊、坐不得卧，可用《金匮》皂荚丸。

皂荚丸方

处方：猪牙皂荚（刮去皮，用酥灸）

上一味末之，炼蜜为丸，梧子大，以枣膏和汤服三丸（约1克），日三，夜一服。

皂荚祛风理痹，正为其有除瘀涤垢之力也。稠痰粘肺不能清涤，非此不可。《本草》云：皂荚疗腹胀满，消痞，除嗽、囊结。（按：即支气管囊状扩张）

孙思邈曰：沙牛白羊酥，除胸中客热，益心肺，此方专事涤痰，以皂荚有石硷质故也，然汤涤刺激之力甚大，一日用量不得超过梧子大三丸，老人虚人更宜审慎。

总而言之，外患咳嗽先中肺而后传于它脏，以肺为本，它脏为标，病在表寒证，宜辛温宣散，热症宜辛凉宣散，禁忌苦寒酸敛。药不宜静，静则留连不解，变生它病。当形病俱虚时，则当补气配合和解，缓缓宣散。

利肺汤

主治：喉痒，咳痰不爽，胸闷，鼻寒不通，脉数舌红。

处方：北沙参　山药　杏仁　贝母各9克　马兜铃　大力　桔梗　枳壳　白薇各6克　化橘红4.5克　甘草3克

此方用沙参补益肺气，马兜铃开豁结痰，是一阖一辟。用山药虚羸，牛蒡子散结气是一补一泻，用桔梗引起排痰，枳壳下气止逆，是一升一降，这六味相反相成，是在相互制约之下起到相互促进的作用。更用化橘红止喉痒，白薇通鼻塞，杏仁、贝母治咳化痰，甘草亦具祛痰功效。所以对咯痰不爽久不能愈之症，服之如沟渠通渝，指日而咳症得愈。取得咳爽痰利之效。

化痰平喘汤

主治：慢性支气管炎咳喘。

处方：杏仁　贝母　化橘红　桑叶　前胡各9克　冬花　菊花　大力　马兜铃　白前各6克　瓜壳15克

如有外患恶寒发热之症加荆芥、防风以解表。在《伤寒论》中很强调有表证时先解其表。表解之后，余邪客肺，郁而化热，致使病人口渴咽痛，痰稠脉数，此均化热之象。若仅见痰白有沫，误为寒痰、风痰而论治则不合适。此方用以治疗热痰、燥痰效果最好。久咳，兼见黄色黏稠痰、难以咯出者，仿此方义施治，每多收效。（国按：合麻杏石甘汤）

治疗外患，或久咳挟感时，认为咽痒有风，宜加橘红，咽痛者牛蒡、连翘并用，喘者苏子、前胡并用。咳者，沙参、马兜铃、山药、大力并用。鼻涕中夹血者，白薇、桔梗并用均属对症之药。

河车大造丸

主治：培补体虚，咳喘宿疾善后之方。

处方：紫河车（胎盘）一具　川牛膝　淡苁蓉　天门冬　川黄柏（盐水炒）　五味子　锁阳　全当归各21克　大熟地60克　大生地　枸杞子各45克　杜仲30克

共为细末，蜜丸9克重，每服一丸，日两次，白开水下。

紫河车本气血断生，能大补气血为本方主药，配二地、当归以补血，牛膝、杜仲、枸杞、苁蓉以补精，天冬润燥养肺，五味生脉补肺，更佐以锁阳以温命门，用黄柏反佐以清相火调剂寒热，双补阴阳。常服能使精血日增，不特劳损之疾，得以蠲除，而虚弱之体，亦得日臻强壮，所以能治久病宿疾。曾用单味鲜紫河车，河流水洗净污血，切块炖食，治愈一位四十余岁男子慢性喘息性支气管炎，于平时服用四具后宿疾顿除，追踪访问4年未复发。

凡久病宿疾，常常累及抗体功能，致使抗病力量日趋减弱，尤其更易患染外邪，如慢性气管炎喘咳症，一遇劳累或寒袭风吹，则旧病复发，而临时治疗，是急则治标的方法，虽病暂愈，而体力未能康复，且因屡病而体力更衰，抵抗力更弱，发病更频，更重互为因果，终无愈期。不从培本着手，则永无解决宿疾之希望，此理至解，惜医家病家，往往忽之，即使知道注意，也多不能长期坚持服药，所以每达不到根治的目的。

病案：彭××，15岁，女。生后七月因感冒而贻留咳喘宿疾，每当气候变化，即诱发咳喘，且缠绵难愈，发育不良，学龄后一遇劳累每致发病。其父知医，常以小青龙汤、二陈汤消息治之，10余年屡发屡治，屡治屡发。1970年夏，其父外出，嘱我随时照顾其疾，在咳喘作时，暂投以降气疏肺之剂，愈后即嘱她不间断地服河车大造丸。半年后体格见壮，到1971年夏季发育迅速，随之宿疾亦即蠲。此预防治法，亦可推之于其他疾患，如肾盂肾炎，必治其不发作时期（急性发作时，作对症处理）才能根治，亦是同样道理。

第三节　筋骨伤病证

关节炎的治疗

关节炎病，中医认为属痹病、历节风范畴。两骨之端为节，节与节相交处为关。关为精气渗透灌注入肢节之处。古谓节之交有三百六十五会之说。由于骨为肾之主，灌润之液为血之本，即心之主。而关节结构之滑膜、韧带（筋）为肝之主，关节之肌肉为脾之司。故关节关系脾、心、肾、肝四脏，为脏气会合之处。《金匮要略》对本病的风痹、寒痹等类型称为历节。历节就是关节有之漏沥之意，可见病之严重，而非单纯的一般小疾。痹之名乃指：阳微表虚外邪侵袭肌表经络关节而致血脉经络郁闭不通，气血受阻而关节肿痛。现今有风、寒、湿合而成痹的说法。认为此病仅指风、寒、湿三邪，我的理解应为风寒湿热四邪作祟，且某种类型以热邪为主。若仅认为此类痹症之热为风、寒、湿邪郁而化热或热蕴于内复感外邪，显然不够全面。在临床上常用以下八法：祛风透邪、燥湿化湿、温阳散寒、疏经搜络、散热凉血、活血止痛、补气养血、补肾揉筋。临床当辨证则选数法结合施治。对久病血亏者，宜益气养血以熄风，血郁不行者，须活血行血，欲散寒邪则须温阳，阳旺，凝滞之寒邪方能驱散。利湿必须温健脾阳，阳旺方能胜湿。

本病某种类型属中医结缔组织疾病，病体器质改变明显，受累器官较多。急性风湿病，热邪偏盛者，若按卫气营血分证，则侵及营血者不少，累及心脏、血管者儿童约占半数，成人也为数不少。中医对痹症分类不一，看来宜分活动静止两期。后者再分风湿关节炎和类风湿关节炎两种，而风湿性者，依淫邪之偏盛分风痹、寒痹、湿痹、热痹四型。类风湿则属中医之历节、肾痹（骨骼变形）。

活动期：此期包括风痹、热痹。风痹即行痹，指痛而游走无定处。而热痹指关节红肿热痛，发热恶风烦渴。《素问·痹论》之脉痹可以归纳为热痹之中，因其证见肌肤灼热疼痛、皮肤红斑、不规则发热，此期痛及营血，重者可出现五脏痹中之心痹。脉痹不已，复感于邪，内舍于心，日久也可成为肾痹（骨骼变形）。初期法当祛风透邪、清热解毒、疏经搜络、活血散瘀，继而用燥湿利湿法。

鹤膝风方一（关节肿大）

处方：生黄芪240克　牛膝　石斛　远志各120克　双花各30克

上药用水十碗，煎至二碗时入双花，煎至一碗，临卧时微温顿服，大汗而解。

鹤膝风方二（关节肿大）

处方：秦艽、连翘、板蓝根、蒲公英、姜黄、桑枝、生地、蚕沙并酌加虫药以祛风通络，调节神经，如白花蛇（乌梢蛇）地龙、僵蚕、穿山甲等，也可用犀羚解毒丸久服。挟湿者，越婢汤、麻杏薏甘汤化裁加银花、板蓝根、紫草、丹参、茅根。累及心者（心悸、气喘、咽干、烦躁不宁）加犀角、丹皮、紫雪丹等。出现脑病者，加安宫牛黄丸，热痹若热陷血分已成脉痹，皮肤见环形红斑，肌肤灼热而痛、血沉快、发热者，宜清热凉血，宜防已地黄汤、犀角地黄汤或化斑汤加青黛、地骨皮、蒲公英、银花、连翘、秦艽（化斑汤：石膏、知母、生甘草、玄参、犀角、白粳米）

风湿性关节炎

风邪偏盛者及风痹：痛处游走不定，或有恶风，法应祛风透邪为主，佐以化湿透湿，投宣痹汤加味。若仅见寒象者，加温阳散寒，投桂枝芍药知母汤加当归、防已、黄芪、僵蚕、地龙、生姜。风气通于肝，肝为风胜，风胜作痹者，增揉筋疏肝之品，如巴戟天、杜仲、牛膝、桑寄生、肉苁蓉、白芍、蒺藜等。

寒邪偏盛者：即寒痹，亦称痛痹。关节疼痛剧烈，屈伸不灵，脚肿如脱（腿）痛处固定，得热痛减，遇寒痛增，乃因阳气素虚，故显寒象为主。法当以温阳散寒为主，结合疏经搜络、活血止痛，投桂枝芍药知母汤，甚者乌头桂枝汤加当归、黄芪。血亏体虚者，结合补气养血法，用当归生姜羊肉汤、当归补血汤为主。

湿邪偏盛者：即湿痹，亦称着痹，肢体沉重，痛处固定，病虽不重但关节活动不灵活，不易转侧，肌肤麻木，苔腻白厚，乃脾肾阳虚而成病，以燥湿、化湿为主，结合温阳、疏络诸法，方宜甘草附子汤或麻黄附子细辛汤、白术附子汤。

水盛则火衰，湿盛则阳衰，故重用祛湿温阳并举，脾旺方能胜湿，故重用苍术附。

以上三类严重者，日久可显心痹，可见心衰水肿，法当温阳祛寒，补气养血，用真武汤加当归。心动悸、脉结代者，用黄芪桂枝五物汤合炙甘草汤加茯苓、白术。

类风湿关节炎　即历节，肾痹。素有阳微肾虚血亏，肝筋失养，外受邪袭，风入而益其劲，关节痛肿变形，故用养血补气，补肾揉筋，祛风温阳，祛湿活血诸法。因血虚则无汗源，应当养血以滋汗源，使汗出邪散，否则徒使峻汗，阴血更亏，大汗亡阳，阴阳两伤，正虚邪实，更难治疗。补肾作用于骨，揉肝作用于筋，温阳祛风、祛湿活血方能逐渐取效，依病变进展选用消水圣愈汤或桂枝芍药知母汤，并可酌加鹿茸、巴戟天、防己、丹参、杜仲、续断、牛膝等。或加味当归生姜羊肉汤，也可久服煨肾丸。

另有民间单方可试用：鲜三七参（带叶）五寸，加红糖三两煎饮时加冲鸡蛋二枚，取汗，避风二十天，连服两天。

消水圣愈汤方

处方：桂枝　甘草　大枣　生姜　麻黄　附子　细辛　知母

加味当归生姜羊肉汤

处方：党参　生姜各15克　黄芪　当归各30克　羊肉250克　桂枝　白芍各9克

煨肾丸方

处方：菟丝子　萆薢　肉苁蓉　杜仲　牛膝　防风　蒺藜　葫芦　破故纸　猪腰子（蒸熟后和药捣）

雀子顶

主治：搜风除湿，通经活络，跌打损伤。

处方：生川草乌各120克　黄连　防风　甘草各30克　共熬4小时后，烘干为末，然后同下药：

千年健　大血藤　北辛　海风藤　独活　秦艽　桂枝　麻黄　伸筋草　苍术　海桐皮　五加皮　豨莶草各60克

共为细末，每次服3克，日三服，三日一疗程。

四生膏

主治：追风除湿，化痰，消炎，镇痛。

处方：生川草乌　生南星　生半夏各50克　蜂蜜100克　麝香　乳香

各药用大火熬48小时后，滤去渣，留斗炼膏，再文火烘干为末，每150克末加麝香1克，乳香（去油）6克，调匀。

每服3克，日三次。

风湿麻木，筋骨痛丸（大黑牛配制）外用

主治：祛风，散寒，除湿化痰，麻木不仁，筋骨疼痛，半身不遂。

处方：生川草乌　生南星　生半夏　透骨消各等分

各药共细末，泡酒外揉，严禁内服。若治骨质增生之症，用棉垫浸酒，内放急性子（即指甲花子）3克，白砒0.3克，共为细末，包扎患部。酒干，浸湿续包，三日一疗程，内服雀子顶或四生膏、腰痛丸等。

腰痛丸

主治：风湿腰痛，血凝气滞。

处方：川楝子　吴茱萸各20克　蒲黄　灵脂　小茴　白术　台乌各60克　破故纸90克

先将巴豆打破，同川楝子用麦麸炒焦黑，然后去麦麸及巴豆。吴茱萸盐水炒，与各药共细末。

每服3克，日三次。

痿痹丸（类风湿性脊柱炎）

主治：骨质增生，腰背强痛。

处方：象牙屑　川断　骨碎补（盐水炒）　独活　桑寄生　杜仲　石南藤　苡仁　党参各60克　当归45克　血竭　赤白芍　甘草　巴戟　黄七　川芎　豹骨各30克　茯苓　川牛膝各45克　海马15克　狗脊60克　北辛20克　橘皮络各15克

上药共研细末，炼蜜为丸，每服6克，日三次。

骨质疏松丸

主治：骨质疏松症，骨痹。

处方：独活24克　川断　狗脊　杜仲（盐水炒）　补骨脂　菟丝子　枣皮　川牛膝各30克　北辛15克　熟地60克　鹿角霜24克　胡桃仁30克

共为细末，每服9克，日三服。

根据肾骨相生关系，取助阳补肾之补骨脂、杜仲、胡桃肉三味能辅骨髓。菟丝子、熟地、枣皮能辅肾阴，以增强其生骨之力。更加鹿角霜与骨同类相求以助之。独活、细辛以温经，川断、牛膝以止痛。虽曰标本兼顾，而主旨仍在于滋养，肾阳日壮，骨自坚强，其痛自止。

桂枝芍药知母汤

主治：《伤寒》《金匮要略》曰诸肢节疼痛，身体魁羸，脚肿如脱，头眩气短，温温欲吐，桂枝芍药知母汤主之。

本方证候正合急性关节风湿病，其他脓毒性、淋菌性、梅毒性诸关节炎亦可用此方，以及坐骨神经痛等。

处方：桂枝　防风　知母各12克　白芍10克　甘草6克　麻黄6克　白术　生姜各15克　附子30克

坐骨神经痛，是指坐骨神经及行径分布区，如臀部、大腿后侧、小腿外侧及足部外侧等处的疼痛。有原发性和继发性两种。前者起源于坐骨神经，后者多见于腰骨椎间盘突生、骶髂关节炎、肿瘤压迫、臀部肌肉注射刺激性药物等情况。一般以单侧为多，多见于中年人。中医对原发性坐骨神经痛在治疗上宜活血、祛寒化湿止痛：先服上方三至五剂如见效后，还须续服十至二十剂，达到疼痛消失为止。

固按：本人常用此方合防己黄芪汤治疗风湿麻木、关节疼痛，效果极佳。外擦风湿酒。

湿热下注坐骨神经痛方

处方：金刚藤（菝葜）30克　甲珠9克　木通　丹皮　黄柏各12克　牛女14克　乳没各6克　金银花藤30克

本症临床表现为针刺样疼痛，并与气候无关。苔泛黄，脉弦，一般连服二至三剂可好转。

正骨丹

主治：骨折，脱臼，跌打损伤，扭伤，挫伤。

处方：马钱子500克（童便泡49天，夏天一日一换，冬天三日一换，清水漂三天，晒半干，沙炒泡，去毛，切片，研末）　枳壳250克（去瓤，童便泡廿四天，清水漂两天，晒干，沙炒，切片，研末），自然铜120克（火煅）　碎补240克　红花60克　合乌狗脊（去毛）各30克　乳没各120克（去油）　川断　漂朱砂　沙苑子　血竭　飞天蜈蚣　广三七各120克　羌活　独活　北辛各60克　黄七240克　土鳖60克

共研末收藏，日服三次，每次1克，老弱儿童酌减，开水送服或沉服。骨折初起可加碎蛇粉。每次0.6克以十天为度。

接骨外用浸膏剂（外用）

处方：当归　防风　枳壳　红花　泽兰　白芷　黄七　四楞筋骨特草　大血藤　苍术　吴茱萸　生半夏　凤仙花全草各 180 克　大豆刀壳 240 克　凤仙花子 180 克

骨折或脱臼整复后，用药棉或棉垫沾药酒湿敷患处。干后再用药酒浸湿。二天换一次。本方兼治无名肿毒，只能外用不可内服，本方消肿止痛，散瘀，促使骨痂生长，止痛力强。

风湿骨痛酒之一

主治：除湿镇痛。治风湿麻木、关节疼痛、用于慢性风湿性关节炎、类风湿性关节炎。

处方：虎杖 270 克　黄芪 40 克　当归 40 克　桃仁 24 克　红花 24 克　防己 40 克　莪术 40 克　铁足灵仙 75 克　羊花 6 克（忌见火）白茅根 20 克

每次服一至一钱半，日三次，白开水温送下。

各药焙为细末，忌成炭，水滴为丸。如饮酒者，可泡白酒三斤，隔七日后酌饮 10～25 毫升，日二次，服半月后加酒二斤，药酒服毕，加水煎，分二次服。

国按：本方补老常用以治风湿关节炎。

风湿骨痛酒之二

主治：风湿麻木，筋骨疼痛酸痛

处方：黄芪　当归　白芍　木防己　松节　豹骨（或猴骨）各 90 克　桂枝　羌活　续断　碎补　乳香　没药　怀牛膝　石南星　寻骨风　透骨消各 60 克　老鹳草 120 克

泡于酒十斤　半月后服，每次 25 毫升。

第四节　心脑系病证

冠心病

在祖国医学文献中虽然没有冠心病的病名，但有类似症候的记载。如《素问·藏气法时论》篇中有“心病者，胸中痛，胁支满，膺背肩胛间痛，两臂内痛”的描述。《灵枢·厥病》篇中有“真心痛，手足青至节，心痛甚，旦发夕死，夕发旦死”的描述，颇似心肌梗死。《诸病源候》中所谓：“心为诸脏主而藏神，其正经不可伤，伤之而痛为真心痛。”真心痛以气分虚损为主。因气虚而致血脉瘀阻，胸痹心痛乃本虚标实之证。不仅正气虚，而且血瘀、痰浊盛，故治疗其心痛重在益气，以参芷为主，佐以活血，用活血益气法于临床。治疗胸痹心痛，务必遵活血化瘀、芳香温通、旋脾通阳诸法则，以通为辅。不通则痛，痛则不通，心绞痛主要表现为痛，痛因不通，而不通的主要原因为气滞血瘀、胸阳不振。故主要治则是活血化瘀、芳香温通。实践表明按此方则治疗后，有预防血栓形成、促进血栓溶解、改善冠状动脉循环及降低血脂的作用。它不仅可以治疗冠心病，还可以治疗脑血管疾病，是治疗心脑血管的良方。

扶阳救心散

主治：心阳虚导致心绞痛

处方：黄七30克　党参　黄精各25克　当归　茯苓各15克　赤芍　川芎　降香　檀香　延胡　郁金各15克　红花　良姜　澄茄各10克

共为细末。每日三次，每次6克。

育阴救心散

主治：心阴虚，阴虚火旺，舌质红，手足心热之心绞痛。

处方：党参　元参　麦冬　五味各20克　赤芍　川芎　红花各10克　丹参30克　降香　茯苓　檀香　建菖蒲　桔梗各15克　乳没　郁金各10克

共为细末。每日三次，每次6克。

茯苓，性味甘平，入心脾肺胃肾经，健脾辅中、宁心安神，茯苓一味为治疾之主药。痰之本，水也，茯苓可以行水，疾之动，湿也，茯苓可以行湿。

石菖蒲：性味辛温，入心、肝经。功用：芳香开窍，和中辟出，《本经》云：主风寒湿痹，咳逆上气，开心孔，辅五脏，通九窍，眩耳目，出音声，主耳聋痈疮，温脾胃。《重庆堂随笔》：石菖蒲舒心气，畅心神，怡心情，怡心志，妙药也。故清解药用之赖以祛痰秽之浊而卫完成。滋养药用之，借以宣心思之结而通神明。

桔梗：性味苦辛平，入肺经，开提肺气，祛痰排脓。《本经》谓其主胸肋痛如刀刺，腹满，肠鸣。

乳香：性味辛苦温，入心肝经。活血定痛伸筋，外用清肿止痛，生肌。《本草求真》血固气逆则凝而不通，以致心腹绞痛。毒因气滞则聚不散以致痛楚异常。

没药：性味苦平，入肝经。功效：散瘀定痛，外用消肿，止痛，生肌。《医学心悟》手拈散，活血积心痛，配伍延胡索、五灵脂、香附共为末，热酒调服。

降香：一名紫屯香，鸡骨香，气味辛温，无毒。疗折伤金疮、止血定痛，消肿生肌。时珍曰：今折伤，金疮家多云其节，云可代浸药，血竭。按《名医录》云：某被海用刃伤，血出不止，筋如断，骨如折，用花蕊石散不效，军用用紫金散掩之，血止痛定，照日结痂如铁，遂愈。且无瘢痕。叩其方，则用紫藤香瓷瓦刮下研末尔，即降香之最佳者。

檀香：分紫、白两种。

白檀香：气味辛温，无毒。主治：消风热肿毒，刮出煎服止心腹痛、霍乱、肾气痛，散冷气，引胃气上升，进饮食，噎膈。

紫檀香：气味咸微寒，无毒，主治：磨涂恶毒风毒，刮末敷金疮，止血，止痛，疗淋，醋磨敷一切毒肿。

时珍曰：白檀香辛温，气分之药也，故能理肺气而调脾胃利胸膈。紫檀香咸寒，血气之药也，故能和营卫而清肿毒。

赤芍：气味苦平，无毒。主治：邪气腹满，除血痹，破坚积寒热疝痂，止痛利小便益气。《本经》：通顺血脉，缓中，散恶血遂贼血。去水气，利膀胱、大小肠，消痈肿，时行寒热，中恶腹痛，腰痛，时珍曰：白芍益脾，能土中泻木。赤芍，散邪，能行血之滞。

川芎：气味辛温，无毒。主治：中风入脑头痛，寒痹筋挛缓急。金疮，妇人血闭无子。《本经》：除脑中治痛，面上游风去来，目泪出，多涕唾，忽忽如醉，清寒冷气，心腹坚痛，中思卒急肿痛，肋风痛，温中内寒。别录：腰足酸软，半身不遂，胞衣不下，一切风，一切气，一切劳损，敷无劳，壮精髓，调众脉，破症结宿血，养新血，吐血，鼻血，溺血，闹痈发背，瘰疬瘿赘，痔疾疮疥长肉排脓，消瘀血。

红花：气味辛温，无毒。主治：产后血运口噤，腹内恶血不尽、绞痛，胎死腹中，酒煮服亦主蛊毒，多用破留血，少用养血活血润燥，止痛，散肿，通经。

丹参：气味苦，微寒，无毒，主治：心腹邪气，肠鸣幽如走水，寒热积聚，破癥除痂。时珍曰：丹参色赤味苦，气平而降阴中之阳药也，入手少阴、厥阴之经，心与包络血分之药也。

延胡：气味辛温，无毒，主治：破血，妇人月经不调，腹中结块，崩中淋露，产后诸血病，血运，暴血冲上，因损下血，酒煮或酒吞服。《开宝》：除风治气，暖腰膝，止暴腰痛，落胎。

细辛：气味辛温，无毒，主治：咳逆上气，头痛，脑痛，百节拘挛，风湿痹痛，死肌，久服明目，轻身延年。《本经》：温中下气，破痰，利水道，开脑中滞结，治诸般耳聋：用细末溶黄蜡丸如鼠屎大，绵裹一丸塞耳中，一、二次愈。

良姜：为姜科多年草本植物高良姜的干燥根茎，性味辛温，入脾、胃经。功效：散寒止痛，配香附为良附丸，治胃痛，对寒凝气郁者，尤相宜。噫逆胃寒者，当良姜为要药。

荜澄茄：为胡椒科常绿攀缘性藤木荜澄茄的干燥种子。性味辛温，入脾、胃、肾、膀胱经。功效：温中下气，散寒止痛，胃寒则呕吐哕逆，气滞则脑腹胀痛。本品功能暖脾胃而行滞气，止呕吐哕逆。

郁金：为姜科多年生植物。性味辛苦凉，入心脾肝经，行气解郁，凉血破瘀。临床用于血瘀气滞的胸腹疼痛，胁肋胀满、痛经等症，有行气解郁，凉血破瘀止痛之功。本品辛散苦降，用于湿温病浊邪蒙蔽，甚则神志不清等症。

炙甘草汤

《伤寒论》曰：伤寒脉结代心动悸，炙甘草汤主之。

《金匮要略》曰：《千金翼》炙甘草汤（一云复脉汤）治虚劳不足，汗出而闷，脉结悸，行动如常，不出百日，危患者十一日死。

按脉有歇止者名结代，又结脉：缓而中止，止无定数。主阴盛气结，血瘀痰滞。代脉，动而中止，止有定数，主脉气衰弱，惊恐心动悸，即西医所谓心悸亢进也。心悸亢进之原因不一，本条证则因血液虚少，血压有低落之可能，心脏起代偿性搏动兴奋，故一方面自觉心悸亢进，一方面因血液不能充盈其脉管，心房虽大起大落，其搏动不能依次传达于桡骨动脉，故脉有结代也。

处方：炙甘草12克　生姜　桂枝各10克　人参　阿胶各6克　麦冬15克　麻仁10克　大枣25克　生地黄30克

右九味，以清酒七升，水八升，先煮八味，取三升，去渣，内胶烊消尽，温服一升，日三服。一名复脉汤。

雉间焕云：炙甘草汤治行动如常，而其脉结代，心中动悸，如有惊惕者，非此方不能治之。

《方函口诀》云：此方以心动悸为目的，凡心脏之血不足，则心尖或大动脉动摇而悸，心脏之血不能激动血脉，时或间歇，则脉结代，此方滋养心脏之血不足，润流脉络，是以此治动悸。即人迎边血脉凝滞，气急促迫者，亦效，是余数年之经验也。

《橘窗书影》云：某之母，年四十余，伤寒后，心中动悸甚，时时迫咽喉而少气（案：元坚云上焦液乏，浅田云人迎边血脉凝滞与此合参，自能会悟）咽喉之外臃肿如肉瘤，脉虚数，身体羸瘦如枯柴，腹内虚软，如欲贴背，饮食不进，其父延余议方，余曰：舍炙甘草汤加桔梗，无适方也。其父大服，连服其方，数旬而动悸渐安，肌肉大生，咽喉臃肿自然消除，气息宽快，得闻步，体健如常人。

天王补心丹

主治：心悸不安，心烦少寐，头晕目眩，手足心热，耳鸣腰酸舌质红，脉细数。

肾阴不足，不能上济于心，以致心火内动，扰乱心神故心悸而烦，不得安眠。阴亏于下，则见腰酸，阳扰于上，则眩晕耳鸣，手足心热。舌质红，脉细数，皆为阴虚火旺之症。治宜滋阴清火，养心安神。

处方：人参　丹参　元参　茯神　五味子　远志　桔梗　当归　二冬　生地　朱砂（冲服）　柏子仁

炼蜜为主，每服6克，日三服。

补坎益离丹

主治：男子不射精，少精，强阳不倒，心慌心累，头晕目眩，手足心热。

处方：龟板50克（或龟胶30克）　石菖蒲　龙骨　熟地　沙参　远志　茯神　枣仁　麦冬各100克　制首乌200克　当归　枣皮　五味　山药　黄柏　知母　枸杞各60克

共为细末，炼蜜为丸，每服6克，日三次。

苓桂术甘汤

主治：饮邪上犯所致心悸眩晕，胸腔痞闷，形寒肢冷，小便短少，或下肢浮肿，渴不欲饮，恶心吐涎，舌苔白滑，脉弦滑。

水为阴邪，赖阳气化之，今阳虚不能化水，水邪内停上凌于心，则见心悸，阳气不达于四肢，不充于肌表，故形寒肢冷。饮阻于中，清阳不升，则眩晕，气机不利故胸脘痞满。如气化失利，水饮内停，则渴不欲饮，小便短少或下肢浮肿，饮邪上逆，则恶心呕吐，舌苔白腻，脉象弦滑，亦为水饮内停之象。

柴芍龙牡汤

处方：柴胡6～12克　白芍15～30克　龙骨18～24克　牡蛎24～30克　玉竹15～24克　茯苓12～24克　甘草3～9克

上七味，水煎分三次服。其中龙骨、牡蛎皆用生品，另包先煎。

功能：柔润熄风，舒郁平肝，养阴固肾，镇惊安神。

主治：头痛，眩晕，心悸，怔忡，耳鸣，胁痛，不寐多梦，自汗盗汗，遗精遗尿，小儿夜啼，妇科崩漏带下，以及癫痫，癫狂。

镇肝熄风汤

主治：平肝熄风，阴虚阳亢，肝风内动的头目眩晕，头痛发热，心中烦热，面色如醉，肢体渐觉活动不利，或口眼歪斜，甚则眩晕跌仆，昏不知人，移时如醒，或醒后不能还原，脉弦有力的类中风症。

处方：牛膝　代赭石　生龙牡　生龟板　生白芍　元参　天冬　川楝子　生麦芽　茵陈　甘草

羚角钩藤汤

主治：肝经热盛，热极生风所致的高热神昏，烦闷躁扰，手足抽搐，发为痉厥，舌质干绛，脉弦而数之症。有凉肝熄风、镇痉作用。

处方：羚羊角　钩藤　桑叶　川贝母　竹茹　生地　菊花　白芍　茯苓　甘草

防眩汤方

主治：头目眩晕，精神恍惚，开目则诸物旋转，闭目略定。

处方：党参　半夏各10克　当归　白芍　熟地　白术各30克　川芎24克　枣皮15克　天麻10克　陈皮3克

此方治眩晕有特效　轻者4~5剂可以永久不发。

当归四逆汤

《伤寒论》曰：手足厥寒，脉细欲绝者，当归四逆汤主之。

又云：若内有久寒者，宜当归四逆加吴茱萸生姜汤。

按：当归四逆汤方实为肌表活血之剂，血被外寒凝束，令手足厥寒，脉细欲绝者，初非阳虚所致，日本医以此方治冻疮，大得效验，可以见其活血之功。

和久田氏云：此平素气虚之人，外邪袭入，在于心胸，正气为之压抑，四肢厥逆，脉细欲绝者，以此方排心胸间之寒邪，导下水气，畅舒正气，则厥寒复温，脉带阳而愈也。此证在于心胸间，而腹内无变，故变文而书厥寒，示其异也。邪袭心胸，意即心力不足以抵抗外寒束血。

《类聚方广义》云：当归四逆汤治疝家发热恶寒，腰腹挛痛，腰足拘急，手足寒，小便不利者兼用消块丸。又治妇人血气痛，腰腹拘挛者。又治妇人经水不调，腹中挛急，四肢酸痛，或一身羽如蚁行，每日头痛者。

当归四逆加吴茱萸生姜汤证，但云久寒，不详其证，或指吐利为说，以余之经验，或宿饮滞于中焦，或吐酸吞酸等证，或冷气冲逆，迫心下，攻胸胁，令干呕吐涎沫，或腹痛或吐利，或转筋，妇人积冷血滞，经水短少，腹中拘挛，时迫心下、胁下，肩背强急，头项重痛之类，概为久寒所致，审其脉证，得手足寒，脉微细，无有不效者。不仅吐利一证，因吴萸、生姜、细辛有排出胸膈停饮蓄水之力，豁胃口，散冷气，下冲逆，以成其利用也。

一老者，一日患转筋，其证胸腹拘急，背膊强，头脑痛，口舌干燥，拭弄舌濡唇，忽转筋入舌（舌强直也），欲死。医者作桂枝加芍药汤、栝楼桂枝汤等无效，与鸡矢白二钱亦无效，近邻有被余诊者，脉涩转筋，可用当归四逆加吴茱萸生姜汤。其口舌干燥者，因舌筋转戾，血分动而津液少，乃作本剂服之，且加针刺，翌日病愈。

处方：当归 10~15 克　桂枝 10~12 克　芍药 12~24 克　木通 10~15 克　炙甘草 6~10 克　大枣 18~24 克

若其人内有久寒者，加吴茱萸 4.5~9 克，生姜 10~15 克。

论中风

中风在后世中医篇中，虽然名称不同，其实一而已。中风的症状为疼痛、半身不遂。凡疼痛半身不遂之病，中医皆以为是风之使然，故名中风，其症状为猝然仆倒，半身不遂，其病多属脑病。下面就形成中风的原因及整理方法分别讨论于下。

中风的原因及症状

中风的原因及症状在祖国医学中记载很多，如《金匮要略》《千金要方》《外台秘要》、巢元方的《诸病源候论》，金元四大家等诸书都有详细记载，积累了相当丰富的临床实践经验，可见中医对此病是有相当认识的。

《金匮要略》曰：寸口脉浮而紧，紧则为寒，浮则为虚，虚寒相搏，邪在皮肤，浮者血虚，络脉空虚，贼邪不泻，或左或右，邪气反缓，正气即急，涡僻不遂，邪在于络，肌肤不红，邪在于经，即重不胜，邪入于腑，即不识人，邪入于脑，舌即难言，口吐涎。又曰：夫风之为病，当半身不遂，或但臂不遂，此为痹，脉微而数，中风使然。

欲明风与痹的病理，首先必须研究运动神经之经络。脑髓中的大脑是意识记忆知识情感的主宰，这些都寄于大脑皮质。大脑分为左右两半球，四肢、五官各分左右。运动神经的神经纤维出于两半球的皮质，由皮质之下向右至延髓、脊髓交界处，大脑左右交叉，出于大脑左半球之神经交叉而行于脊髓右侧，出于大脑右半球之神经交叉而行于脊髓左侧，此等纤维下至脊髓之运动神经细胞核而终止，是名中枢性神经经络。脊髓亦分左右两侧，由此再生纤维，自脊髓出分布于全身随意运动的器官，名末梢运动神经经路。上肢之末梢运动经路出自颈髓、胸髓。下肢之末梢运动经路出自腰髓、骶骨髓。因此病在大脑半球，则对例半身不遂，病在颈髓胸髓一侧，为本侧上肢不遂，病在腰髓骶骨髓一侧，为本侧下肢不遂，所以半身不遂之病在大脑，臂不遂之痺病在脊髓。如果大脑病灶甚小，仅侵及一小部分运动中枢，发为不遂的病亦只限身体一小部分，不致波及半身。这样将与脊髓末梢运动经路所发生的病变唯以区别，鉴别的方法可先量血压，若血压甚高且有头中胀痛，则可诊断为大脑之病，反之当属脊髓病。其次诊察不遂的肌肤有无变形萎缩，有变性萎缩者，是脊髓之病，无者是大脑之病。因为肌肤的营养神经出于脊髓，不出于大脑，因为脊髓有病则所管辖之肢体必引营养障碍。

中风之病是大脑猝然出血，引起脑出血的原因是血管中压力增高，而血压增高的原因是由于动脉硬化即大脑动脉粟粒形动脉瘤，引起动脉发生变化的原因很多，如衰老、嗜酒、多食、胆固醇过高、梅毒、铅中毒、痛风、慢性肾炎、心肌肥大、心内膜炎等。引起脑出血的诱因是大喜大怒，饱食温浴，外感六淫等。脑出血的症状是：口眼歪斜，手足不收，发作时不识人。因为大脑皮质受病灶的压迫，知识昏蒙，影响中枢性神经径路，即使出血停止，病灶收缩，脑出血的病灶大小不等，大者侵及大脑之大部，小者如粟粒，但是此种小灶无卒中证候，通常大如核桃者最多，新出血之病灶如靡粥而色红，是由于破裂的脑实质及溢出的血液混合而成，时间稍久，血液凝固，致红血球崩坏，血色素分解，遂被脑组织所吸收，仅留透明而黏腻的浆液，又经若干时日，包含浆液之处萎缩而成瘢痕。崩坏物（其主要成分为瘀血）逐渐吸收，则大脑皮质压力减轻，病人自醒，但是病灶不消除则㖞僻不遂之半身终不能恢复，但是在临床上也有在半年之内而得痊愈者，大抵十年之内病必再发，再发多不救。脑出血与脑充血不同，充血不过血管扩张而聚血多，但尚未溢出管外；脑出血则血溢出管外。脑充血之重症虽然也有不省人事，但由此而致命的甚少，苏醒后可望平缓如初。而脑出血，因心脏麻痹、呼吸麻痹而亡毙，其不毙者，即成半身不遂、肌肤不仁，此为知觉神经麻痹，因为知觉神经常与运动神经纤维混为一处，其中枢亦在大脑，所以不遂之半身不仁，舌难言，口吐涎沫是舌下神经及颜面神经麻痹。

由上所述，形成中风的内因是动脉硬化，形成动脉硬化的原因是衰老、嗜酒、多食、胆固醇过高、梅毒、铅中毒、慢性肾炎、心肌肥大、心内膜炎等，所有这些都有炎性分泌物产生，而炎性分泌物属于内湿，后世医家认为"中风"是风湿引起的瘫痪，因为古代无生理病理等学说，而以疼痛属风，责之于湿，是有见于此种情形的；外因：大喜大怒，饱食温浴，以及外感六淫之邪气等。

中风的治疗

自宋以后，言卒中的原因，河间主火，东垣主虚，丹溪主痰，清王清任主补气逐瘀，他们都各自有自己一套辨证用药的理论根据和丰富的临床实践经验，后世医家各取其一，相属无异议，在此基础上又有所发挥，详考其他所主张的根据是：当卒中之际，患者面色缘之而赤，脉洪大而滑，得大剂甘凉药而减，此河间之流所由来；患者痰涎涌溢，得大剂除痰而病减，此丹溪之说所由来。笔者认为：以上诸家之论所各有所本，他们之间是相互联系的，因此以上诸家所论都是对的，具有一定研究价值。因为中风的内因是动脉硬化，而引起动脉硬化的原因是炎症，既有炎症，就有炎性产生的炎性分泌物，此物留滞于体内，即为湿，而痰是湿之类，东垣注重脾，即是促使组织的吸收，吸收增加则分泌减退，湿无由生。王清任主张补气退淤（其方剂为补阳还五汤）之法，亦是切合实际的，因为中风既为脑出血，则有瘀血，本方能逐瘀血，则大脑皮质压迫排出，不致使瘀血留积体内，方中重用黄芪，其功用为除湿恢复组织之营养，但是补阳还五汤应在什么时候应用才能发挥最大效果，待下面再讨论。以上诸家所主张的都是卒中以后的见证（火、虚、痰、瘀血）可见中医治疗疾病，原因及以往经过可以不问，而辨证处方则但凭当前脉证以施治疗。《伤寒论》曰：观其脉证，知犯何逆，随证治之，此仲景遗教，确然不拔，不可更易者也。《外台秘要》第十四卷风痱门古今录验续命汤治中风痱不仁，身体不能自收，口不能言，冒昧不知痛处，或拘急不能转侧。

续命汤

处方：麻黄　桂枝　当归　人参　石膏　干姜　甘草各三两　川芎一两　杏仁四枚

右（上）九味，以水一升，煮取四升，温服一升。当小汗，薄覆脊，凭几坐，汗出则愈，不汗更服，无所禁，勿当风，单治但伏不得卧，咳逆上气，面目浮肿。

《内经》云：痱之为病，身无痛者，四肢不能收，智乱不甚，其言微，甚则不能言。

楼全善云：痱，废也；痱即偏枯之邪气深者，以其半身无气以运营，故名偏枯，以其手足废而不收，故名痱，或偏废或全度皆四痱也，可知痱即中风。

尤在泾《金匮心典》云：痱者，废也，精神不持，筋骨不用，非特邪气之扰，亦真气之虚也。麻黄、桂枝所以散邪，人参、当归所以养正，石膏合杏仁以助散邪之力，甘草和干姜为复气之需，乃攻补兼施之法也。此方实为中风正治之剂，而推其立方之肯，则足以旺中风所因之理，学者生不可深味半。

《橘窗书影》云：某者七十余，平日肩背强急，时觉臂痛，一日右肩强急甚，方令按摩生疗之，忽言语蹇塞，右身不遂，惊而迎医，服药四五日自若也。余诊之，腹候快和，饮食如故，他无所若，但右脉洪盛耳。与金匮续命汤，四五日言语清，偏枯少善，脉不偏盛，能以杖而起步。

从以上医案中，可以体会到：中风之病有因外感而引起者，从临床上看，中风患者卒中时不因外感，但卒中之后大多有外感症状，续命汤方兼发表补虚逐瘀之长，所以为中风正治方剂。下面讨论这个问题：

中风为脑出血，其内因为动脉硬化，动脉硬化患者感六淫之邪而患外感。病菌学证明：热病初起时病毒多在血液中，欲排出之莫如出汗，人身上汗腺的排列上半身多，下半身少，所以气血趋而向上向表，则上半身呈充血现象，头为三阳之会、诸阳之首，则头部充血现象较其他部位为严重（观太阳病患者头项强痛，即头部充血），动脉硬化患者不堪气血冲击，血管破裂而出血，是为脑出血。若破裂处在毛细血管则出血不甚，仅为脑溢血，则为中风痱不仁。此时若表证仍在者，法当解表，续命汤实为主当不易之剂，使病毒从汗解，病毒解则上冲之气血平，间接达到制止头部血管破裂处继续出血的目的。方中人参，考仲景用人参之例有三目的而用之：①胃机能衰弱。如《伤寒论》百五七条之生姜泻心汤、百四九条之半夏泻心汤、三八六条之理中汤等用人参是取其健胃之效。②强心复脉。如百七七条之炙甘草汤、六九条之茯苓四逆汤、三八五条之四逆加人参汤等。③生津液。如白虎加人参汤。在续命汤中用人参是取其强心之效，以防止脑出血因心脏麻痹而生变。川芎，《本草纲目》称其气味辛温无毒。《本经》云主治中风入脑头痛，寒痺筋禀，缓急；《本草备要》云：川芎为血中之气药，助清阳，开诸邪，润肝燥，补肝虚，上行头目，下达血海，搜风散瘀，调经止痛。当归，《本草纲目》称气味苦温无毒，治头痛，心腹诸痛，破恶血，养新血。由上所说川芎、当归皆治血之药。研究证明：当归能促使血液氧化作用，川芎富冲动性，冲动司血行之神经，所以二物合用能生新血，破瘀血，本方用此亦即此现象。于此可体会到：失血患者患外感不宜单纯发表，否则会发生变证，可于本方中加入人参、川芎等生津养血之品，本方是其例。在表已解的前提下，若患者痰涎涌溢，丹溪之法可用；若虚者，东垣补虚之法不无不可，但最切实用者，应推王清任补阳还五汤，以其能去瘀故也。

第五节　脾胃病证

胃脘痛又称胃痛，以胃脘部经常发生疼痛为主证，古代文献所称心痛，多指胃痛而言。如《素问·六元正纪大论》说：木郁之发，民病胃脘当心而痛，说明由肝木偏盛影响心下胃脘疼痛，而并非心痛。本证多发于急慢性胃炎，胃、十二指肠溃疡病，胃癌，胃神经官能症等。

胃脘痛发生的常见原因有病邪犯胃，肝气郁结，脾胃虚寒等几个方面，现分述如下：

一、病邪犯胃。外受寒邪，邪犯于胃，或过食生冷，寒积于中，皆可致胃寒而痛，尤以脾胃虚寒而患受寒邪而痛发。又如饮食不节，过食肥甘，湿热内生，或食不化，也可发生胃痛，如《素问·举痛论》：寒邪客于肠胃之间，募原之下，血不得散，小络引急故痛。

二、肝气犯胃。忧思恼怒，气郁伤肝，肝木失于疏泄，横逆犯胃，气机阻塞，因而发生疼痛，如《沈氏尊生书·胃痛》：胃痛邪干胃脘病也，唯肝气相乘为尤甚，以木性暴，且正克也。

肝气郁结，久郁化火，火邪又可伤阴，可使胃痛加重或病程缠绵。此外，气滞日久，则血脉凝涩，郁血内结，则疼痛更难治愈。

三、脾胃虚弱。素体脾胃虚弱，或劳倦过度，或久病脾胃受伤，均可导致中焦虚寒而胃痛。若脾阳不足，寒邪内生，脉络失于温养，则为虚寒胃痛。若患外寒，内外合邪，则成寒积胃痛，若胃阴受伤，胃失濡养，又可成阴虚胃痛。

综上所述，胃脘痛的病位在胃，而胃与脾互为表里，而肝为刚脏，性喜条达而生疏泄，故胃痛与肝脾有密切关系，胃脘痛的病因虽有前述种种的不同，但发作原理确有共同之处。即所谓不通则痛，病邪阻滞，肝气瘀滞，均可使气机不利，气滞而作痛，脾胃阳虚，胃络失于温煦，或胃阴不足，胃络失于濡养致脉络拘急而作痛。肝气郁结，郁而化火，或邪犯胃，可致胃痛气滞日久可导致血瘀，瘀血内结，则疼痛固定不移，且缠绵不愈若久痛胃络受伤，则见呕血、便黑等症。

乌贝散

主治：胃溃疡，陈久性胃痛。

处方：乌侧骨240克　象贝120克　蒲黄　灵脂（醋炒）　木香　延胡　青虫香　降香各60克

乌侧骨煅，蒲黄炒。共研细末，每服2克，日三服

落口舒

主治：积滞性胃痛，腹痛，消积胀。

处方：木香　莪术各60克　丁香15克　干漆炭6克　鸡骨香15克

鸡骨香即降香。丸如黄豆大，每服4丸（1克）病涨时即服

资生丸

主治：脾虚证，发育不良。

处方：人参　白术各45克　茯苓　山药　莲子肉　陈皮　麦芽　神曲各30克　苡仁　芡实　砂仁　白扁豆　山楂各22.5克　白蔻12克　川黄连6克　桔梗　藿香各15克　甘草15克

共为细末，每次6克，煎二次合为一次，每日午晚饭后一小时各服一次。

国按：可为细末，每日三次，每次2克。

四逆散

《伤寒论》云：少阴病，四逆，其人或咳，或悸，或小便不利，或腹中痛，或泄利下重者，四逆散主之。本论是指阳为阴郁在里，不得宣达于四肢所致的热厥，以及因之而造成的气机不宣，气血瘀滞所引起的诸症状，应采用宣达郁滞功效的四逆散治疗。

四逆散原方由柴胡、白芍、枳实、甘草四味药组成。方中柴胡宣阳解郁，和其机枢使阳气外达。枳实泄热结、破滞气，白芍和血敛阴，甘草调逆气、缓中洲以调郁热，四味共用，有解表和里，疏肝理脾，宣达抗拒之功，使阳气外达，气机宣畅而厥逆得除。本方临床运用，历代医家皆有所发挥，已不局限于《伤寒》之范围。凡人身之疾，莫外乎升降开合失调，若气机升降正常、开合有度则阴阳气血畅达，病何之有？四逆散中柴胡、枳实能开、能降、能开泄，芍药甘草能收、能敛、能舒和，四药并具升降开合之妙，可谓和解肝脾、肝胃之要药。故凡肝胃、肝脾、胸腹诸疾，脉中取，弦或沉弦（浮弦偶亦有之）者，用之多效。

在临床上运用四逆散加黄荆一味，随症加减。基础方为：柴胡10克，白芍18克（兼血热，血瘀赤芍同用），枳实10克

(邪在胸胁者、体弱者以枳壳易枳实)，甘草3克，黄荆子12克。上五味煎汤温服。其中黄荆子苦辛和降。微炒带香气通达气机，调和肝脾，清肃肺气，化痰止咳，颇具理气镇痛之功。下面就临床加减运用作一简述。

胃脘痛

肝胃不和

临床见证胃脘反复疼痛，游走不定，牵及胸背，食后尤甚，苔薄白或腻，其脉中取，弦或沉弦，方用四逆黄荆散加青陈皮、香附、郁金。为本方。

加减用药：

脘部及胸胁窜痛甚者，加金铃子散。

口干苦，心烦易怒，苔黄脉数者，加夏枯草、栀子、川楝子、川连。

泛酸嘈杂者，加乌鲗骨（鸡蛋壳代亦可)、鸡内金、煅瓦楞。

反酸胃冷痛者加红豆蔻、丁香。

吐血、便血者，加藕节、仙鹤草。

便秘或便不畅者，加草决明（溃疡病，或慢性肠胃病之便秘者，用之通便有大黄之功，而无致腹痛之弊)。

呕吐清涎沫，胃中有水声音，合小半夏汤加茯苓（半夏、茯苓、生姜)。

痰多，湿浊蕴结者，结合温胆汤（陈皮、茯苓、法夏、黄芩、竹茹、生姜、枳壳、甘草)。

食滞纳呆者加山楂、神曲、麦芽（炒三仙)。

胸窝痛甚者加丹参饮（丹参、檀香、砂仁)。

郁结不舒者，结合越鞠丸（苍术、香附、川芎、神曲、栀子）。

肝脾不和

临床见证胃脘多隐痛，闷胀不舒，时轻时重，空腹痛甚食后缓解，多食腹胀，神倦便溏，舌质淡，苔白腻，脉弦细。方用四逆黄荆散结合香砂六君子汤。

加减用药：

冷痛得温则缓则加良附丸（良姜、香附）。

胃痛喜按，神倦乏力者，结合黄芪建中汤，或理中汤。

肝郁气滞，血瘀胃络，临床见胃脘痛有定处拒按，食则痛剧，痛如针刺，或见吐血，便血，脉弦者，方用四逆黄荆散合失策散（蒲黄、灵脂）。

附：胃肠神经官能症

1. 胸胁胀满，疼痛嗳气，食后尤甚，素性极易怒，经析查无器质性改变者，治疗用四逆黄荆散合橘皮竹茹汤（橘皮、竹茹、党参、生姜、甘草、大枣）。

嗳气频作，自觉逆气上冲者，结合旋覆代赭汤。

呕吐痰涎者，结合温胆汤。

2. 胸腹胀满，以腹胀为主，食后加剧，得失气则舒，尿少纳呆，或四肢皮肤肿胀者，四逆黄荆散结五皮饮加鸡矢藤、鸡内金、通花根。

腹　痛

寒痛

症见腹痛暴急，得热痛减，口淡不渴，小便清利，苔薄白，脉弦者宜四逆黄荆散结合天台乌药散（天台乌药散：木香、茴香、青皮、良姜、槟榔、川楝、巴豆）。

按：天台乌药药散乃李东恒方，其中巴豆之用法，先将巴豆打碎，伙同川楝子用麦麸炒焦，然后去麦麸及巴豆用余药为细末，制散备用。天台乌药散的适用症为症见腹痛攻窜不已，嗳气或矢气后痛减缓，苔薄白，脉弦者。

瘀血痛

症见痛不移，或痛如针刺，舌质晦有瘀点，脉弦或弦紧者，宜四逆黄荆散结合手拈散（延胡、灵脂、草果、没药）。

食积痛

症见脘腹满闷，疼痛拒按，厌食，嗳腐吞酸，腹泻苔腻，脉弦滑者，宜四逆散结合保和汤（山楂、神曲、半夏、茯苓、陈皮、连翘、莱菔子）。

若腹泻浠水，结合香连丸（广香、黄连）

若痛而及泻，泻而痛缓者，结合痛泻要方（白术、白芍、防风、陈皮）。

痢　疾

痢疾初起，下痢赤白，腹痛，里急后重，胸腹痞满，肛门火与热，尿赤，苔腻，脉弦或浮弦，四逆黄荆散合香连丸（广香、黄连）若下痢赤色者，再加地榆。若下痢白色者，再加桔梗。

疝　气

疝痛尿热者，四逆黄荆散加金铃子、栀仁、橘核。

疝痛尿寒者，四逆黄荆散加官桂、葫芦巴、橘核。

虚寒久疟

卢××，巴县农民，男，42 岁，患疟疾，请余诊治。患者面色惨淡，懒不欲语，问其何苦？曰：打阴摆子已 4 个多月，初起以为受凉，自服姜汤，未予医治，病渐重。先是每天打一次摆子，略有发热，疟发时汗多，手足厥冷而颤抖，叩齿有声，头痛身寒痛，间有腹痛，纳食不香，不欲饮水。检阅所服方药，有小柴胡汤、达原饮、七宝饮等，西药奎宁，疟仍照发，并由一日一次转为二日一次，疟邪愈深。余诊得脉微细沉弦，舌质淡嫩而苔薄，辨其脉证，应属虚寒久疟，拟当归四逆汤加味。

当归15克　桂枝15克　白芍18克　细辛6克　炙甘草6克　大枣24克　首乌30克　鳖甲18克（先熬）　乌梅　柴胡　木通各12克

上方五剂而疟愈，唯腹满不思食，继处建中汤加砂仁、黄芪以健脾阳。

凡治疟疾，当辨虚实寒热，此患者但寒不热，前医误从阳疟论治，数用截疟之方伤其正气，愈虚其不足之阴，阳虚则阴盛，阴盛则寒，寒邪深伏厥阴，故见手足厥冷，脉沉而细，是为厥寒之明证。其脉微弦者，盖厥阴与少阳相表里，故于方中佐柴胡引邪外达。前人认为疟不离少阳，当归四逆非治疟之常法，此案厥阴虚寒致疟，用当归四逆汤收效，是治疟之变法，重点在于审证求因，辨证施治，方为妥当。

第六节　肝胆病证

凡西医诊断之急腹症，辨证确属气滞血瘀，其脉中取弦或治弦者均可用四逆黄荆散加味治之。

阑尾炎

可加红藤、苡仁、败酱草、蒲公英。

胆囊炎

可加郁金、茵陈、金铃子散、鱼腥草、栀子、金钱草。

胆结石

可加虎杖、金钱草、栀子、郁金、内金、焦楂、芒硝、玉米须、琥珀等。

胰腺炎

加金铃子散、金钱草，或大柴胡汤化裁（柴胡、黄芩、半夏、生姜、大枣、芍药、大黄）。

肝炎、肝硬化

有肝胃不和症状者，以四逆黄荆散加梅花，鱼鳅串为基本方随症加减。

发黄加茵陈、栀子。

便秘加虎杖，甚者加大黄。

小便黄赤加车前草、白茅根。

肝区痛者加郁金、佛手花。

厌油纳差者加焦楂、麦芽，腹胀者加鸡肫。

慢性肝炎加腊梅花、玫瑰花、佛手花。

肝硬化或肝脾肿大，肝区痛，有肝、胃不和诸症者以四逆黄荆散加丹参、鳖甲、内金、莪术（体弱者以鸡矢藤易莪术或加泽兰、香附、丹参、白芍、麦芽、甘草）。

胸痛、胁痛

1. 肝郁气滞

症见胸胁胀痛，攻窜胁背，胸闷不舒者，四逆黄荆散、金铃子散。

若胁下胀痛的患者，加郁金、佛手花。

若痛随病情及情绪波动者，加玫瑰花、佛手花、蜡梅花。

若伴见咳嗽，咳痰气急（胸膜炎）者加瓜壳、薤白、冬瓜仁、半夏、茯苓。

2. 气滞血瘀

症见胸胁刺痛，痛处不移，呼吸牵痛，以胸痛为主，四逆黄荆散化裁为血府逐瘀汤。

若胁痛为主，拒按者，四逆黄荆散，鳖甲、归尾、瓜蒌仁（体虚者以泽兰易鳖甲）。

颈淋巴结肿大或淋巴结核

初起属痰凝气滞者，四逆黄荆散加夏枯草、半夏、七月一枝花（即蚤休，现多称重楼）。

若兼低热，属颈淋巴结核者，结合消瘰丸（玄参、贝母、牡蛎）加葎草、首乌。

第七节　妇科男科病证

妇科总论

妇女在解剖上有胞宫、胞脉、胞络、产道、阴户等关系（器官），故其在脏腑、经络、气血的活动，也就有不同于男子的特殊规律，有月经、胎孕、产育、哺乳等生理特点。妇女以血为本，经带胎产、哺乳等都与血有密切联系。同时在经带胎产哺乳中又容易伤血而发疾病。但血乃气之配，血升降寒热虚实皆从乎气。气升则血逆而上出，气陷则血随之而下崩，气热则血热而妄行，气寒则血虚而凝滞，气虚、运摄失司则血脱，导滞月经过多、月经先期、崩漏、子宫脱垂、乳汁自出等病。气实（滞）则血郁，导致月经先后无定期、月经过少、痛经、闭经、癥瘕、不孕等。因此无论什么因素，只要影响了气或血，或气血失调，就会出现经带胎产等方面的疾病。由于冲为血海，任主胞胎，月经、胎孕、产育、哺乳等都与冲、任二脉息息相关。如果气血失调，运行失常，或先天肾气不足，或后天脾胃亏损等，都可以影响冲任通盛的正常生理作用，而产生经带胎产等病，所以冲任亏损也是产生妇科病的重要因素。

妇女由于生理关系，数伤于血，气多偏亢，情绪易于激动，心脾肝肾的正常功能常受影响，从而引起气血失调，脾胃不和，肝肾亏损，冲任损伤，发生经带胎产诸病。因此妇科常用的治则是：调理气血，健脾和胃，疏肝养肝，滋肾补肾，温经散寒，渗利水湿等。

调理气血方面：①调补气血：人参养荣丸、当归地黄丸。②补气：四君子汤、补中益气汤。③行气：金铃子散。④补血：四物汤、归脾汤。⑤活血祛瘀：桃红四物汤、血府逐瘀汤、少腹逐瘀汤、膈下逐瘀汤、失笑散。

健脾和胃方剂：香砂六君子汤。

疏肝养肝方剂：①疏肝：逍遥散。②养肝：二至丸、一贯煎（沙参、当归、麦冬、生地、枸杞、川楝）。

滋肾补肾方剂：①滋肾：六味地黄丸、左归丸。②补肾：肾气丸、右归饮。

温经散寒方剂：温经汤（吴茱萸、川芎、当归、白芍、生姜、半夏、麦冬、甘草、阿胶、人参、桂枝、丹皮）。

渗利水湿方剂：当归芍药散、五苓散。

温经汤方

《金匮要略》曰：问曰：妇人年五十所，病下血数十日不止，暮即发热，少腹里急，腹满，手掌烦热，唇口干燥，何也？师曰：此病属带下，何以故，曾经半产，瘀血在少腹不去，何以知，其证唇口干燥，故知之，当以温经汤主之。

按：前人谓此条不似仲景辞气，然温经汤实为妇科要药，不可废也。带下，即带脉以下疾病，如经带胎产等。

处方：吴茱萸9克　当归　川芎　芍药各6克　人参　桂枝　阿胶　丹皮　麦冬各6克　半夏10克　甘草6克

本方主妇人少腹寒，久不受胎，兼取崩中去血或月水来过多或至期不来。

另外治妇科病，随年龄的青、壮、老不同，又各有侧重。妇女青春期，由于肾气尚未旺，冲任亦未盛，发育未全成熟，故需侧重补肾。中年时期，由于易受情志方面的干扰，以致肝气偏亢，故侧重在理肝。经断之年，肾气以衰，气血均感不足。先天既亏，唯有依赖后天水谷之气以滋养化源，故侧重益脾。

月经延后：辨证为气滞血瘀者，四逆黄荆散合桃仁四物汤，兼气虚者，四逆黄荆散合四君子汤。

月经先后无定期：属肝郁气滞者，四逆散化裁为逍遥散，兼失眠、烦躁者加丹参、柏仁、夜交藤、合欢皮。

痛经：属气滞血瘀者，四逆散合失笑散或手拈散。

盆腔炎：气滞者，四逆黄荆散加败酱草、泽兰、蒲公英、益母草。血瘀者，四逆散加桃仁、灵脂、泽兰。

国按：气滞者胀痛，血瘀者针刺样疼痛。

种子奇方

处方：洋参　北辛　川乌　枳壳　老蔻　甘草各18克

共为细末，炼蜜为丸。共成六十丸，男女各服三十丸。

男用姜汤下，女用油厚草下，每日早晚各一丸。此丸不可多服，若多服定生双子。资洲唐夫人年39岁无生育，服此方后连生数子，均已成立。如君不信，即与鸡吃，定出公鸡，不出母鸡。

又方：党参　古月　云苓　益智仁　莲末　砂仁　玉竹　枳实　吴茱萸各15克　当归30克

女有孕40天以内将此药敷小肚子，二人同服。如有生女多，不生男儿者，急服此药。不可轻视，屡试屡验。

种子丸

妇人先调经，男人治阳痿、遗精。忌房事二月。

处方：沉香　红豆蔻　制川乌　北辛　甘草各3克　淫羊藿　枸杞　巴戟　仙茅　肉苁蓉　补骨脂各9克

川乌先熬1小时，与各药共细末，蜜丸。每服3克，日三服。

育龄丹

妇人先调经，男人治阳痿、遗精。忌房事二月（应为下种子丸）。

处方：大龟首一个　生地120克　枣皮90克　山药60克　白茯苓30克　丹皮30克　泽兰30克　肉苁蓉30克　锁阳30克

生地加姜、酒蒸，与诸药共末为（蜜）丸。男子每服9克，日三服。

种子仙方

主治：见花就谢，阳痿不举，遗精，滑精，种子。

处方：血茸　覆盆子　巴戟　补骨脂　菟丝子　锁阳　枸杞　黄芪　桑螵蛸各30克　肉苁蓉　杜仲各60克　怀牛膝15克　远志18克　母丁香三粒　五味子24克　蛇床子24克　制首乌90克　钟乳粉18克　硫黄15克（炒）　熟地90克　小茴18克

炼蜜为丸，每服6~9克，日三或二服。

补坎益离丹（种子）

主治：男子不射精，少精，强阳不倒，心慌，心累，失眠。

处方：龟胶50克　菖蒲100克　制首乌200克　龙骨100克　熟地100克　沙参　远志　茯神　枣仁各100克　当归　枣皮　五味　山药　黄柏　知母　枸杞各60克　麦冬100克

各药共为细末，炼蜜为丸，每服6克，日服。

固精丸

主治：敛肝疏土，收缩精气，滑精，梦遗，尿频数。

处方：诃子　砂仁　赤石脂　代赭石各240克　禹余粮240克

赤石脂、代赭石、禹余粮共粗末，入瓦罐内，盐泥封固，大火煅六钟，冷后取出，与诃子、砂仁混合为细末，水滴为丸，如黄豆大。

每早、晚各服3克。

锁阳丸（外用）

主治：遗精，梦遗，见花即谢，无感觉而滑精，梦泄不止，阳痿不举。

处方：甘草　薄荷　甘遂　樟脑　煅阳起石　紫苏叶各9克　麝香0.3克　蟾酥　官桂1克　葱汁3克

甘草、薄荷、甘遂、樟脑、阳起石、紫苏叶各药共细末，装入瓷碗内，用纸封好碗口，纸上密刺小孔，用碟覆于碗上，碟子应稍小于碗，盖上后约小于碗边半指，以黑豆面封固。另用大沙罐一个，内铺河沙一层，加水高出沙面寸许，置碗于沙上，以炭火煮3小时，水耗时，随加开水，煮后待冷取出，与麝香、官粉（上肉桂）共为细末，蟾酥乳化，和葱汁为丸，如黄豆大。

用法用量：每晚睡时，用半丸置掌上，用口水以手指溶化，涂生殖器头，约1小时后，生殖器头顶觉酥麻，便是药力透达。若泄遗不止，势在危急，先以此丹外用。可用汤药配合治疗，如桂枝龙骨牡蛎汤。

加味天雄散

男子生殖不能，有二症：一般是指精子不成熟，成活率低，不能种子；另一种是指阳痿。阳痿有的也不能种子有嗣，精子不成熟者，是其他脏腑均健，也即是脏无他病的平人，非有其他病继发而来，而是脏腑虚损的一种疾患，该病的实质是脏腑清冷。清，是精虚不足，冷是阳虚，命门火衰。虚损就应培补。近年来实践，曾用加味天雄散治愈此类患者。男子生殖不能病位虽在肾，但与脾、肝、心等脏有关，且重在肾与脾。中医学强调后天养先天。

天雄散中白术用量最大，亦即此意。所以食饵补益也很重要。治则主要是脾肾双补。温阳添精，治法应选用温阳的天雄（或附子）桂枝或肉桂，健脾的白术，育阴潜阳的生龙骨，这四味即天雄散的原方，服药时宜令患者心情舒畅，勿使情志怫郁，肝失疏达。天雄散出自《金匮要略》，有方无论，莫士乃谓此为阳虚失精之主方。古时将失精分为两种，一为无梦失精，为虚而挟寒，用天雄散治疗。一为有梦失精，古人以精神意志概括为神，心藏神，损心者，调营卫，用桂枝汤调节之，以龙牡涩精。古时之失精可理解为今之滑精及精子失去功能。天雄为驱寒壮阳药，《本经疏证》指出：仲景书中仅天雄散用天雄。天雄乃附子之类，凡欲其走，以附子为佳，欲其守者，天雄用善。附子类有七，本同而末异。其初种之母为乌头，附乌头旁生者为附子，又附而左右偶生者为子，种而独生无附，长三四寸为天雄，附而夹者，为天锥，附而上出者，为侧子，附而散生者，为漏兰子。天雄与乌头皆以丰实盈握者为善。乌头是老阴生育已绝者，附子、乌头即天雄之种。阴阳者，乌头其中空，以气为用，天雄其中实，以精为用。气主发散，故主散寒者用乌头，精主敛脏，欲暖精、温肾，守脏者用天雄。附子兼备二气，有附子、天雄二物之长，其用较二物为长、广。由于药源所限，今以附子代天雄，药效尚可。临床用天雄散，常加味增用肉苁蓉、枸杞、巴戟、虫草、当归等填精补髓，益气养血，服药需持续久服，更须房事有度，节欲有时。

妇宝胜金丹

主治：月经不调，白带，发育迟缓，不孕。

处方：香附 1000 克　熟地 270 克　白薇 240 克　人参　当归　赤白芍　川芎　白芷　茯苓　桂心　牛膝　丹皮　藁本各 90 克　赤白石脂　乳香　没药各 60 克　甘草 45 克　血珀　朱砂各 30 克

先将赤白石脂醋浸三日，炭火煅七次，再淬，醋干为度，研细末，统将各药用酒浸，春五，夏三，秋七，冬十二日，晒干，共为细末，炼蜜为丸。

每服 6 克，日三服。

国按：我于此方加桑葚 200 克。

完带汤

主治：妇白带。

处方：白术　山药各 30 克　党参　黄芪各 25 克　苍术 30 克　白芍 24 克　柴胡 15 克　黑荆芥 12 克　陈皮 15 克　前仁 12 克　甘草 10 克

本方寓补于散之中，寄清于散之内，升提肝木之气，补益脾土之元，用于肝郁脾湿之带下颇合拍。该方所体现的治疗法度为健脾疏肝燥湿法。方中重用白术、山药健脾燥湿以治白带，为主药，辅以黄芪、党参益气健脾，苍术运脾燥湿，四药合用，使脾旺湿无由生，佐以柴胡、白芍疏肝解郁，再以黑荆芥收敛止带，陈皮理气健脾，前仁利水祛湿，使以甘草调和诸药，共成健脾疏肝，燥湿止带之剂。

止带汤

主治：湿热下注的黄、绿带，臭秽，下腹坠痛，心烦头晕，口干思饮，小便短黄，大便溏而不爽，舌质红，苔黄腻，脉滑数。

处方：茯苓　前仁　泽兰　茵陈　苍术　黄柏　黄连　栀

子　牛膝

奇效四物汤

主治：妇人血崩，经水淋漓不断，月经量多。

处方：当归　川芎　白芍　阿胶　生地　陈艾　甘草　黄芩　侧柏炭　干姜炭

《素问》阴虚阳搏为之崩。治疗本病用奇效四物汤加味，效果令人满意。《素问》此节之义，是以脉象而言。阴脉独虚，则其人真阳不能自固，而阳脉偏搏击有力，则阳气不藏而浮动，阴为阳迫，能无崩漏之变乎？按病情言之，阴气即虚，则无自主之权，而孤阳乘之，搏击肆扰，所以失其常轨，暴崩直注，且肝气善于疏泄，阴虚者，水不涵木，肝阳不藏，疏泄太过，此崩中之证，多是虚阳妄动。《金匮》胶艾汤，是治气血两虚，流行不利，经水淋漓之证，故用胶地育阴，归穹温运，而以白芍收摄之，恐其真阴之气涣散也。艾叶温煦阳和，助其流动，苟非阴虚而月事淋漓者，当不可以一概乱投。奇效四物汤是加入黄芩，以为崩漏淋漓，多属下之相火太盛，疏泄无度，故宜苦寒，独不思芎、归、艾叶走窜辛温。

按：产后恶露不断，时时淋漓者，当审其血色之瘀浊、痰涎及臭秽，以辨方药，痰涎宜芎归胶艾汤，瘀浊臭秽者，宜桂枝茯苓丸加大黄（桂枝、茯苓、白芍、丹皮、桃仁、大黄）。

又按：妇人妊娠每有堕胎者，始终服此方，五月以后严慎枕席，可以免不育之患，小便不利者，用当归芍药散。

贯众散

主治：慢性子宫内膜炎，带下甚多，黄或赤白，腥臭如脓血者，兼治慢性肠炎，大便溏泄。

贯众洗净，切碎，好醋炒黑成炭，研为细末。

每服 3 ~ 6 克，空腹用米汤送下，日二次。

贯众，苦，微寒，有毒，入肝、脾经，杀虫，清热解毒，止血，用本品治疗钩虫病有相当疗效。功能清热解毒，《圣惠方》疗头疮，白秃，贯众烧末，油调涂。或以贯众、白芷研末，鸡金油调涂即可，或可治乳头开裂，皲口等。本品亦有较强止血作用。因本品为苦寒药，所治的出血证候以脏热为宜，对于子宫出血效力较好。《集简方》：治妇人血崩，即单用贯众15克，酒煎服之立止。《妇人良方》：治产后亡血过多，心腹彻痛者用贯众以好醋沾湿，慢火炙香熟，候冷为末，每服6克，空腹时米饮下。

调经丸

主治：经期不常，行经久延，腰酸腹痛，血色不正，时多时少，有和血调血之功。

处方：蒲黄　灵脂　小茴　玄胡　乌药　益母草各150克　官桂　没药各120克　赤芍　川芎各60克　炮姜30克　当归　月季红各60克

共为细末，每服6克，日三服。

经闭散

主治：瘀血成积症，经闭。

处方：生水蛭60克　生山药240克

共为细末，早、晚各服一次，每次9克。

医案：一妇人，年25岁，少腹瘀血已成癥块状，结婚五年从未受孕，小腹左侧有一癥块如鸭卵大，经常作痛，行经时尤甚，推之不移动，大便畅通不似有燥矢，断为瘀血日久成疾，非桃仁承气汤所能荡下，亦非少腹逐瘀汤所能温化，因先用刺法，再投以有力之祛瘀化积剂常服之。患者在服药间，行经有黑血块，服完一料后，癥块消失，次年即生一女。

按：山药能养正补气，用以成水蛭破血逐瘀之功，是补而不滞，攻而无伤，攻补兼施法。张锡纯倡用生水蛭攻瘀于人无损，破除前人“水蛭见水复能化生啮人脏腑”之谬论，凡破血药物多伤气分，唯水蛭味咸专入血分，于气分丝毫无损，且服后腹不觉痛，并不觉开破，而瘀血默消于无形，真良药也。愚治妇女月闭、癥瘕之症，其脉不虚弱者，但用水蛭轧细，开水送服3克，日两次，虽数年瘀血坚结，一月可以尽消。

千金保孕丸

主治：安胎，保孕。

处方：杜仲　川断　山药　红枣各等分

炼蜜为丸，每日早、晚各服9克。

安胎益母丸

主治：保胎，安胎。

处方：当归　香附　砂仁　熟地　续断　川芎　陈皮　白术　人参　杜仲各30克　炒栀子15克　酒10克

共为细末，炼蜜为丸，早、晚各服9克。

经闭外用丸

主治：经闭，月家病。

处方：甘遂　熟地各3克　巴豆霜0.1克　白胡椒三粒　大枣一个

共为细末，炼蜜（老蜜）为丸，放阴道内（或用清洁纱布缝固，外留一线以便取出）。

第八节　内外科杂症

男女脱发

治脱发方一

主治：发秃证，头顶上如胡桃大圆圈，连结成片，渐成光秃。

处方：茯苓500~1000克　猪苓50~100克　制首乌100克

共为细末，蒸熟，炼蜜为丸（首乌制时忌铁器）。

早、晚各服9克，三月一疗程。

治脱发方二

处方：女贞子　旱莲草　何首乌　桑葚　淮山药各30克　枸杞　枣皮　沙苑子各12克　熟地18克　天冬18克　黄精24克　黑芝麻15克　五味子9克

水煎服，日一剂，十天为一疗程。

脱发外用方

处方：贯众　白芷各等分　鸡蛋油　麻油

贯众文火焙焦，与白芷共研细末，调油搽患部。

痫证（母猪风）

癫痫病，前人通过多年实践将其分为“风痫、惊痫、食痫”三种类型。

风痫，因肝风内动所致。食痫，因饮食不节所致。可按其病因和发病原理分类，似乎还应包括“痰饮痫、饮痫、虫痫”等。

临床上看，风痫的症状主要是以抽搐为主，且常伴以头痛，治宜潜阳镇摄熄风之剂，方用“风引汤”。食痫因食积而致抽搐，多见于小儿，取法如下。痰饮痫，应化痰，饮邪当去饮。

根据临床经验，结合多年临床实践将其归纳为以下几种类型。

普通型：一般癫痫用西药如苯妥英钠治疗而好转，而停药又发或不能控制，或不能根治，兼有发作性抽搐或伴有头晕、头痛者宜潜阳和肝，通便祛痰法治疗，用通用方。

通用方：即柴胡龙骨牡蛎汤加减。柴胡18克　黄芩9克　半夏12克　芍药9克　炙甘草9克　丹参30克　桂枝9克　茯苓12克　大黄9克　生龙牡各18克　生姜9克　大枣10枚

水煎服，每日三次。

痰饮型：痰量较多，发作时尤甚，先用礞石滚痰丸，早晚各服9克，连服二日以下其痰。从第三日开始再用通用方。

饮盛型：痰之稠为痰，稀者为饮，平时或发作后，除有稀痰外，发病时气短、心下逆满为特征，宜先用小青龙汤，若无外感，可用苓甘五味姜辛夏汤。

久痫型：发病多年不愈，或多日发作一次，如有痰或饮等症，先依证治疗，由于久病多虚，宜用本方。

升麻120克　贝母60克　田螺盖焙干60克　鲫鱼（焙干）一条（约60克）

共为细末，炼蜜为丸，每丸6克，早晚各服一次。此方需久服方可获效。

频发型：发作较频，甚则每日发作数次，常伴头晕、头痛者，宜先用风引汤加减：

生龙牡各18克　生石膏18克　寒水石12克　紫石英30克　赤石脂18克　滑石12克　干姜9克　桂枝9克　甘草9克　大黄6克　地龙12克　全蝎3克

水煎二次，分二次服，待症状缓解后再用通用方。如经服药后半月以上再发一次，或去掉苯妥英钠而病情不加重者，改用久痫之治本方。

虫痫型：（包囊虫）引起，证见头痛较甚，脸上出现白斑，舌尖有红点（俗称杨梅舌）治法祛虫，头痛者，先用人参败毒散加雄黄。或送乌梅丸30粒，或化虫丸。

化虫丸：

处方：雄黄30克　雷丸60克　干漆炭30克　百部90克　鹤虱60克　枯矾30克　槟榔60克　苦楝根皮30克　川椒30克　乌梅60克

共为细末，水小丸，每服6克，日三次。

久痫方（兼治夜游症）

久痫而虚可用未出胎的小羊一只，用白水煮。汤干时加入半斤黄酒使之达到沸点，再放入半斤黄糖，（水糖）溶化后一顿服空。

取柴胡龙牡汤为通用方，是因为该方兼顾范围较广，方中柴胡、龙牡可以和肝潜阳，熄风，适用于风痫，丹参与龙牡可以养血镇摄治疗惊痫，大黄、甘草、半夏消食化积治疗食痫，又根据多年经验摸索，以化虫丸杀虫来治疗虫痫，临床收到较好效果。

拈痛散

处方：木香　青藤香　丁香　延胡　灵脂　蒲黄　草果　没药　牙皂　白芷　北辛各等分为末

每服1克，日二次。

遗尿散

处方：覆盆子　金樱子　菟丝子　五味子　仙茅　枣皮　补骨脂　桑螵蛸各60克　丁香　肉桂各30克

共细末，瓷瓶装勿气，每次1克，倒入肚脐眼，外贴暖脐膏，三日一换。（暖脐膏中药房有售）

方歌：覆五金菟共仙茅，枣皮补骨桑螵蛸，丁香肉桂三十克，装入肚脐遗尿方。

三叉神经痛的治疗

三叉神经痛往往出现短暂、剧烈的阵痛，目前病因不十分清楚，常常采用镇痛剂，封闭疗法，严重者常采用节后三叉神经根除术，三叉神经节前切断术或延髓神经束切断术，虽能解除疼痛，但术后可出现感觉消失之弊，患者不易接受。

本病中医学谓偏头风，其痛随触随发，作止如常。六腑清阳之气，五脏精华之血皆会于头，自外入者风、火循经之邪。自内发者，气血痰郁之阻塞皆能为痛。或散复其清阳，或阻塞其经络，因之与正气相搏，邪聚则脉亦满，而气血乱故头痛，偏头痛总属厥阴、少阳、阳明。胃肠燥热，肝胆风火，三经之邪壅闭经络，使脉满肿，迫及神经，则剧痛发作。风火之邪其性动，故发时止。以石膏、黄芩、葛根以清阳明，柴胡、黄芩以清肝胆，以芥穗、钩藤、苍耳子、蔓荆子以祛风散火，全蝎、蜈蚣以止痉挛，赤芍、甘草以活血止痛、消肿，屡试屡验。

处方：生石膏24克　葛根18克　黄芩9克　赤芍12克　荆芥穗9克　钩藤12克　薄荷9克　苍耳子12克　全蝎6克　蜈蚣三条　柴胡12克　蔓荆子12克

目痛甚加桑叶　菊花　牙痛甚加细辛、生地、牛膝。

再论癫痫证治

陕西中医学院内科柴胡方证研究组，采用中西医结合两法，辨病、辨证结合，中药以抗痫一号、抗痫二号，临床收治180例癫痫患者，获得较为满意的疗效，其组方：

抗痫一号

处方：柴胡　黄芩　半夏　党参　竹沥　姜虫　贝母　蝉衣　丹参　陈皮　云苓　枳实　甘草

治疗先投汤剂二周后，多取抗痫二号，半年为一疗程，一般需要一至二个疗程后逐渐减量直至停药，此方也同样用于精神疾患，如精神分裂症。

抗痫二号

处方：柴胡　半夏　党参　黄芩　桂枝　白芍　龙牡　酒军　僵蚕　贝母　蝉衣　甘草

脊髓灰质炎的治疗（小儿麻痹症）

脊髓灰质炎的形成，是由病毒引起的急性传染病，儿童多见，有部分患者出现弛缓性麻痹，故又名小儿麻痹症，主要由消化道及呼吸道传染，流行多在夏秋季节。

脊髓灰质炎属中医温病，系小儿中风。本病初起症状多有突然发热、呕吐、烦躁、嗜睡、多汗或无汗等症（表证），并能相互传染，故应属温病范畴。王清任《医林改错》中风小儿半身不遂类似小儿麻痹症。因其是传染病，其治疗当取清热解毒、芳香辟秽、调肝熄风、宣痹通络之法，用加味葛根芩连汤加减。对恢复期患者，合用或加用金刚丸。总之通过临床观察，越早期治疗，疗效越好，早用清热解毒药，可使患者早期得到恢复，不留任何后遗症。治疗法则，本病在急性期，采用清热透表、芳香逐秽、调肝熄风、宣痹通络法。在恢复期采用滋肝肾、强筋骨、温补气血法。

加味葛根芩连汤（急性期主方）

生石膏18克　葛根12克　甘草9克　银花　杭芍各12克　黄芩9克　川连4.5克　全蝎3克　蜈蚣三条（此方原有麻黄3克，由于是协定处方，而病人又多有自汗者，故无汗或汗出不多者，麻黄临时加入。）

加水600毫升，先煮石膏15分钟，再入余药煎至120～50

毫升，分三次温服。

本病属温病范畴，温邪从口鼻而入，顺传肠胃，发病于督脉，见证于四肢、腹壁、头面部。病之初期，典型者多发热、呕吐、下利，继而出现弛缓性麻痹，且由患者之吐泻物互相感染。发热为太阳温病，当由表解，故用越婢汤。吐利病在肠，故用葛根芩连汤。麻痹在督脉，故重用葛根、蜈蚣、全蝎以祛风。传染由于病毒，用银花、连翘以解毒。凡属病毒感染，必须解毒、排毒兼施，若单解不排，毒仍在内，单排不解徒伤正气，故方以芍药除血痹，芩连银甘以解毒。麻黄、葛根排之，使从汗解，综合处制剂亦符合治痿独取阳明之意。若能早期治疗，护理得当，诚能缩短疗程，减少后遗症，疗程三至六个月。加减法：初起加局方至宝丹或安宫牛黄丸、紫雪丹（腹泻者去紫雪丹）。无汗者加麻黄；发热者加大青叶、板蓝根、连翘；烦躁者加胆草、钩藤；疼痛者加天麻、芍药。通络加地龙、僵蚕。麻痹在下肢加牛膝、寄生。麻痹在上肢加川芎、地龙、寄生；口眼歪斜加细辛、辛夷、川芎、白芷等。兼暑者加藿香、滑石。呕吐者加半夏、陈皮、竹茹。大便秘者，大柴胡汤加芒硝、前仁、地肤子、紫雪丹，后期用加味金刚丸。

加味金刚丸（恢复期主方）

处方：萆薢　杜仲　肉苁蓉　巴戟　天麻　僵蚕　全蝎　木瓜　牛膝　乌贼骨各30克　菟丝子15克　精制马钱子60克（必须严格炮制，以解其毒）

蜜丸3克重，每服一粒至两粒，日服一至三次，单用丸或与汤药合用，白开水化服。若早期见马钱子中毒症状，可即停药并服凉水。马钱子的主要成分为“士的宁”，为脊髓神经兴奋剂。

加减：在热退后瘫痪出现，可根据病情服用当归补血汤、黄芪桂枝五物汤、桂枝附子细辛汤、当归四逆汤，以上方剂对肢凉、肌肉松弛均有益。根据长春某医院动物试验：脊髓灰质炎病毒对猴类脊髓前角损坏持续较久，炎性病变一年以上仍不静止。故当发烧退下后的数月中仍当积极清热解毒。

胸膜炎的治疗

胸膜炎和脓胸类似，古代张仲景《金匮要略》的记载，“痰饮病”“肺痈”的范畴。文献中所述“痰饮、水气病均有关于水饮的阐述。湿、饮、水、痰四者，湿为无形，饮、水、痰为有形，皆有稀黏程度的区别。清者为水，稀者为饮，黏者为痰。湿，是水渗入物中，化有形为无形。从痰本身而言，咳出者为痰，上鼻出者为涕，下则为带，由于排出部位不同，所以名称各异”。

根据临床咳逆，寒热、气短，胸腔积液性质及程度，体质强弱，病程长短等情况，提出以下几种治疗方法。

清热和解，宣痹豁痰

证见以高热、胸痛为主，畏寒，心下痞闷，气短，脉滑数或洪，苔黄腻可用小陷胸汤和小柴胡汤去甘草加芫花。若发烧痰多，吐脓，色黄如米粥状痰，咳嗽气短，宜前方加千金苇茎汤并加重清热解毒之品如川连、黄芩、蒲公英、犀黄丸等。胸痛甚加牡蛎、桔梗。

淡渗利水

证见时常胸痛，寒热不显，咳嗽，胸膜增厚显著，脉弦苔腻，可用《金匮》木防己汤加茯苓、芒硝。

温阳利水，化气和中

证见咳嗽气短，甚则不得卧，四肢厥冷，眩晕无力，胸腔积液，脉沉细无力，苔白质淡，可用真武汤和越婢汤加减，胸胁胀痛，无寒热可用《金匮》木防己汤。

溃疡病的治疗

溃疡病是一种常见的慢性疾患，主要病变是在胃和十二指肠。其临床特点是规律性的上腹疼痛，所以中医称此为胃脘痛或心腹冷痛。病因比较复杂，主要有二：其一是饮食不节，嗜食肥甘，饥饱过役，寒热不适；其二为郁怒伤肝，谋虑不决，忧思伤脾。

饮食伤胃

饮食不节、过食肥甘，以致脾胃失调。人体本应阳明胃燥，太阴脾湿，燥与湿和则润，不和则不润，不润则水谷不能消化，表现食欲不振、心下痞满、嗳气泛酸、胸腔热痛、食臭等症，胃日久得不到水谷精微充分营养以致溃疡。故应以甘草泻心汤寒热并用，以调节湿、燥。因脾喜温恶寒，故投干姜、吴萸、良姜、半夏等温燥药，以温太阴脾，而阳明胃则喜清恶热，故用苦连等苦寒药以清阳明胃热，辛开苦降，甘缓以和胃，此类多见舌质淡，舌苔白或黄腻，大便时干、时溏。

处方：甘草　党参各30克　生牡蛎　半夏各18克　干姜　良姜　黄芩　吴萸各9克　乌贼骨　延胡各12克　川连6克　大枣10枚

中满者加厚朴9克，橘皮12克；下利者加赤石脂12克，茯苓12克；体肿者加茯苓12克，泽泻12克。若证见舌红、嗳气、嘈杂、不下利者，先投旋覆代赭石汤数剂以治其标，酸多加牡蛎、乌贼骨，脉弦肝旺者加四逆散以和肝，若干剂之后再投治本之甘草泻心汤。

情志伤胃

焦思苦虑，心情郁闷，木不疏土，也可导致溃疡病，因其抑闷不舒，肝郁生热，热耗肝胃之阴，肝热炽盛者，损耗脾胃阴液最烈，以致中焦燥湿失衡，表现胃液、胃酸缺少，胃体本身之组织也阴液亏损，临床可见阴虚肝旺诸症。缺少胃酸，舌质赤或暗红，或无苔，口干，脉弦，心烦，便干，而无泛酸或嘈杂症状，故用一贯煎滋肝阴以和胃，日久取效。

处方：生甘草　沙参各30克　生地18克　当归9克　麦冬12克　川楝　枸杞各12克　枣皮　延胡各12克　川连3克

以上两类，日久失治或误治造成脾虚血亏者，其证为舌质浅淡，贫血，胃纳减少，面白乏力，脉细弱，胃酸少者，则应交互投以小建中汤，平肝健脾滋生血脉。

处方：桂枝9克　白芍18克　生姜　甘草　大枣各9克　饴糖30克（冲兑服）

以上两类，有时因脾虚不摄或气滞血瘀而胃络出血者，此时当急治其标，兼顾其本，宜投以黄土汤。

处方：灶心土　黄芩　白术　阿胶　附片　侧柏炭　陈艾炭　干姜炭　生地

溃疡病之出血，为先便后血者，此类中医称为远血，如胃肠出血如柏油样便。此乃由于脾虚，气虚，脾不统血，使溃疡病灶出血不已。用黄土汤，取黄土经火煅，再加白术、附子以恢复健运之气，以扶统血之功，阿胶、生地、甘草以养血填补耗竭之阴。因为出血者，不应过用辛温燥烈，乃佐以黄芩以纠其偏。

处方：炙甘草9克　生地60克　白术15克　炮附子12克　元肉30克　阿胶18克（烊化冲服）　黄芩9克　灶心土120克（先熬，取上清液，代水入煎药）

溃疡病失血之后心脾两虚，亡血过多，治宜双补心脾以扶正。至于胃络出血虽已止，但已血亏脾伤，或仍有少量间断出血者，证见精神萎靡，食减乏力，面白，脉弦，心悸，夜寐不宁，此当依据脾统血，诸血皆属于心，以及亡血之后心脾皆虚之理，投以归脾汤，心脾同治，扶正以摄血，不用固摄止血之品。

处方：炙甘草18克　茯苓9克　白术9克　党参30克　黄芪30克　龙眼肉30克　当归12克　远志9克　炒枣仁15克　木香4.5克　柏子仁9克　灶心土30克（先熬澄清，代水煎药）

红斑狼疮的治疗

本病为现代医学病名，古代医籍中无所查考，书中虽曾有“疠风”“肉极”之名，但名存实亡，不能武断为今之狼疮，可能包括结缔组织病。基于这种认识，按中医治病规律，治疗重点应一方面调节营卫，并排出机体正邪相争所生之毒，另一方面针对受损害的主要脏腑及出现的主症，辨病、辨证相结合施治。

本证主病是皮肤红斑，发热，关节酸痛，皮肤黏膜及胸膜损害，咳喘，浮肿胸闷，心悸，腹痛，便血，有时出现意识障碍，有的仅有部分症状。此为病损及全身，与各脏腑受损不一之故。严重者各脏腑组织及血管、造血器官同时受累。根据病发于营卫，邪毒寄居于营卫，营卫载血的认识，主张虽病侵全身，范围广泛，发无定处，但应从营卫着手，调理营卫。由于病因为正邪相争，正化为邪，邪发为毒，故排除邪毒为治疗的主要途径。以解表为主，由于邪脉相传，邪犯周身，故在气血兼治之时，不离血分阴药，本病往往先有风湿体征和症状，应早期确诊，按病变显著部位来分型治疗。

局限性皮肤红斑型

皮肤见红斑，以颜面及鼻梁间红斑连成蝶形，有瘙痒和烧灼感。有病发于手掌者，红斑似盘状，法宜清热透表为主，方用越婢汤、麻杏薏甘汤、防己地黄汤、葛根汤化裁加减，如加银花、蒲公英、连翘、大青叶等清热解毒之品。

病案：任某，男性，患皮肤红斑，按上述法则方剂治疗七剂显效，红斑消退，后停药日久，红斑复发，再经治疗，红斑又退。

肾型

尿中有蛋白及红细胞，晚期肾功能有变化可出现尿毒症等重症、肾炎的体征及症状，本型又分阳虚、阴虚两类，前者较多见。

1. 阳虚湿胜类

此病虽损伤肾脏为主，但有时也损及脾胃，不过脾胃两脏的症状常交替出现。若脾阳衰退则见便溏，脘闷纳呆，苔白腻，此时重点在治脾胃，先温补脾阳，忌用地黄剂，以防伤脾损阳，当用香砂六君、胃苓汤等。候脾阳恢复，主证消失，仍宜治肾为主。肾阳仍衰用金匮肾气丸为主加冬虫草、淫羊藿、巴戟天、鹿茸粉。尿少体肿者，用麻黄附子细辛汤合春泽汤加沉香、肉桂、干姜以强心利尿、温阳化水；血虚合用当归补血汤；尿蛋白多加黄芪粥；血中蛋白低、水肿用鲫鱼汤；易患感冒者，可并用玉屏风散。

胃气强则发汗利尿效显，胃气弱则不易取效，本型将愈时宜服薯蓣丸，脾肾双补。

病案：赵某，男，50 岁。60 年因肾炎尿毒症住某医院，确诊为狼疮病，根据肾脏损伤是重点，先与桂附地黄丸并当归补血汤、春泽汤治其主证，间断以主方调其营卫，使危象缓解，主症减轻，连服数百剂体力恢复，渐能正常生活，十数年来连服中药汤剂至今，能自由活动，仅尿中有时现微量蛋白。

2. 阴虚热盛类

头面赤热，形如醉状，全身乏力，脉数有力，尿中大量红细胞，应在投用越婢汤、葛根汤、麻杏薏甘汤、防己地黄汤等治疗狼疮主方的同时，加服清热养阴的知柏地黄丸（汤）加白茅根、龟板等治之。

病案：李某，男，长期蛋白尿确诊为红斑狼疮，脉数有力，舌红，口渴，心烦。依主方加知柏地黄汤，银花、连翘、蒲公英等，半年治愈。

心脏型

此型早期多以风湿关节炎出现，有的颇似冠心病，有的出现心肌损伤，应根据当时主症立法治疗。肢体关节症状为主者，先治关节肿痛；有胸痹心脏病征象者，则瓜蒌薤白汤合防己地黄汤加清热解毒剂，有时可用麻杏薏甘汤；高血压显著者，加草决明、生赭石、钩藤、牛膝、生龙牡、野菊花等。

病例：于某，女性，48岁。1967年初夜间发烧，继见肌肉酸痛萎缩，不能走路，低烧持续。1970年初高烧住某医院经用激素、抗菌素（即抗生素）烧仍不退，转某医院查见狼疮细胞，中西医结合治疗四个月，体温降至37.5℃～38℃，血沉降到50mm/Hg，腿仍痛痿不能行步。1972年由余诊治。当时证见胸痹心痛，两腿酸楚无力，行必扶杖，口干便难，脉弱无力，腿肌痿。给瓜蒌薤白汤、当归补血汤、桂枝甘草汤增淫羊藿、茯苓、枸杞、党参配加味金刚丸，三十剂后增防已地黄汤（防己、甘草各一方，桂枝、防风各三方，生地黄二斤），一月后，又增厚朴生姜半夏甘草人参汤，三月后针对两腿酸痛加乌梢蛇肉30克，秦艽12克，连服二月后又守原方加减，一年后腿关节痛显减，可离杖走路。1975年关节症消。1976年胸痹基本消失。1977年3月起间断服瓜蒌薤白汤与葛根汤化裁至今。

肠胃型

病邪侵犯消化系统，证见吐泻交作，腰痛，呕吐，便血，胃纳不振，体力衰惫。女性多于经期发作或加重。宜先用甘草泻心汤调理肠胃，继以黄土汤、赤小豆当归散以止出血。当消化道症状缓解，出血停止时，往往出现面部红斑，尿中见蛋白，咽痛，口内溃疡。此时投主方（越婢、葛根、麻杏薏甘、防己地黄汤化裁）加山豆根、白茅根、蒲公英等，观其病情进展，交替使用泻心汤、黄土汤等。

病例：周某，女性，成人。出现红斑型狼疮体征和症状，查到红斑体征和症状并狼疮细胞，即以上法取效，经期不再发作肠胃出血，消化功能恢复，体力正常。仅残有面部红斑口腔溃疡，改由他院治疗。

脑型

病邪内侵，上犯及脑，出现中枢神经病态，幻觉幻视，意识障碍，高热，独语不休，妄行如痴如狂，脑脊液异常，投主方并安宫牛黄丸，局方至宝丹以开心窍、强心解毒、芳化血浊，佐虫药以调节神经，观其病程进展，应辨施治。

病例：刘某，男性，60 岁，红斑狼疮数年，近数月病势危急，进而至意识障碍，高热幻觉，妄行独语，随地便溺，脑脊液异常，用药将主方中之葛根汤改为葛根芩连汤并局方至宝丹二粒，加全蝎、蜈蚣等虫药四剂见好，热退神清，改为安宫牛黄丸、至宝丹各服一粒。配原方数十剂后精神见好，语言清楚，项部变软，但仍胸闷，心电图示心肌缺血。此时主要矛盾已由脑转为心脏，给小陷胸汤、瓜蒌薤白半夏汤加止痉散，一度见好。月余后病况又恶化，谵妄，体温异常，复又投中药治脑型主药，配合西药治疗，经救治无效死亡。通过此例可以看出，脑型者虽临危期，中药也能起一定作用，若能较早投药，取效将较好。

肝型

病邪侵犯肝脏，出现狼疮性肝脏损害，肝大，右胁下痛，纳呆，干呕，腹胀，肝功异常，立法处方宜在主方中加四逆散、小柴胡汤、柴平汤等，此类经验不多。

关节型

早期仅侵及关节，来诊者不少，有的患者长期只表现类风湿或风湿性关节炎征象，此类可在主方基础上配宣痹汤加减。

宣痹汤方

处方：海桐皮　片姜黄　桑寄生　桂枝　白芍　生地　薏苡仁　防己　杏仁　蚕沙　知母　甘草　麻黄

以上七型不能截然分开，有时往往相伴出现，而以某型为主，应辨病辨证相结合，即以主方针对本病，更依主证辨证施治。清代王旭高治风湿之病过服温燥药而化热，腿足或遍体肌肤忽发红晕、疼痛如游火者，用防己地黄汤甚效。

防己地黄汤

主治：病如狂妄，独语不休，无寒热，其脉浮，此方治幻觉幻视，《千金》第十四卷风眩门记载似是古制。其文云：治语狂错，眼目霍霍，或言见鬼，精神昏乱，防己地黄汤方：防己二两，生地黄五斤，勿和药渍，疾小轻用二斤，甘草二两，桂心防风各三两，右五味，㕮咀，以水一升，渍之一宿，绞汁，著一面，取其渣，著竹盖上，以地黄著药渣上，于三斗米蒸之，以铜器承取汁，饭熟，以前药合绞汁，分再服。

黄土汤加味治先兆流产及功能性子宫出血

《金匮》黄土汤为治远血之主剂，人体的热量附于血中，阳入于阴，气血温和，气煦血濡阴平阳秘，其生乃固。气虚则阳不统血，则下为崩漏，气有余便是火。迫血妄行则上为吐衄，失血过多，则热亦随之外泄，故黄土汤中之附子、白术、甘草、地黄、阿胶、黄芩六药，气血同治，寒热均等。远血病在肠道，故重用黄芪。早期流产、子宫功能性出血，古谓之崩，崩者，谓出血之多，如山之崩，如桶底脱，其势暴猛，病在冲任，冲任职司天癸，与肠道职司排泄不同，早期流产及功能性出血，病在冲任，故本重用熟地、鹿角胶为主，以补冲任，仍重黄土者以关乎带脉故也，余用黄土汤意在止崩，故利用熟地黏腻之短，将生地易熟地重至60克。清唐宗海谓血上逆着宜降，下泄者当上升，鹿角胶补督脉而性上升，当用于下血。阿胶滋补任脉，性潜，用于吐衄为优。

处方：熟地60克　元肉30克　当归12克　黄芪18克　白术　附子　甘草　黄芩各9可　鹿角胶30克　伏龙肝（灶心土）100克

以上十味，先煮伏龙肝澄清液，代水熬清药，去渣，入鹿角胶，再上火，俟胶化尽，分两次服。

医案1：邻居赵某之女，婚后初孕，患早期流产出血不止，索方求治，与加味黄土汤数剂而愈，后生一女。二孕又至流产先兆，又服前方数剂得保无恙，母女均甚健。

医案2：程某某，头胎流产，二胎又至流产先兆，以加味黄土汤。其夫供职某医院，持方归院取药，院见方中有附子，不肯付与，某人又来，余劝其自费外速服，服之遂安生一女。

糖尿病的治疗

一般中晚期患者常用下方：

处方：生熟地各30克　天麦冬各12克　党参30克　当归9克　枣皮30克　菟丝子　黄芪各30克　元参　茯苓　泽泻各12克

若阳旺、热甚、口渴者加白虎汤、川连以清胃之浮火，余如石斛、花粉、葛根、乌梅、五味子诸品可随证使用。

末期阳虚者，可用金匮肾气丸之类，其中桂附可各用至9克，腹满加厚朴，腹泻者，茯苓、泽泻增量，去生地，熟地减量。兼高血压者，加杜仲、牛膝，控制饮食甚为重要，大量地黄剂可减少食量，有冠心病者，加瓜蒌、薤白、半夏。

疟疾的治疗

本病特点是先寒后热，继而汗出而解，发有定时，当发作后患如常人，除温疟例外，还有些无典型的寒热往来病例。例如有的病人呕吐，小儿有时表现为抽风，但其特点也是发有定时，病发后患如常人。（国按：推而广之，凡发有定时之病，无论其是否先寒后热，皆可以疟论，而用通治方，余曾治一人，每日早晨呕吐，凡镇呕诸剂用尽而无效，此证当时不识，得先生之论可谓发枯之谜。此论即：除温疟例外，还有病人无典型的寒热症状而且表现为发有定时的呕吐，在小儿有时则表现为发有定时的抽风，但其特点是发有定时，病前后患如常人。）古人之谓劳疟者，劳累则发病，或妇人妊娠期间发病。久疟有发生腹水者，或有并发黄疸者，此皆正气虚者。临床虽有正虐、温疟、寒疟等说法，但其特点不外先寒后热汗出而解，发有定时，病后患如常人。

在治疗上有以下几个方面。

先其时发汗

了解寒热发作规律，在发作前一小时服第一煎药，在发作前30分钟服第二煎药，药后盖被出汗，在乘其未发作寒热前发汗，令其汗出。此经验是根据《伤寒论》：病人若无他病，时发热，自汗出而不愈者，此卫气不和也，先其时发汗则愈，宜桂枝汤；《金匮要略》白虎桂枝汤条服后说：汗出则愈等论点摸索出来的。

助汗法

药后汗不出者，多无效，如晚秋天寒，或年老体衰者，要先盖被用热水洗脚后取汗则易于汗出。

调理

《金匮要略》云：饮食消息止之。因此饮食不要过饱，治疗期间要防止一切生冷食物及冷水洗足、洗手。

证治要点

寒热体痛者，柴胡桂枝汤；

热多寒少者，桂枝越婢汤；

寒热相等者，桂枝麻黄各半汤；

劳则发作，或妊娠期间发病者，小柴胡去半夏加花粉；

疟母，胁下积块者，鳖甲煎丸；

通治方（自制方）上述情况或不易辨别时，均可用此方，即从达原饮、苍术白虎汤、小柴胡汤中化裁出来。

处方：柴胡9～15克　常山3～6克　厚朴9克　生石膏18克　甘草9克　当归9克　麻黄6克　苍术9克　草果9克（或代以白蔻）　生姜9克　大枣4枚　知母12克

曹颖甫先生之三阴疟法

疟之轻者，日发，血分热度渐低则间日发，热度更低则三日发，世俗谓之三阴疟，然此证仲师既无方治，俗工又不能愈，故常有二、三年而愈者，予年即好治病，有乡人以三阴疟求诊治其脉，迟而弱，予决其为正气之虚，为此拟方。后此乡人愈后将此遍传村巷，愈十余人。后于李建初书塾诊其侄，光红之子，脉证并用，即书前方治之，二剂愈。名常山草果补心汤，此方并治虚疟。癸酉十月初三，麦加利银行茶役韩姓之子，寒热日三、四度发，服此汗出而愈。

常山草果补正汤

处方：常山　茯苓　生白术　草果各12克　生潞党　炙甘草各15克　当归24克　川芎　青皮　半夏各9克　熟地30克　知母6克　生姜八片　红枣四枚。

国按：此方即八珍汤、二陈汤合方加常山草果知姜枣

牵正散

主治：中风口眼㖞斜，祛风化痰。

处方：白附子　僵蚕　全蝎（去毒）各等分

为细末，每服3克，热酒调下。

独活寄生汤

主治：肝肾两亏，补气血，祛风湿，止痹痛。

处方：独活三两　桑寄生　秦艽　防风　细辛　当归　白芍　川芎　生地　杜仲　牛膝　人参　甘草　桂心

若症延久，着于经络，则脉络不通，故通络之品在之必用，如木瓜、五加皮、伸筋草、海风藤均为通络治痹之品，临床可配合应用。

阳和汤方

《金匮要略》诸浮数脉，应当发热，而反洒淅恶寒，若有痛处，当发其痈。（国按：痈疽在酿脓时，其发热恶寒似外感，三数日后瘀血蒸腐化热，始知痛处，此与将腐之冻疮正复相似，无论在何部伤皆当以药发之。大约人体外证之属寒者，除流注外，发背脑疽最为重大，惟世传阳和汤方与仲师当发其痈之旨最合，若误投寒凉败毒之品，十不活。）之以然者，为血络凝于寒湿，非疔疖毒火属于阳证者此也。

处方：麻黄　炮姜　鹿角胶各9克　熟地30克　肉桂3克

寒重者加附子。

仙方活命饮

主治：消肿排脓，生肌止痛，脓成自溃，已成即消。

处方：乳香　没药　生甘草　归尾各6克　炙甲片15克　皂角刺9克　川贝12克　生黄芪9克　赤芍12克　银花9克　陈皮9克

排脓加白芷，酒水各半煎服。

方歌：穿山皂刺当归尾，甘草银花赤芍宜，乳没天花防贝芷，陈皮好酒共煎之。

蟾酥墨

主治：腮腺炎初起灼热红肿，和各种疮痈初起未溃时，用醋磨汁调敷患处，疗效佳。

处方：上好京墨一锭　冰片0.4克　重楼　白芷　姜黄　川连各3克　蟾酥0.3克

配制：上药共细末，加入蟾酥合匀，再胶合成锭备用。

三论癫痫方（癫痫丸）

主治：祛风开窍，通脉活络醒脑，临床用于癫痫

处方：大戟40克　巴霜15克　胡椒65克　炮川芎9克　甘遂15克　绿豆24克

上药共焙研细末，糊丸如梧子大。每次三至五丸，每日二至三次（每次约1克）温开水送下，连服五天，停两天，服药取轻泻为度。

禁忌：热证忌服。

甲状腺疾病的治疗

治甲状腺功能亢进方（丸剂）

处方：丸剂　生地　黄芪　夏枯草各60克　元参　玉竹　炙龟板　麦冬　白芍　女贞子　旱莲草　党参　枸杞子　海藻　昆布　泽泻　生牡蛎　制首乌　红枣各30克　茯苓　山药各60克

当归18克　丹皮18克

各药研为细末，炼蜜为丸，每丸重9克，早中晚各服一丸，温开水送下。

治甲状腺功能亢进方（汤剂）

处方：生地　玉竹各18克　麦冬　山药　茯苓各12克　白芍　当归　海藻各15克　黄芪　夏枯草　生牡蛎各30克

水煎服，每日一剂，连服二至三日为一疗程。

治甲状腺肿瘤方

主治：甲状腺肿瘤，颈淋巴肉瘤，何杰金氏病

处方：生魔芋（先煎2小时）　黄药子　昆布　海藻　夏枯草　生牡蛎各30克　天葵　元参各24克　浙贝粉4.5克（冲服）

水煎，日一剂。

加减：疏肝行气加柴胡、香附、郁金。通瘀加穿山甲，养血活血加当归、赤芍。

消瘰丸

处方：制首乌　白芍　桑葚　龙骨　麦芽各120克　牡蛎150克　浙贝母90克　制香附60克　元参90克　重楼90克　僵蚕60克　橘络30克

共研极细末，炼蜜为丸，每丸9克，日二服，早晚各1丸。

患者服汤药10剂后，血沉降至正常范围，颈侧肿核大见缩小，但触之似觉微痛。乃停服汤药，接服丸药方，每日仍煎葎草60克。共计服丸药三，共服葎草十五六斤，颈侧肿块全部消散，迄今未复发。

按：颈淋巴结核中医称为瘰疬，肠系膜淋巴结核中医典籍中查无相应病名，从辨证施治原则，根据各个阶段的转归，拟出不同治疗方案，并抓住该病的主要矛盾立法，余皆随症加减。患者初诊虽有阴虚见证，但湿热蕴结，阻塞气机，养阴则愈滞

其湿，当清热化湿为急，拟四逆黄荆散，理气导滞，藿香、佩兰、通草、胡黄连等苦辛微寒，芳香淡渗，宣达上焦湿滞，清化中焦湿热，俾湿清热化，再图治本。其症因肝郁久化热伤阴，灼津凝痰聚于颈侧，则发瘰疬，坚肿疼痛，滞于小腹则起包块，痛胀不舒，颈侧、少腹为足厥阴肝经循行部位，故第二阶段着重疏肝理气，软坚散结，方用疏肝溃坚汤化裁。第三阶段邪气衰其大半，阴方愈弱，故增入首乌、桑葚、元参等柔肝滋阴余皆小其制。第四阶段因患病日久，气阴两虚，故于柔肝滋阴中再佐当归补血汤，益气生血，扶正托邪，终以丸药巩固而获痊愈。此病自始至终都以葎草煎水当茶饮。该药对各种结核病有显著疗效，尚具有清热利湿之功。

类风湿关节炎的辨证施治

类风湿关节炎症状多具有消瘦、贫血、寒战、发烧，受病关节持续疼痛，多呈对称性，关节红肿，运动受限制，附近肌肉强硬萎缩等，似属于《素问》筋痹、骨痹范畴。

病因病机

病因：风寒湿三气入侵，病产之后，居处寒凉潮湿，或久伤于凉，长期受寒，或汗出当风等，导致正气虚弱、外邪入侵。故《内经》说：正气存内，邪不可干，邪之所凑，其气必虚。

病机：久痹气血两虚，邪气留滞经络，暗伤筋骨，如素体肝肾阴虚，则化热伤液，经脉失于濡养，则关节红肿热痛畸形等；如阳虚之体，阴寒内盛，寒则血凝气滞夹寒，经脉通行不利致关节冷痛变形等。

辨证施治

1. 阴虚型

脉细数，舌红少津，苔薄黄，心烦口干，午后低热或不发烧，消瘦，关节灼热肿痛等，以滋阴润燥，濡养筋骨用滋阴补髓汤、虎潜丸等。

滋阴补髓汤

虎骨　龟板　黄柏　知母　生地　狗脊　杜仲　续断　党参　白术　茯苓　炙甘草　牛膝

虎潜丸

虎骨　熟地　龟板　黄柏　知母　牛膝　白芍　锁阳　当归　陈皮　干姜

2. 阳虚型

脉沉细，舌淡红，苔薄白，畏寒神疲，口不渴，尿清，大便或溏，关节冷痛等，治以温阳除寒　活血通络用阳和汤、鹿淫补肾汤等。

阳和汤

鹿角胶　熟地　麻黄　白芥子　炮姜　肉桂

鹿淫补肾汤

鹿衔草　淫羊藿　巴戟天　肉苁蓉　锁阳　熟地　狗脊　鱼鳔胶

3. 气血虚型

脉细弱或细涩，舌淡红，苔薄白，少气懒言，多汗，面色苍白，全身大小关节疼痛变形等，治以益气补血、强壮筋骨、搜风剔络、通达血脉，用龙虎二马散、四虫汤、鹿淫补肾汤、当归补血汤等。

龙虎二马散

地龙　虎骨　海马　马钱子

四虫汤

蜣螂虫　地鳖虫　蕲蛇　蜂房

当归补血汤

当归　黄芪　大枣

4. 辨证加减

气虚加党参、黄芪，血虚加四物汤；行气加香附，镇痛加乳没；通瘀加王不留行、丹参、甲珠；通络加路路通、天仙草；清络加银花片、白茅根；滋阴润燥加生地、麦冬、石斛；强筋壮骨补肾加鹿筋、木瓜、牛膝、川断、杜仲、枸杞、骨碎补。并可选用搜风剔络的虫类药物如全虫、蜈蚣，补精髓养筋骨的血肉之品如龟胶、驴皮胶、鹿胶、鱼鳔胶、猪蹄筋、牛骨筋，以及壮筋骨的祛风湿药物如虎骨、羊胫骨、狗骨、猴骨等均可酌加制丸方。可加入少量麝香，麝香香窜，以助药力，使经络通行，提高疗效。

预防中暑

预防中暑方

主治：清热除烦、祛暑，可预防中暑。

处方：荷叶五斤　桑叶　香薷　藿香　淡竹叶　夏枯草各二斤半　茅根五斤　青蒿一斤

各药均细制成合剂加红糖适量，并加防腐剂备用，每服80毫升，日二、三次。

腮腺炎的治疗

牛蒡解毒汤

银花藤　大力子　夏枯草　大青叶　野菊花　白芷　苏叶　黄芩　甘草

水煎服。

属虚邪侵袭者，荆防败毒散加减：

荆芥6克　防风9克　二胡各9克　桔梗　川芎　枳壳　羌活各6克　白芷15克　甘草3克　板蓝根15克　蚤休9克

水煎服。

外用：青黛30克　调凡士林60克，摊纱布上贴患处。

去毒散

芙蓉叶　野菊叶各等分

冲绒，开水加蜜调，包患处。

仙人掌去刺，纸包，水浸湿，烧热微温，贴患处。

疔疮肿毒的治疗

香螂丸（乾坤丸）

主治：解毒活血，理气镇痛，用于肿毒、恶疮、疔疮、跌打损伤血臌、积聚。

处方：蟾酥3克　巴霜3克　轻粉6克　雄黄6克　凤仙花15克　麝香4.5克　广香24克　莪术24克　守宫（壁虎）4.5克（酒精醉死）　莱菔子24克　桃仁9克　红花9克　干漆炭9克　蟑螂（酒精醉死）90克　加蜂蜜适量

用法用量：从6粒服起，日三次，温开水下，隔三天加一粒（如呕吐或腹泻，减少1粒，服三天后再加，或服冷开水）加至13粒服五天后，又从12粒递减至6粒，如此往来数遍，约90天为一疗程，间隔7日，再服下一疗程，切勿急于多服，以防中毒。

制法：蟾酥用酒乳化后和匀，巴霜去净油，麝香、广木香均不见火，研极细，干漆炒烟存性，余药低温共焙，忌炒焦，研为细末，炼蜜为丸，梧桐子大（按九成计算，药粉3克制丸）30粒，全方约制丸2430粒。

本方补老用以治消化道癌有效，某例病员存活10年。

乾甲丸

主治：专治胃癌效果颇佳。

处方：蟹爪30克　鹿茸6克　凤仙膏15克　桃仁　红花　干漆炭　当归各9克　乾坤再造丸12克

蟹爪、鹿茸合煅酥透，合诸药为丸梧子大，每服2丸（约1克）。

本方蟹爪、鹿茸二味，补老谓是古乾甲丸，通治一切癌症，但未问其出处，余药是补先生所加，以后又加龙涎香合丸，专治胃癌效果颇佳。

乾坤再造丸

主治：化毒排脓，消积聚，治一切内外疮疡，疔毒红肿剧痛以及胃痛、肠痈、梅毒、奇险危机大症。

处方：朱砂　蟾酥　轻粉　巴豆霜各等分

以酒化蟾酥为丸，每粒重1克，制30丸。

（配制方法及服法详见香螂丸。）每次服药不过2粒，服后肚腹剧痛，以下尽恶物脓血为度，疔毒自消，服一次即止，至多隔一日再服一次，以后不宜续服。

五毒油

主治：疮毒，臁疮，骨结核。

处方：玄巴虫、蜈蚣、守宫、四脚蛇、虾蟆、蜘蛛等方泡桐油，肿毒用毛笔涂药液擦患处，治臁疮用纱布包贴。

跗骨疽与臁疮的证治

跗骨疽的证治

痈疽在中医古代文献中，多按疽发生的部位命名，如生于腋下的名“腋疽”，生于胁下的名“胁疽”，生于脑后的名“脑疽”，生于四肢、长骨部的名“跗骨疽”，现谈跗骨疽的施治。

跗骨疽多因跌仆闪挫，损伤筋骨（部位以胫骨为最多，其次是股骨、肱骨和桡骨等），阻隔气血，经络不通，或因疮疖脓毒扩散，内浸营血，窜筋入骨所致，经久骨骼而成死骨，肉腐化脓溃破而成瘘管，缠绵难愈，病程长达数年、数十年。本病常见于10岁左右儿童，亦见于成人患者，临床分急性、慢性两种。

1. 急性期证治

症状：病起较急，往往先有全身不适，随即寒战高热，患肢肿胀，疼痛拒按，活动受限，肿胀在深部时，红、肿、热、痛更为明显，其余可见口渴引饮，纳呆，大便秘结，小便黄热短少，舌质红或绛，苔黄燥或干黑，脉象呈弦数有力或洪大之象（此期症状与西医所称之急性化脓炎骨髓炎相似）。

辨证：热毒蕴结营血，壅滞经络脉道。

治则：清热解毒，凉血通络。

内治：黄连解毒汤加减。

黄连6克　黄芩9克　黄柏12克　生地18克　玄参24克　丹皮12克　赤芍15克　银花藤30克　甘草6克

此系10岁儿童剂量，水煎服，一日一剂，重症24小时一剂。

大便结燥加酒军6克；高热烦渴加生石膏30克，知母9克；热甚神昏加犀角3克（水牛角24克可代替）；热甚津伤加太子参18克，花粉9克；脓成未溃者，加皂刺6克，白芷9克；已溃而余毒未尽者，原方小其剂加黄芪24克。

外治：外治法能协助内服药发挥清热解毒的力量，同时能消除局部病灶使未成之脓局部消散，已成之脓及早疏破，往往脓成溃破后，全身症状和局部红肿热痛均随着减轻。因此绝不可忽视外用药的作用，此症常用湿敷法和包敷法。

湿敷法：芒硝30克，沸水半斤溶化芒硝后滤过得澄清液备用。用药棉浸透药液，摊于患部，药液干后又从表面浸入药液保持湿润，以充分发挥药效，药棉一日一换。

包敷法：新鲜侧耳根或新鲜野油茅（又名野茅子）或新鲜芙蓉花叶三种草药，任选其中一种，适量捣绒，外包患部，冬季覆盖塑料薄膜或油纱于表面，保持鲜药湿润，鲜药冬季两日一换，夏季一日一换。

如脓成破溃者，改用银粉丹插入脓腔，充分引流，不使脓腔过早封闭，同时以九华膏盖贴。

银粉丹

铅粉9克（煅）　轻粉3克　炉甘石15克（煅）　水银6克　响锡6克同煅　梅藤3克　麝香0.3克

共研极细末，用凡士林配成20%银粉软膏备用。

九华丹

广滑石120克（水飞）　月石（硼砂9克）　龙骨15克（煅）　尖贝15克　梅藤3克　麝香0.6克　银珠少许共研极细末，用凡士林配成20%九华膏备用。

2. 慢性期证治

如在急性期治不及时或治不彻底，使脓毒深入筋骨，破溃之后形成瘘管，脓水淋漓，极难收口，迁延日久，脓毒腐坏骨质形成死骨即转入慢性期。（此期症状与西医所称之慢性骨髓炎相似）

症状：一般无明显全身症状，患处皮色不和，不热而漫肿，患肢酸软无力，瘘管管壁硬厚，瘘口平塌凹陷，脓水清晰，有骨损者，患处常可摸到骨骼变形，呈高低不平之状，如用探针探查瘘管则可能触到死骨。

辨证：气血两虚，托毒外出之力不足。

治则：补气益血，排脓托毒。

内治：黄芪30克　当归12克

水煎服，一日一剂。

外治：

（1）局部肿痛轻微，瘘管壁硬厚，瘘口脓液清晰，病属阴证。先用探针探查瘘管，以明确瘘管无挛曲和死骨情况，然后用金鸡油药捻（见后）插入瘘道（瘘管）基底部。九华膏盖贴提脓去腐，扩大管腔，使清稀脓水转成黏稠脓液，并有利于死骨排出。

（2）经用金鸡油丹药捻提脓去腐，脓液转为稠黏，瘘管管壁变软，在脓量显著减少时，无须强力化腐扩创，启用腐蚀力较轻之银粉丹药捻，九华膏盖贴。

（3）脓液基本干净，则换用九华丹药粉撒创面，仍以九华膏盖贴，直至愈合。

在脓液未尽之时，如因治疗不当，提脓化腐药停用过早，是瘘口暂时闭合，引起急性发作，局部红肿热痛者，治法同急性期。

若有死骨形成，经提脓化腐后，瘘管腔道扩大，碎小死骨可自行排出，如死骨大者，可配合简单手术取出死骨。

以上各个时期用药仅指一般规律，临症时不可拘执，重点在于掌握提脓化腐药的运用时间和用药程度，脓液清稀者，必须使用化腐力强的药物，使清脓转成稠脓，使病由阴转阳。形成死骨，一定要除去死骨，方可收到痊愈之效。

臁疮的辨证施治

本病生于两下端胫骨的内外臁骨之处，故称“臁疮”，民间叫“老烂脚”。平素担负重物，久站久立之人，下肢气血运行不畅，瘀血凝滞经络（下肢静脉曲张），若因虫咬皮肤破损或湿疹等易诱发本病。中医文献中分为外臁、内臁。外臁为足三阳所属，成因于湿热结聚，病属初期易治。内臁为足三阴经所属，成因于血虚湿热，病程缠绵，顽臁难愈。中医对本病的认识与西医所称之“下肢慢性溃疡”相似。

臁疮的治疗，个人常按外臁（即初起之时，属阳证实证）、顽臁（即迁延日久，属阴证、虚证）而分型辨证施治。

1. 外臁证治

症状：患肢先有奇痒，继而热痛，红肿成片，全身症状或见发热，或小便短黄，或大便结燥，舌质红，苔黄滑，或黄腻，或干黄，脉浮滑数或弦数有力。

辨证：风、热、湿毒下迫，凝聚两胫臁骨，气血壅滞瘀阻，肌肤失养而成外臁之证。

治则：疏风清热解毒利湿。

内治：荆芥　防风　甘草各9克　黄柏12克　赤芍15克　蒲公英　土茯苓各30克　红活麻24克

水煎，一日一剂。

疮面红者，热偏盛，加黄连9克，银花藤30克；肿胀者，湿偏盛，加萆薢24克，薏苡仁30克，奇痒者，风偏盛，加姜虫12克，白鲜皮18克；疼痛者，热毒偏盛，加夏枯草30克，七叶一枝花24克（先煎）。大便结燥者，加牛耳大黄18克（亦可用酒军9克）。

外治：患肢红肿热痛者，用三黄液湿敷。

黄连30克　黄柏　大黄各60克

三味共研细末，水煎，过滤得澄清液，用棉纱浸敷患部，干后用药液浸表面，一日一换。

臁疮膏

铜绿18克　枯矾30克　煅龙骨　煅松香各30克　轻粉9克

樟脑　炉甘石（煅）各9克　银珠15克　黄丹15克

共为细末。猪油500克，白蜡300克熔化，将药粉、猪油、白蜡加热和匀，候冷，瓦罐收贮备用。

用法用量：先洗净创口，视创口大小，用贵州皮纸摊膏药贴患处，一日一换。

痒痛并重或痒重于痛者，用熏洗法。

熏洗汤（外科秘传十三奇方，第十三方）

处方：羌活　独活　生二乌　防风　薄荷　紫苏　艾叶　荆芥　黄芩　甘草　菊花　炒栀　川椒各3克　花粉6克　银花6克　连翘6克　桑皮　灵仙各4.5克　白芷6克

水煎熏洗患肢，一日一剂，忌内服。

2. 顽臁证治

臁疮初起失治，拖延年月，患处溃疡形成，收口极慢，并反复发作者，即成顽臁之证。

症状：患肢青筋暴露，肿胀，午后至夜间肿胀疼痛更剧，疮面周围皮肤乌黑，疮色紫暗，溃疡胬肉突出，或下陷僵硬，污水淋沥，其味臭秽，舌质淡嫩或淡红，或成瘀象，脉多为弦细或弦数无力。

辨证：病久气血不足，瘀血阻滞，皮肉失荣，溃破而成溃疡、顽臁不愈之症。

治则：益气固正、养血活血、托毒排脓。

内治：黄芪内托汤

黄芪30克　当归12克

舌苔厚腻，小便短少，大便溏或不畅，胸闷纳呆，下肢胀甚者，乃湿热下注，加薏苡仁30克，鸡血藤30克，通花根24克。唇白无华、饮食少思，加服参苓白术散每次9克，日二次。如无以上兼证，则专以黄芪内托汤服之。

外治：疮色紫暗，疮面胬肉翻翻，污水淋沥，腐烂臭秽，患肢无明显红肿热痛者，当予腐蚀平胬肉为主，视其症状轻重，以5%～10%金鸡油丹软膏外敷。

若胬肉渐化，但疮口污水将净，则改用腐蚀力较轻的银粉丹油膏20%外敷。

若腐化胬平，但疮疡尚未愈合者，可于疮面上撒一层薄薄的九华丹药粉外，仍盖贴九华膏。

若继发感染，患肢肿胀疼痛，污水增多或淋巴肿大者，内服药改用黄连解毒汤加减（方见跗骨疽治法，外敷药液用芒硝药液湿敷）。

湿敷后若皮肤干燥，疼痛剧烈，可在整个患肢全擦生茅油，润肤解毒。

若疮面已愈合，在外敷九华膏的同时，兼用熏洗法，予熏洗汤早、晚各熏洗一次，一日一剂（方见前，到痊愈为止）。

金鸡油丹

处方：纯硝酸150克　净水银210克

制法：用老磁坛一个，外敷盐泥一指厚，另用一大沙吊子，底部先垫河沙，然后置磁坛于沙吊子正中放平，将水银倒入磁坛中，然后缓缓注入硝酸，磁坛封口。沙吊子与磁坛空间处，填满河沙，沙要装紧，才将炉火发燃，放沙吊于上，冬季用白杠炭20斤，夏季用15斤，烧完即成，冷却后打开，取出磁坛内金黄色丹药，置地下退火七日后研细，用凡士林配成5%或10%膏剂备用。

国按：以上所致皆阳证治法，若属阴证内服黄芪250克　防己15克　白术20克　茯苓20克　麻黄12克　熟地60克　鹿胶15克　炮姜15克　白芥子10克　肉桂5克（冲服）　附子15～30克

甚者加炮甲珠5克，皂刺10克，以内托排脓。

小结

跗骨疽与臁疮均为外科常见病，治疗上比较困难。这两种疾病一般初起易治，病久则缠绵难以速愈。治疗上前者着重腐蚀瘘管，扩大管腔，充分引流，脓尽毒出方有愈合之机。后者着重腐蚀平胬，因为腐不去则新不生。不破不立，绝不可一见瘘管形成或疮疡溃破就急于生肌收口，这是违反辨证法则的，金鸡油丹化腐生新力很强，适合时机的运用此药是治愈两病的关键。内服药以黄芪内托汤为主，药少力专，益气固正，养血活血，托毒排脓，一方兼数长。临症时往往有这种情况：瘘管脓液已净，或疮面污水已干，但管口疮面迟迟不能愈合，若配以黄芪内托汤内服，则能加快愈合日期。

疣子的治疗

主治：面部疣子累累，初如粟米大小，不痛不痒，后渐大如绿豆，有碍观瞻。

疣为寒湿之邪为患，治忌寒凉降火之品。

处方：硫黄0.6克，研细末，鸭蛋一个，一端开孔，将硫黄末放入搅拌，然后将蛋孔封好，置饭锅内蒸熟食之。

医案：某女服上方一剂后，不久而满面疣子消灭于无形，且无副作用，无瘢痕，亦未复发。

哮喘的治疗

治哮喘方

主治：急慢性支气管哮喘。

处方：麻黄　桑叶　玉米须各30克　曼陀罗花60克　火硝6克

用法用量：喘发时每用一支以火热熏用嗅药烟。

制法：各药共粗末（或切细丝），用纸卷成香烟模样每支6克。本方用于抬肩喘息，喉中水鸡声音，确效。

下肢慢性溃疡的治疗

主治：下肢溃疡经久不愈，血水淋漓不断，周围皮肤青紫疼痛等证。

处方：松香250克（不要提炼过的），量可根据疮口大小而增减。

制法：将松香用水煮沸，溶解后去净渣末，离火放冷，冷后松香又凝结成团，将水去净，另加水再煮，反复4~5次，松香已成膏状，热时取出堆放在布上，敷患处。每日取开一次，将药上脓液去净，不加处理，再将原药敷上溃疡面，肉芽丛生，追日愈合，临床验证，治愈有十多例。

治刀伤出血方

处方：石灰　大黄各500克

共炒，石灰发红，去大黄，研细末，擦患处，纱布包扎。

瘰疬的治疗

消瘰化坚汤

柴胡　白芍　甲珠　陈皮　半夏各9克　海藻6克　蚤休12克　猫爪刺30克

煎水服。

消核活血汤

银花藤　夏枯草　益母草各30克　玄参6克　牡蛎12克　浙贝9克　红花9克　蚤休12克　海藻6克

水煎服。

外敷药

（1）南星　半夏　蚤休　山慈菇　青藤香　花椒粉　白及各30克　细辛6克

共研细末，开水加蜜调敷

（2）壁虎数条泡桐油外擦

（3）活土狗一个，洗净，蒸鸡蛋，去土狗吃蛋，一星期三次。

治乳岩、痰核、硬块、瘰疬方

消坚膏

山慈菇　浙贝　生南星　生半夏　五倍子　生香附　独活各30克

共研细末，视硬块大小用量，每次用一勺，醋烧滚调药敷患处。

治疤骨流痰、死骨方

主治：疤骨流痰、死骨形成者

处方：蓖麻子15克　地牯牛十个　蜣螂五个　蜈蚣30克　火葱头30克

共捣如泥，加蜂糖调敷，或将上药分量加重，焙干为末，用时加火葱蜂糖调敷。

治狂犬病方

处方1

鲜牛耳大黄60克　万年青鲜茎15克　白酒250克

上药剂量称准，不宜变动，分别细切，凉开水洗净，装入陶瓷器内，再加白酒泡5~7天，如急用可用重温锅煮一小时即可饮用，如万年青为干品应酌减2/5，鲜品也不宜加重（具有类似洋地黄强心作用，重用可能引起中毒）。

处方 2

胆巴化水，一酒杯（约 24 克），豆浆 150 毫升，若无豆浆，用温糖开水一饭碗亦可。

用法用量：豆浆煮沸，将胆水混入和匀，顿服日二次，连服三日。

治难产方（保产无忧散）

主治：难产（兼治胎位不正）。

处方：川芎　当归　白芍　黄芪各 4.5 克　厚朴　炒枳壳　艾叶各 2 克，羌活　甘草各 1.5 克　荆芥 2.4 克　菟丝子　川贝各 3 克　生姜三片

用法用量：如第一胎难产或第一、二胎均难产，以后怀孕时，从妊娠第三月起，夏历初一、十五各服上方一剂，一直服至分娩月为止，如胎位不正，可纠正胎位。

治口腔溃疡方

主治：阴虚，胃中湿热上蒸之口腔溃疡。

甘露饮加味

生熟地　二冬　黄芩　石斛　枇杷叶　丹皮各 12 克　茵陈 18 克　炒枳壳 9 克　甘草 3 克　升麻 4.5 克　元参 15 克

治各种癣方

主治：久治不愈的顽癣。

处方：水银 30 克　锡 30 克（先熔化，后入水银，俟冷，研成粉）枯矾 9 克　硫黄 15 克　火药 30 克　樟脑 9 克　百部 30 克

共研末，凡士林 360 克，将以上药粉调匀成膏，擦患处，或用纱布摊上贴之亦可。

治疥疮方

主治：疥疮、皮疹。

处方：硫黄　枯矾　花椒各 60 克　大桐子 30 克　白芷 30 克

细辛 24 克

共研细末，茅油调擦。

治皮肤瘙痒方

地胆酒

处方：蛇参（青藤香）　山慈菇　百部　苦参各 30 克　一见喜 6 克　泡干酒一斤外擦。

治阴痒方

苦参汤

主治：阴门瘙痒症（湿疹、滴虫、霉菌均适用）。

处方：苦参　枯芩　荆芥（后下）　蛇床子各 24 克　明矾 1.5 克　一见喜 40 克

每日一剂，外用，熏洗坐浴或温盐水坐浴，日二次，连续使用五至七剂，月经期停用。本方苦寒，最好不内服，或加糖后服少量，不超过 60 毫升，以免引起呕吐。

中草药肿节风的临床运用

肿节风为金粟兰科植物，一名草珊瑚、九节风，草药铺叫作“铜脚灵仙”，是一种疗效好、价廉的药物，江西称接骨金粟莲、草珊瑚等。以本品代替广谱抗菌素治疗肺炎，扁桃腺炎、胃肠炎、口腔炎以及外伤感染等，效果显著，大量节约了抗生素。

上海用本品治疗肿瘤，能缩小肿块，延长缓解期，自觉症状改善，消除黄疸，减少感染，对胰腺癌、胃癌、直肠癌、肝癌、食道癌等均有一定疗效。

药理作用

根据各地经验，有以下六点：

抗菌实验：本品煎剂在试管内对金黄色葡萄球菌（包括对

青霉素耐药株的金黄色葡萄菌球在内）、痢疾杆菌、伤寒杆菌、甲型副伤寒杆菌、大肠杆菌及绿脓杆菌都有较强的抑菌作用。

肿节风抗菌物质易溶于水，难溶于高浓度乙醇。

肿节风叶的抗菌能力大于根茎，鲜品大于干品。

肿节风内含有多量鞣质，作注射剂时加明胶除去鞣质，抗菌作用不变。

抗菌物质不受加热影响。

抗菌主要成分经鉴定主要为延胡索酸、琥珀酸等。

按本品的药理，现在只限于有关抗菌方面，是不完全的，关于本品抗肿瘤、抗关节炎、镇痛等作用，国内均能作，但未见报道。

性味功能：辛、苦、平、有小毒。原先用于祛风湿、舒筋活络、接骨止痛，现在已发展为广谱抗菌药和抗肿瘤药。

临床应用

1. 用于抗肿瘤

治疗肿瘤应辨病、辨证相结合，内服和外治相结合，常用的方法归纳为扶正固本、清热解毒、清热祛湿、清热止血、疏风通络（攻毒消肿）、破积散聚、化痰软坚、行气通滞、活血祛瘀九法。

关于外治法在独角莲的临床运用中介绍。内治法之一清热解毒法：

处方：鲜肿节风 30 克（干品减半）　龙葵（野海椒）30 克　喜树果 9 克　蛇莓（蛇泡草）30 克　蜀羊泉（排风藤）30 克　大枣 15 克～30 克　甘草 15 克

2. 用于抗感染

名九牛鸭鱼汤。用于流感、乙脑、肺炎、痢疾、疮疡、扁桃体炎、口腔炎、外伤感染，高烧、咽喉痛。

处方：鲜肿节风　牛筋草（蟋蟀草）　鸭跖草（竹叶芽）　鱼腥草（侧耳根）各30克　每日一剂，清热解毒效果显著。

3. 用于抗风湿

九虎桑鹤汤

处方：九节风　虎杖　桑枝　老鹤草各30克

对一般关节炎、腰背痛、肢体麻木，效果尚佳。

4. 用于跌打损伤

由于本品能活血祛瘀、续筋接骨、祛风止痛，而广泛用于跌打损伤、骨折扭伤、伤湿骨痛、腰肌劳损等症，如外用鲜九节风叶适量加食盐或干酒少许，捣烂烘热，敷患处有效

5. 用于劳伤咳嗽（慢性气管炎、肺痨咳嗽）

鲜九节风叶15～30克　清明芽（干品30克，鲜120～150克）

煎汤常服，止咳化痰、平喘效果较好，无副作用。

中草药独角莲（禹白附、鸡心白附子）临床运用

独角莲是植物名词，中药名白附子，为避免混淆，药材部门称之为“鸡心白附子”，系天南星科犁头尖属独角莲的球茎，非由附子加工成的白附片。白附片为毛茛科乌头属，系回阳救逆之品。

外用方面

本草纲目引用圣济总录两个处方：

1. 治面上皯黯

用白附子为末，临卧时浆水洗面，以白蜜和纸上贴之，久之自落。

2. 治赤白汗斑

白附子、硫黄等方为末，姜汁调稀，用茄蒂沾擦，一日数次。我在临床上遇到面部瘢痕，白癜风、赤白汗斑、面皮黑晕

等症，用鲜独角莲汁或干独角莲粉适量，加雄黄粉少许，用姜汁调擦患处，一日数次，擦后晒太阳，促进色素恢复，擦后可能出现皮肤红斑，休息3、5天后继续擦，效果尚好。

3. 用于复发性口腔炎和牙龈白斑

根据宋代《太平圣惠方》治喉痹肿痛，用白附子和枯矾等分研末吹患处的经验，我分别用甲：干独角莲粉和黄连粉等量涂布患处；乙：鲜独角莲和鲜侧耳根各30克，煎汤含漱，疗效可靠，如需排痰则用白附子和白矾煮汤漱口，促进痰涎排出。

4. 用于阴囊湿疹和疹癣瘙痒

鲜独角莲、千里光或葎草各30克，花椒9克，白矾30～60克煎汤熏洗局部有效。

5. 用于直肠癌和宫颈癌

鲜独角莲（耗子尾巴）9克，凤尾草、马齿苋各30克，每日煮汤，保留灌肠，二周为一疗程，近期效果较好。

对子宫癌患者，用鲜独角莲（耗子尾巴）9～15克，排风藤、侧耳根各30克煮汤坐盆，有制臭、制带、止血、止痛之效。

6. 用于萎缩性鼻炎

干独角莲粉6克，干鹅儿不食草（石胡荽）6克，苍耳子粉6克，共研后用植物油调和擦鼻腔，日二至三次，二周为一疗程，不效或效不显，再作一疗程，患者均有不同程度减轻、痊愈。

内服方面

1. 用于面瘫、急性传染性多发性神经根炎（格－巴综合征）、震颤麻痹（帕金森氏病）、三叉神经痛等。

处方：鸡心　白附子　天麻各12克　全蝎　僵蚕　蜈蚣各8克

共研细末，每服4克，小儿酌减，温开水送服。孕妇忌服。

我多年临床经验是，本方不仅能治面瘫，对急性传染性多发性神经根炎、震颤麻痹、三叉神经痛等均收到很好效果。对面瘫的疗效以炎症性和脑血管意外后遗症效果较显著。对脑血管畸形或损伤型、肿瘤型须要适当配合内服化瘀、止血、抗癌、散结的中药辅治。

我治三叉神经痛自订三白三虫汤

制白附子9克　白芍18克　白蒺藜12克　川芎9克　北辛4.5克　僵蚕9克　全蝎粉3克（冲服）　蜈蚣3克（研末冲服）

多年运用有效。

2. 用于风痰眩晕、痰厥头痛

处方：制禹白附6克　天南星9克　法夏9克　川芎　白芷　藁本各9克　昏鸡头（贯众）24克　白芍15～24克

多年运用，疗效尚佳。

3. 用于破伤风

处方：生白附子360克　防风30克　白芷30克　生南星　天麻　羌活各30克

共研调敷患处，内服0.9～1.5克，孕妇忌服。

若治跌打损伤、金创出血和破伤风，加全蝎、蜈蚣（止痉散）则搜风镇痉之力更强，每服3～6克。

4. 用于癫痫症

药典收载的医痫丸：

处方：白附子120克　法夏240克　牙皂1200克　白矾360克　全蝎54克　炙天南星240克　酒炙乌梢蛇240克　蜈蚣6克　僵蚕240克　朱砂48克　雄黄36克

共研细末，水泛为丸，朱砂为衣，每次服3克，日二次。

功能：散风化痰，安神定搐。

主治：癫痫抽搐，时发时愈，本方流传全国，但时常没有成药。我治癫痫患者，根据本方加马宝 60～120 克（缺药可用人工牛黄 60～120 克）胎盘粉 120 克，黑丑粉 120 克，不用水泛丸，改用蜂蜜等量为丸，每丸重 9 克，朱砂为衣。每日早晚各 1 丸，发作时加服 1 丸，半年为一疗程，服后已一年不发病，可停药观察，待发时可再服一至二疗程，疗效满意。

独角莲中毒症状及抢救

独角莲中毒有哪些现象，怎样抢救?

独角莲的毒物分属于皂苷类，有毒部位是全株，以株茎毒性最大。中毒症状为：舌、喉麻痹麻木感，辛辣，头晕流涎，呕吐，继而全身麻木不仁，甚则麻痹而痉挛。

急救方法：①洗胃，口服硫酸镁 30 克导泻，补液；②痉挛时用水化氯醛。供大家参考。

第九节　医案精选

苏子降气汤医案

医案一

旷××，男性，42 岁。夙患气管炎，每逢秋凉，则犯咳嗽，诊其寸脉弦滑，视其舌润而胖，有齿痕。症状：痰涎壅盛，肺气不利，咳喘频频，投以苏子降气汤原方，四剂咳喘止。

医案二

王××，男性，43 岁。有肺气肿宿疾，诊其脉右关浮大，咳嗽略疾，呼吸不利，短气不足以息。患者自述胸部满闷，周身无力，腰腿酸困，小便频数，午后两胫部浮肿，并有肝下垂症。因其脉右大主气虚，兼患肝下垂，投以柴勺六君子汤用补气化痰兼顾其肝。服四剂后复诊，腿肿见好，咳稍减，痰亦多，脉浮大如故，前方加苏子、桑白皮，再服四剂后再诊，咳虽减痰未减，改投苏子降气汤原方，咳与痰虽俱减而胸满腰酸、便数等症未见消除。因考虑苏子降气汤是治疗咳喘的，咳喘是矛盾的普遍性，于是在原方中加入针对性药物，加人参以补气，沉香以纳气归根，同肉桂治上盛下虚，更加虫草以化痰益气，服十余剂诸症基本痊愈。

国按：上盛者，指胸膈痰涎壅盛，其痰色白或稠，口不渴。下虚者，指肾虚，故患者每伴有腰膝酸，四肢无力，甚则浮肿等，是本虚标实之症。若兼外患者，宜先用小青龙汤以解外逐饮，然后用苏子降气汤。

延年半夏散（汤）医案

肖××，女，42岁。患有支气管喘息宿疾，诊视时复发甚剧，持续已数余日，昼夜迭进内服药及注射剂无效，已濒于危，其夫惶备后事。其症状作阵发性、突发咳嗽。咳则喘。咳喘作十余分钟，咯黏液样白沫痰，痰咯出气道无阻始渐平息，但隔半小时或一小时而咳喘又作，昼夜约数余次，不能平息，只以两手抵额伏于枕上，头面因头久垂而现浮肿，诊其脉虚弱无力、无热、舌苔白腻，精神困惫、不欲睁眼，见医生只稍抬头即伏于枕上，作喘息声，自云痛苦万状，不欲求生，根据脉象及现状、舌苔，姑投以延年半夏汤，不意服药夜间既能平卧，续进一剂而愈。

柴芍龙牡汤医案

医案一：阴虚肝郁（甲状腺功能亢进）

段××，女，34岁。患者经某医院诊断为“甲状腺机能亢进”，病程已年余。诊时眼向外突，颈项稍见粗大，证见手足心热，手指微微颤抖，自汗，心悸心跳，头昏失眠，口渴易饥，胸满烦惊常无故生气，大便干燥，小便黄，月经提前9~10天经前白带多，适经期愈添烦躁，脉弦细而数（每分钟120次）舌边红苔薄黄，揆诸症情，系阴虚肝郁为患，拟柴芍龙牡汤治之。

柴胡12克　白芍24克　龙牡各30克　茯苓15克　玉竹24克　香附12克　桑葚18克　生首乌24克　夏枯草24克　甘草3克

服上方数剂，诸症患减，又守方调治月余，经带正常，自汗心跳，头晕失眠等症进一步好转，胸前亦觉舒坦，即闻巨声已不复惊恐之状，唯眼仍见外突，方药对症，已见显效，但其病来也缓，去也渐，当以丸剂缓图。

丸药方：

柴胡60克　白芍120克　龙骨90克　牡蛎120克　浙贝60克　元参120克　玉竹90克　蛤粉90克　茯苓60克　香附60克　桑葚60克　制首乌120克　黄药子90克

炼蜜为丸，每服9克，日服两次

患者服此丸药三料始获痊愈。

此例甲状腺功能亢进症，系由肝气郁结，肝肾阴虚，肝阳上亢之症，处以柴芍龙牡汤加味，疏理肝气之郁，滋养肝肾之阴，潜纳浮亢之阳，裨脾充阳潜，气机流畅，方克有济。

医案二：慢性肝炎、肝大

黎××，女，50岁，教师。因胁下胀痛，饮食减少，神疲乏力，经某医院诊断为：慢性肝炎，肝大（肝功：谷丙转氨酶80单位，肝大三公分，质软）患者形瘦体衰，证见两胁下胀痛，右胁尤甚，乳房胀，纳食不香，不厌油，但多食肉类便致腹泻，头晕失眠，多噩梦，神疲乏力，性情狭隘，好生闷气，常感心烦，胸满易惊，回经已两年，舌质淡红，边缘呈瘀，脉弦细，参合脉证当属胁痛之类，治以柴芍龙牡汤加味。

柴胡10克　白芍24克　龙牡各30克（先熬）　玉竹18克　茯苓15克　鳖甲甲12克（先熬）　丹参15克　柏仁12克　焦三仙30克　菌灵芝12克（切碎先熬）　甘草6克

另用腊梅花、佛手花、栀子花各10克，开水泡透加白糖作饮料服。

患者服十余剂，症状明显改善，仍按前方加减，调治近三月，身体恢复健康，复查肝功已属正常。

前人指出：胁痛者，厥阴肝经也，柴芍龙牡汤对肝阴不足，症状具备“胸满烦惊”之胁痛患者，投之多验。

医案三：更年期综合征

王××，女，44岁。近数月来常感头晕眼花，少寐多梦，情绪反常态，易于伤感，无故生气，时觉一股热流上冲，头面烘热，测体温总在正常范围。经妇科检查，诊断为“更年期综合征”，请余诊治。询得患者月经错乱，经量或多或少，纳差便秘，自汗神疲，胸前烦闷，极易惊恐，常欲叹息，其脉细弦常数，舌淡少津，舌尖微红。此肝肾阴虚、肝阳伪旺、心神不宁之候，拟柴芍龙牡汤、甘麦大枣汤合方治之。

柴胡10克　白芍18克　龙骨　牡蛎各30克（先熬）　茯苓12克　玉竹18克　元参18克　大枣18克　小麦30克　鸡血藤18克　炙甘草10克

经服数剂，诸证痊愈。

按：妇女经断前后，肝血、肾阴俱虚，阴虚则阳亢，如不济火，冲任失调，故有诸疾蜂起。余治经断前后诸症，多以柴芍龙牡汤育阴潜阳，畅达气机为主，辅以甘麦大枣汤，缓肝之急而养心神，总使阴血充而虚阳潜，则诸感自平。

医案四：遗精

钟××，男，36岁，干部。既往患肝炎，近年复加遗精之疾，服药无效。症现头晕腰酸，心跳心慌，情绪极不稳定，有时觉一股热气上攻头部，随即出现瞬间头晕，夜不能寐，阳事易动，妄梦遗精，每隔四五天一次，此外尚见胸满不舒，如闻巨响或登高处则惊惕恐惧，如此迁延日久，形神俱衰，其脉细弱，关上微见弦数之象，舌质淡红，苔薄，细审脉证，显系肝郁起病，肝肾阴伤，相火偏旺，心阳暗炽之候，故拟柴芍龙牡汤加味治之。

柴胡6克　白芍24克　龙牡各30克（先熬）　茯苓10克　玉竹24克　桑葚24克　莲须10克　黄柏10克　甘草6克

服上方十余剂，头晕心跳好转，头部有时仍觉热气上攻，初诊至今十八天中，梦遗两次，药已中病，自与守方，然仍失眠，手足心热，口渴心烦，大便结燥，理应加减。

柴胡6克　白薇12克　白芍24克　龙牡各30克（先熬）　黄柏10克　莲心10克　麦冬15克　桑葚24克　甘草6克

另用鲜鸡蛋一枚，于蛋壳上挖一小孔，装入大黄粉1.5克，蒸熟服食，每晨一个，连服一周。

继进前法后，已不觉热气上冲头部，大便畅通，头晕失眠明显好转，手足心热，口渴心烦易安，今舌上有薄腻苔，前方去白薇、麦冬，加砂仁、沙苑子各12克，另用五倍子研极细末，口水调包肚脐，连包七天一换。

三次后，患者守服汤剂廿余剂，同用脐法，诸证平，遗精次数一月中减少到一次，嘱多服杞菊地黄丸善后，兼以体育活动以冀早日康复。

按：起病肝郁，郁久伤阴，肝失疏泄之常，肝肾阴虚，相火妄动，必令心阳暗炽，治从肝、肾、心三脏着手，固涩肾精而效。

医案五：顽固性癫痫病

朱×，女，11岁。在出生时因难产用产钳助生，生后脑巅顶左侧有一个隆起疙瘩，哭闹呕吐甚剧，一周后逐渐好转。2～3岁时发现坐时，有时出现两腿并紧，伸直两手插在腿间，脸涨得通红，发呆，呼之不答，发病前后烦躁，犯过则一切正常。4岁左右诊断为非典型癫痫，开始服咖啡因及鲁米那（苯巴比妥），两年多以后不再发病。8岁多又有小发作，改为不自主口作吸吮，眼角眉毛上吊，有时在睡时腿和手并紧伸直，继服鲁米那，但经常发作。

1969年6月初用鲁米那外并用针灸，经多穴位针刺治疗，却发生精神异常兴奋，有时抽搐舞蹈动作，再进行同样针刺，针未取下就又抽搐舞蹈起来，医生不敢再针刺治疗。8月份一个月在家吃民间单方。有时也请医生诊治，均未见效。每天抽搐十次左右，最严重时达廿次左右，由于抽搐频繁，致使精神不正常。

9月6日诊治，在诊时即发作2次，医生诊断为癫痫运动性发作，予鲁米那和苯妥英钠，发作仍不止。12日又去急诊，发现眼颤，停苯妥英钠，改用鲁米那和来苏林，每日犯病十次左右，病情越发增剧，无可奈何在22日送入精神病医院，住院期间注射大量苯妥英钠和鲁米那等。抽搐得到控制，于10月13日出院。出院时颠跛不能走路，也不能吃喝，16日又去某医院诊断为苯妥英钠中毒，两天后好转，出院不久犯病次数骤增，经加重药量，至1970年2月2日始停止发作，2月底上学后又复发，3月1日又去某医院急诊住五天，以较大量鲁米那控制，但出院后神志不清，昏迷嗜睡，不思饮食，不会穿衣、吃饭、走路。时而大犯，时而小犯。

1970年5月17日来我处诊治。患儿病程长，病情复杂。这个患儿的病情、病程和治疗经过都很具体，录之以供参考。

《素问·奇病论》云：痫风，“得之在母腹中，其母有所大惊，气上而不下，精气并居，故令子发为癫疾也”。又说：“诸风掉眩，皆属于肝。”孙思邈《千金方》：“其一月四十日以上至周岁而痫者……病先发热，掣疭惊啼叫唤而后发痫，脉浮者为阳病。”明鲁伯嗣《婴童百问》：“发痫者，小儿之恶病也。幼小血脉不敛，骨气不聚，为风邪所伤，惊怪所触，乳哺失节，停滞经络而得之，其神气怫郁，瞪眼直视，面目牵引，口噤流涎，腹肚膨紧，手足抽掣。”患儿难产出生，哭闹呕吐，是初生已有痫风之征兆，到两三岁时，腿臂直紧，脸涨红，神发呆，是婴稚已露痫风之端倪，四岁就医，断为癫痫，药投镇静，暂得平安。八岁又经常发作。明王纶《明医杂著》有云：“小儿惊药，皆小丸散，多峻厉，取其易于成功，以之治肝、心有余之症，对病则可，中病宜即止，不可以为常也。”祖国医学认癫痫为肝所致，肝性刚，最忌刚药压制。

此时患儿每日犯病10次左右，每次长达约半小时，至短10余分钟。主要症状是手足乱颤，两眼直视、上吊，两腿上弯，骤然下挺，脚伸直，反复多次，或角弓反张，腹部挺起一尺多高，有时叫喊，昏迷，乱指乱动，有时在地上来回行走，呼叫不应，这些都表现是肝阳横逆，上扰清窍，蒙蔽神明，切其脉弦而滑，证属阳痫，不可强制。唯宜取和解之剂，以协调和使之驯服，并辅以纳摄之品，以育阴潜阳，柔以制刚，才能符合“因势利导”之旨。乃取张仲景柴胡龙骨牡蛎汤：柴胡9克，黄芩4.5克，桂枝9克，半夏9克，党参9克，生龙牡各24克，茯苓9克，生川军9克，生姜6克，大枣3枚，予之，嘱服廿剂。

本方，仲景谓治“胸满烦惊”。日（本）人尾台榕堂《类聚方广义》谓此方能治狂症癫痫。日（本）人中神琴溪《生生堂治验》载有此方治愈一妇人幼患癫痫，日晕倒一、二次的验案一则。本方是取小柴胡汤而去甘草以调和肝胆，加桂枝抑上冲之气，龙牡是镇纳浮阳之要药。且龙牡得半夏与所加之茯苓，能豁肝胆之惊痰，又导以大黄，则痰滞更得下行。去铅丹不用，是恐久服中铅毒，而疗效不减。总的方义是和解肝胆，协调上下，潜阳熄风，因势而利导之，使窒滞之机得畅，横恣之势得柔，争取到定癫平痫的效果。

6 月 17 日第二诊：服前药后，病发每日减至 6 ~ 7 次，时间也有所缩短，因就前方加紫贝齿 15 克，增益龙牡收摄浮阳之力，因便稍溏薄，以熟军 3 克易生军。

7 月 1 日第三诊：前药服至 6 剂，犯病次数减至 5 次，以后逐日递减，到 7 月 30 日癫痫基本停止发作，依原方加珍珠母 15 克，以安顿精神，再服之。

8 月 10 日第四诊：脉弦象已去，舌白腻已除，因病情已控制，乃消减全药之量约剩四分之一，使缓缓服之后以观察，不意服至六剂时，又发生性情急躁，两眼直视上吊，嘴微颤动，急改投第三方，三剂后，又复平静。

8 月 26 日第五诊：病势既稳定，因投予安神之剂以巩固之，而善其后。方为：小麦 30 克，甘草 9 克，大枣 6 枚，知母 6 克，生地黄 9 克，百合 9 克，酸枣仁 9 克，茯神 9 克，合欢皮 6 克，夏枯草 9 克，生龙骨 18 克，生牡蛎 18 克，珍珠母 18 克。方中取仲景甘麦大枣汤以缓解精神之急迫，取百合地黄汤以清热养血。夏枯草能清肝水，抑肝阳，茯苓、枣仁能宁心益智，同合欢皮有安五脏之功，龙牡、蚌母均为治小儿惊痫之要药，服药后再未犯病。9 月底停药观察，1 个月以后，每在早晨醒时，一阵阵昏迷，有不知足的吮吸动作，声音很响，又用第二、三方各四、五剂，10多天后又恢复正常。乃为处一丸药方：半夏90克，南星45克，朱砂15克，琥珀、枯矾各9克，珍珠母30克，姜汁糊丸，朱砂为衣，每次服3克，姜汤送下，日二次，使常服之。患儿之舌时常现有白腻苔，故以此化痰安神之丸剂作善后。

三年后随访，精神正常，在校读书，当班长，颇积极。

痿痹丸医案（类风湿性脊柱炎）

某患者有关节肿痛病史，经治疗后缓解，五年前参加劳动后始现腰痛，逐渐加重。至四年前发现脊柱凸起，在一次开会时突然腰痛，剧痛难忍，不能转侧，经省某医院诊断为“强直性类风湿脊柱炎”。虽经治疗，病势仍未得到控制，逐渐向上蔓延，颈部疼痛，转侧困难，左转及后仰尤甚，颈有强直之患，脊柱明显后凸，伛偻不能伸直，腰痛难忍，胃纳差，喜热饮，小便正常，大便溏，不发热，稍咳，夜寐一般，形体消瘦，肌肉枯萎，面色晦黄，舌质淡，脉濡弱。

辨证为脾肾阳虚，肝阴不足，络脉阻滞，曾先后按温阳补肾、滋水涵木、散风除湿等法配合按摩治疗，病情改善不大，约我会诊。

以其本病症情复杂，本虚标实，治取除风湿、通督脉和气血为法，标本兼顾。

处方：独活15克　狗脊　寄生　石南藤各24克　防风　川芎　当归各10克　茯苓12克　苡仁30克　北辛3克　橘皮络各6克

水煎服。

上方甫进七剂，病大减，可活动，夜能安眠，胃纳渐佳，右足屈伸有拘急感，畏寒苔薄，脉转沉弦，宗上方合芍药甘草附子汤加减。

处方：独活18克　寄生　石南藤各24克　狗脊　橘红　杭芍各30克　当归9克　细辛3克　石斛6克　炙甘草　制附片各15克　豹骨15克（为末吞服）

服上方五剂后肩胛痛减，不畏冷，饮食睡眠均好转，唯痛集于髋关节外侧，午后尤甚，苔薄白，脉沉弦，仍取除风湿、通督脉和气血法治之：独活 18 克，寄生、橘红、石南藤各 24 克，细辛 3 克，狗脊、杭芍各 30 克，萆薢、当归、川芎各 9 克，甘草 12 克，蚕沙 18 克。守本方增损用药一月余，起床后两髋关节不痛，午后髋关节刺痛亦减轻，自己可以户外活动。治须缓图，已告病人出院。带回药物续服。辨证：风、寒、湿三气留滞经络，气血双亏，络脉阻滞之候，治则以除湿为主，活血为辅，兼扶正（方是痿痹丸）。患者坚持服痿痹丸五月后，函告疼痛全部消失，行走活动一如常人，仅天气变化稍有不适，照化观察，情况较好。

本病系于痿痹之范畴。至于痿之名称，首见于《内经·生气通天论》：阳气者，精则养神，柔则养筋。开阖不得，寒气从之，乃生大痿。对于病因、病机已有描述，概而言之，外与风寒湿邪有关，《经》云：风者，百病之始也。又云，痛者，寒气多也，有寒故痛也。《阴阳应象大论》说“地之湿气，感则害人皮肤筋脉”，足为之证。内则多由肾肝及督脉于虚损而致有关。以肾主骨，肝主筋，督脉为肾之外垣之故。本有早婚历史，又有喜卧湿地之习惯，是以肾气虚，寒湿乘虚而入为害。故治疗以益肾除湿，通督脉为其大法，始终守方用药，竟收满意疗效。

骨质疏松丸医案

某某，全身疼痛，两肋腰部、两肩关节周围、两上臂及大腿痛重，活动时尤甚，走路需用拐杖。畏寒，天气变化时疼痛加重，活动困难，曾服大活络丹 40 丸及其他止痛药效果均不显。检查，强迫体位，变换体位困难，两侧第 11、12 肋骨压痛明显，舌苔薄，脉细，余无阳性体征。X 线透视胸、腰椎普遍骨质疏软而稀，诊断显示小肠不全梗阻，肠粘连。诊断：①骨质疏松；②肠粘连。

当时来我处诊病时主症为：全身活动则痛，两肋痛甚，腰及两腿痛，尿黄，大便少，纳差，舌苔泛白，脉象细弦。认为：肾主骨，治病应着眼于肾，发病起源于外志也应虑及，服骨质疏松丸。服二天后开始感到上身轻快，疼痛减轻。服十日后上肢较前灵活，自己能穿衣，梳头，腰已不痛，第 11、12 肋骨后痛明显减轻，下肢每于初下地时疼痛，活动后即减轻，已两天不服止痛片，不服，腹已不痛，但于吃水果后有些肠鸣，出院后再服一段时间及巩固疗效。

本案为骨质疏松症，中医辨证深合《素问·长刺节论》：病在骨，骨重不可举，骨髓酸痛。寒气生，名曰骨痹。骨痹成因一则为冬季感受风、寒、湿三气，一则为八正之邪风入，风伤人，内舍于骨解腰脊腠理之间，为深痹，其病则为“虚邪之入于身也深”，寒与热相搏，久留而内著，寒胜其热，则骨痛内枯。本例患者素有胃下垂、腹痛肠鸣、大便稀营本症，本为虚寒之体，初冬感寒发热，应视少阴表证，而予麻黄、附子、甘草汤微发汗，因失治而内渍，在经为少阴，在脏为肾，肾之合为骨，全身凡腰腿、肩臂无处不痛，系内渍之邪，从肾之合为病，大活络丹系驱皮、脉、肉间寒邪之方，故无效验。

按：象牙，气味甘寒，无毒。主治：清铁及杂物入内，刮象牙和水敷之立出。治痛病，刮齿屑炒黄研末饮服。诸物刺咽中，磨水服之亦出，旧梳屑尤佳，诸兽骨梗：象牙磨水吞之。骨刺入内，象牙刮末以水煮白梅肉调匀自饮。铁箭入肉，象牙刮末，水和敷之即出进。

资生丸医案

医案一

戈××，女，12岁。因其母体弱多病，晚生此女，先天不足累及后天，从小发育不良，直到现在身矮肌瘦，稍一劳动即感劳累气短，懒于玩耍，且视力非常衰弱，读书写字超过10分钟，即觉目抽而痛，因之休学。在沪治疗一个时期，无效，来我处诊治。诊其脉虚软，舌淡，面色皖白，目白睛过白，大便有时不成条，食极少，每顿不过半两许，认为是脾胃不足，无其他疾患，这种功能衰减，用资生丸以培养后天之本。服本方廿日后，即食量增大，一月后每餐可进三两，面色红润，精神焕发，喜玩乐动，目力亦见强，能看书写字持续半小时以上。因令他坚持服下去，并请眼科诊视目疾，为远视眼，因营养不足所致，可配眼镜以帮助视力，未开药方治疗。

医案二

×老人，男，70岁，干部，于1973年10月初诊。患者经常多病。现患肝炎，脘涨，食欲不振，很长时期每餐不过一两。午后心下痞硬，嗳气不止，大便稀薄，肝功能不正常，服西药多反应。因只服中药，已半年余，服药则脘涨稍舒，不多时胀满又起且逐日加重，体力不支，有碍工作。按诊脉濡而无力，右关沉取欲无，左关稍弦，舌苔白而润。症状：心下胀满，午后涨更甚，嗳气多，间有矢气而不畅，是肝脾不和之象，而脾虚尤为主要矛盾，因虚日久，食量特少。诊视后索视以前所服汤药，皆理气降逆之品居多，且量亦大。思此症既属肝脾同病，而脾之生理日渐减退，致使健运之力不能输布津液灌溉全身，理宜先补脾胃以扶基本，使脾的运化功能有所恢复，食香而多，不理虚气而虚气自无从生、胀满自无从起，且久病虚弱自宜顾护正气，而理气降逆之品，均具耗散克伐之性，愈开破而正气愈虚。正气愈虚则胀满愈甚，因而开破之药势必由小量而增至大量，大量开破，脾气愈虚，互为因果，病者缠绵日渐沉重，是势所必至有固然的。因此治疗需要注重培本，取补脾之法，稍佐理气降逆，以消除当前之胀满，并推动补药之运行，古方资生丸适为的对之方。惟虑现在脾胃无力，进少量饮食，尚不能消化吸收，若投大量药剂，反给脾胃增加负担，欲扶之适以倾之，拟小量缓投，守方不变，因处资生丸改为粗末，每 9 克作一天量，煎两次合一处，分温服。隔两日一复诊，观察病情有无变化。一周后，嗳气减，矢气多，胀满轻，时间亦缩短，脉沉取较有力，舌苔少，饮食由每餐一两增至二两，患者非常高兴，续服原方半月，脾虚基本痊愈，肝功能检查亦有改善，回原工作单位。嘱仍服原方一个时期以巩固疗效。

本方是在《和剂局方》参苓白术散上加味而成，取《易》之坤元，万物资生而命名。方中以参、苓、术、草、扁豆、炒苡米之甘温健脾阳，以芡实、莲、山药之甘平滋脾阴，是扶阳多于护阴，用补脾之提脾气。并以陈皮、曲、查、麦、砂、叩、桔、藿调理脾胃，黄连清理脾胃，且用小量，能有苦味健胃作用，是重生补而辅以调，多寡故宜，补通得当。

本方用滞纳食少而不馨之症，效果良好，尤宜于老年人。古人用治妊娠 3～5 月习惯性坠胎者，亦治妊娠呕吐，都是从固脾处着眼。

加味天雄散医案

孙××，男性，结婚四年无嗣，其精子为1600～21，000，000左右，活动度30%～50%，用过甲基睾丸素无效，证见头昏疲乏，腰痛怕冷，阳痿早泄，脉象沉细，两尺无力。苔薄乃肾阳不足，精关失固，拟温阳益气添精之法。

处方：附子　巴戟各12克　白术　生龙牡　淫羊藿各18克　肉桂6克　枸杞9克　党参30克　虫草6克

服上方卅剂后，阳痿早泄已愈，腰痛头晕感减，余证已消，检查精子10,880万，活动度80%，其妻生育一胎。

妇宝胜金丹医案

医案一

李××，37岁。经期提前，量多而有白带，脉有濡象。投妇宝胜金丹，嘱早、晚各服9克。2月后经事如期，白带减少，未及一年即生一子。

医案二

徐×，成人。婚后10年未孕，体瘦，乳房发育如男性，经期提前。先投四物汤加味数剂，后投妇宝胜金丹一料，服药三个月，乳房膨隆如常人，翌年9月生一女婴。

医案三

阎某，年30余岁。婚后10年未孕，一年前因患子宫内膜炎，经某医院手术治疗，手术后经事不行，而每隔二月即吐衄一次，同时遍身起血泡，溃烂流脓血水，近三个月来鼻衄更甚，并觉阴道内干涩，逐日加重，多医不效。投当归芍药散合桂枝茯苓丸加大黄、红花，日服一帖，同时针三阴交、合谷、关元、子宫等穴。药尽五、六剂，阴道即感湿润，血泡未再服。原方继服廿余剂，月事重潮，诸症消失。又服月余，经停有妊，足月生一男婴。

前人论求子之法，女莫重于调经，男莫重于养精。以此数例证之，其论可信。然而调经、养精关键不在于药物，应精神乐观，饮食起居有规律和性生活有节制，即可精自充，经自调。

虚寒身痛医案

黄××，男，35岁，工人。患者身痛肢疼，曾经中西医治疗，缠绵不愈已数月。阅所服方药，多从风寒湿三气论治，用独活寄生汤、二妙丸、小活络丹、三痹汤等互换出入，终难收效。余诊时，患者自述周身四肢酸痛，夜间尤甚，手足常有冷感，诊其脉，沉细而迟，舌质淡而苔薄，口不渴，二便无异，面色淡暗无华。综合四诊，知斯症为厥阴受寒，肝血不足，血不营经所致，乃以当归四逆汤加黄芪治之，并加清酒一杯同煎。

患者服上方三剂后，来复诊，自云：药至二剂时，入夜更觉身冷，服药后即盖被而卧，越二时许，周身得微汗，次晨顿觉清爽，病势减半。鉴其厥阴之寒随汗而解，当佐扶正，原方加淫羊藿一两，数剂而安。

巅顶头痛医案

黄××，40岁，女，农民。患者身体素弱，头痛两月余，服中药羌、柴、荆、防等头痛更剧，痛甚之时只能急服西药止痛，而得暂安，初则有效，渐则失灵。余诊之，其脉沉细无力，左关稍弦，舌质淡而胖嫩，苔薄白，视其面容，惨淡忧郁，身着厚衣，头上紧裹青帕，少气懒言，细询之，患者每日头剧痛数次，痛时有轻度干呕，痛在巅顶部位，头部怕冷，畏风，四肢不温，常欲蒙被而卧，平时月经错后，量少，色淡，白带多而清稀，经期少腹冷痛，腰亦酸痛。脉证和参，证属肝阳不足，阴寒上逆，以当归四逆汤加吴茱萸生姜汤加藁本。

服上方一剂后即头痛大减，三剂而肢暖痛愈，不裹头巾亦无怕风之感，诊其脉细但中取即得，经带如前，神疲纳差，法取补中填下，乃易归芪建中汤加鹿角霜、补骨脂（破故纸）、山药调养月余而康复。

从患者见证，显系阴血素虚，肝阳不足，无力温散厥阴寒邪，致使阴寒上逆。盖厥阴经脉上会巅顶，头乃清阳之会，厥阴厥寒上逆清空，是有头痛之剧，因非单纯感受风寒外邪，故得羌、柴、荆、防反剧，亦非寒邪直中厥阴，吴茱萸汤不可浪投。然于当归四逆加吴茱萸者，以其舒郁和胃，散寒降逆，实为厥阴要药。至于藁本，则少用为引，取其直上高巅。

虚寒下痢医案

童××，男，30岁，农民。患者素体虚弱，入秋患痢，初起恶寒欲吐，日下痢十余次，赤白夹杂，里急后重，腹痛而胀，医者初进白头翁汤不惟不效，反致症状加重，继以东风散、胃苓汤等出入变化，如此迁延数月不愈。待余诊时，患者已有神昏之状，面色晦暗，形瘦身弱，呼吸衰短，语言低弱，呻吟不止，纳食甚差，日夜痢下数十次，大便挟有黏滞，色暗乌黑，里急后重，少腹引痛，常欲盖被，舌质淡而无华，脉细欲绝，一派厥阴虚寒之象，当归四逆汤之症具备，急以重剂投之。

当归30克　桂枝24克　白芍30克　细辛10克　木通12克　炙甘草10克　大枣30克　肉蔻30克（煨）　吴茱萸10克　乌梅15克

患者服上方数剂，即不感寒，尚微觉发热，手足稍温，下痢仅数次，神识亦清。仍以原方加仙鹤草，三帖而痢止。

虚寒腹痛医案

黄××，男，30岁，农民。患者幼年患膀胱疝气，治愈后多年未发。下水犁田，觉一股冷气从足下入腹中，不久即腹痛难忍，痛连少腹之左，觉腹中有物，上冲下窜，多方求治鲜效，痛势休作有时，缠绵数月。请余诊时，适疼痛剧发，见患者乃形质瘦怯之体，自按少腹左侧，以求少舒，前额部色青而暗，呼号呻吟不止，手足厥冷，指甲青紫，阴囊收缩，扪及左侧少腹，有一长形包块，软而移动，虽痛而喜按，得热则痛减，其脉沉细而弦，右尺微弱。症属虚寒腹疝，治以当归四逆汤加减。

当归18克　桂枝12克　白芍15克　木通10克　炙甘草6克　细辛6克　肉桂10克　胡芦巴30克　小茴6克

上方进一剂，腹痛大减，手足转温，尽二剂而痊愈。时过二年患者因外感来我处求诊，云寒疝未复发。

按厥阴之经脉终于阴器，上抵少腹，阴寒凝滞，肾阳亦衰，种种见症，实缘于此。故舍去治疝常法，取当归四逆汤温肝散寒，通经活络，减去大枣加肉桂，入厥阴独走血分，厥阴寒而通血脉，胡芦巴为治寒疝要药，重用以直温命门，少佐小茴，辛散下焦阴冷，行气而为治疝之品，故收效迅速。

痛经医案

万××，女，22岁，学生。患者经来腹痛已五年，其父也是中医，曾拟温经汤及调经诸药，收效甚微，乃请余诊治。自述平时身冷恶寒，四肢酸软无力，小腹常觉不温，月经愆期，白带多而清稀，每逢经期小腹剧痛，痛时手足冰冷，口不渴，时吐清涎，小便量多，查其舌质淡暗苔薄，脉沉迟细弱。余认为是虚寒腹痛，欲以当归四逆加吴茱萸生姜汤，其父笑曰：温经之方尚不应，此方乃伤寒厥阴之方，用之何据？答曰：此女系素体虚弱，肝阳不足，久处寒湿之地，阴寒侵袭下焦，厥阴经寒，阳气不振，不通则痛，女子以肝为先天，厥阴之脉绕阴器而抵少腹，从其见证，当属虚寒。

方用：当归　酒芍各15克　桂枝12克　木通　官桂　台乌　吴茱萸　生姜各9克　细辛　炙甘草各6克　陈艾6克（炒）加白酒一杯同煎。

此方嘱在经前煎服三剂，下月经期前再煎服三剂，如此六剂愈。

虚寒痛经不孕医案

胡××，女，28岁，农民。自幼随父母过着水上生活，以打鱼为业，素患少腹冷痛，每逢经期则痛剧，婚后五年不孕。余诊其脉，沉细微弱，仅隐约指下，舌质淡嫩，苔白，面带忧容，舌暗萎黄，手足常不温暖，背亦恶寒，经来腰腹胀痛欲呕，神疲纳差，经色瘀暗，有块，亦不应月。思患者长期水上生活，阴寒之气渐袭下焦，寒邪伏于厥阴，血行不畅而致痛经，郁于少阴则宫冷胞寒，不能孕育，立法乃先以温经散寒为急，拟用当归四逆加吴茱萸生姜肉桂，用白酒一杯同煎温服。服上方两剂后，少腹疼痛大减，乃嘱患者于下次月经前再服三剂。二月后经来即无少腹疼痛之苦，四肢较前稍温，白带清稀，舌脉如前。余以肝肾同治法，立两方：

方一：当归　桂枝各90克　细辛30克　酒芍60克　木通30克　大枣60克　炙甘草30克　肉桂45克　吴茱萸30克　补骨脂60克　鹿角片30克　鱼螵胶90克　紫石英60克（火煅醋焠）

炼蜜为丸，每丸重9克，每服一丸，日二次。

方二：当归90克　生姜90克　羊肉1斤

肝肾同病，拟当归四逆汤加桃仁、红花、香附、泽兰。

服药十剂，自觉少腹冷痛、腰腹胀痛减轻，手足稍温，唇色亦见红活，脉象微有起色，余症如前。仍拟前方，辅以羊肾酒以期肝肾同治。

羊肾酒方：淫羊藿　菟丝子　巴戟天　枸杞　大黄各30克　沙苑　蒺藜　全当归　补骨脂各24克　羊肾一对

以白酒三斤，温浸半月即可，每次服15克，日三次。

嘱患者，每于月经前服汤药三剂，经期中服三剂，平时则服羊肾酒，两方交替使用。治疗数月，终获痊愈，停药迄今二年多，面色如常人。

按：阿狄森氏病系现代医学名词，现在规范名称为艾迪生病，此病主要症状之一是面部色泽发生变化，余按中医理论体系、辨证施治的原则，根据患者四肢不温、月经错后、少腹冷痛、性情抑郁、目眦色青、脉沉细无力而滞涩、舌质淡白等见症，显系厥阴虚寒；腰痛腹胀、白带清稀、面色发黑、右尺脉弱、苔润等见症，则为肾阳虚惫，肝阳不足所致。前人指出，色青属肝，色黑属肾，患者面色由青逐渐变黑，知为肝病及肾，所谓子盗母气是也。因此在治疗上从肝肾虚立论，先以当归四逆汤温肝肾之阳，补肝之虚，祛肝之寒，加味桃、红、泽、附以散肝之滞，行肝血之瘀，继而辅以羊肾酒既温肾阳而兼补肝阳。辨证明确，识病根源，治分阶段，故收效如此。

男女脱发医案

徐×，男，21岁。患者系发秃证，头顶上如胡桃大圆圈，连结成片，渐成光秃，见者多说此证难愈，心情懊恼，忧郁得很。切其脉濡，舌稍白，无其他痛苦。予一味茯苓饮，茯苓500～1000克，为细末，每服6克，白水冲服，一日两次，要坚持一个较长时间，以发根生出为度。约服二月余，来复诊，发已丛生，基本痊愈。

忆及某老汉，亦患发秃，脱去三、五片，投一味茯苓饮，三月后发生。

张石顽说：茯苓得松之余气而成，甘淡而平，能守五脏真气，其性先升后降。《内经》言：饮入于胃，游溢精气，上输于脾，脾气散精，上归于肺，通调水道，下输膀胱。则知淡渗之味性，必先上升而后下降，膀胱气化，则水便利。

发秃的形成，多因水气上泛巅顶，侵蚀发根，使发根腐而枯落。茯苓能上行渗水湿，而导致下降，湿去则发生，虽不直接生发，但乎全“先其所因，伏其所主”的治疗法则。

祛风散热法治疗头痛医案

某女，每一感冒，即出现剧烈头痛，面红发热，虽服些止痛或发散性的中西药物，均不过暂时缓解，不能根除，颇为苦恼，偶阅罗芷园《医话》见载其自制一方，为：

处方：连翘9克　菊花　霜桑叶　黄芩各9克　苏薄荷3克　苦丁茶6克　夏枯草12克　藁本3克　白芷3克　荷叶半张　仙茅根12克　共十一味，水煎服，云：治偏头痛极灵敏，屡试屡验也。我即录原方投之，果一剂痛减大半，3剂痊愈，迄今5年未犯，因广为传播，据探询各用治偏正头痛，均服捷效。

本方连翘轻浮，为解热清气方之妙品，菊花、薄荷清上焦风热，清利头目，桑叶搜肝络之风邪，黄芩除中、上焦之火邪，苦丁茶去头部之邪热，仙茅根消除痰热，更使用白芷通窍散发表邪，引用藁本上升直达头顶，共成祛风散热之力，用治风热上攻之偏正头痛。若寒厥、痰厥之偏正头痛，不可滥投。

糖尿病的治疗医案

张某，军人，71年发现糖尿病，查尿糖（++++），血糖232mg/dL，有多食多尿、口干口渴症状，诊其脉数，苔薄白。辨证属消渴，法当采用滋阴清热、益气生津法，方用：

生石膏18克　熟地45克　当归15克　菟丝子30克　元参12克　枸杞15克　二冬各9克　川连6克　乌梅12克　泽泻12克　花粉12克　红参9克

每日一剂，水煎服。服10余剂后，上述症状消失，血糖降至156mg/dL。连用四个月后无任何自觉症状，再查尿糖（+-），血糖下降为136mg/dL。为巩固疗效，制成片剂继服。

淋巴网状细胞瘤肉芽型（何杰金氏病）医案

朱某某，女，28岁，重庆干电池厂工人。患者于1974年7月突然发现左颈部有核桃大包块，8月6日在某医院作活检，诊断为“恶性淋巴瘤肉芽型”（何杰金氏病）住院治疗。经化疗、放疗一个疗程后白血球下降至3000，患部溃烂，疼痛，奇痒。10月31日出院。出院后又经中西医治疗，上述症状无明显改善。

1975年元月29日来我处诊治，脉细无力，舌质淡嫩，面色苍白无泽，痛苦表情，其症见短气无力，神疲纳差，低热自汗，口干不思饮，溃面脓水灰浊而稀夹暗状污物，有恶臭气味，创口边缘坚硬，疼痛，奇痒难忍。综观脉证，属正虚邪实之象，予拟益气养血、托毒排脓为治。

处方：黄芪30克　当归　白芷各9克　制首乌24克　银花18克　薏苡仁　冬瓜仁各24克　漏芦15克　野菊花12克　甘草3克　花粉12克

2 月 5 日二诊：服上方五剂，精神有之好转，自汗减少，但口干加重，余证如前，上方滋阴之力不足，乃加元参 30 克，玉竹 24 克

2 月 16 日三诊：上药连服 5 剂后，口已不干，纳食渐香，溃面脓液减少，痛痒稍有轻缓，大便还觉不畅，原方再加生地 12 克，生首乌 24 克易制首乌。

2 月 26 日四诊：大便已畅快，溃面脓污虽有减少，但肿硬不消，痛痒未除，近日又有自汗，切其脉弦细而数，舌质淡嫩，苔白滑，边缘微红，患者几经益气固正、滋阴补血，正气渐充，毒邪有透出之机，当因势利导，益气固正之中加强托毒排脓之药。

处方：黄芪 30 克　当归　野菊花科 12 克　党参 24 克　山药　制首乌各 24 克　蒲公英　夏枯草各 30 克　银花 18 克　大枣 18 克　漏芦 15 克　甲珠　甘草各 3 克

3 月 17 日五诊：服上方后自汗即止，脓液中已无污物，仅有清稀脓水，痛痒随之减轻，肿硬渐软，嘱守方继服。

4 月 3 日六诊：继服八剂，溃面接近干燥，仅有少许脓液分泌，余症悉减，惟肿硬未全软化。此时毒邪气势已衰，原方去野菊、蒲公英、银花，加牡蛎八钱，浙贝 12 克。

4 月 15 日七诊：经投上方，患面干燥、脓水全无，患部仍有微痛，但已不痒，肿硬进一步软化。方药吻合病机，仍守方图法。

5 月 8 日八诊：溃面已趋愈合，质软，不痛不痒，再守前方。

6 月 24 日九诊：患者继服前药后，溃面愈合良好，质软。

体会：此例恶性淋巴瘤患者经化疗、放疗后，白血球减少，机体抵抗力下降，患部形成溃疡，坚肿不消，因久病导致一派

虚损脉证，应属中医“瘰疬”范畴。邪气之凑，其气必虚，本着“虚则补之”的原则，始终以当归补血汤益气补血，托毒外出为主，使体内气血充足，增强抗体抗病能力，同时佐以解毒排毒、软坚散结之品，攻补兼施，守方稳图，终获显效。诸凡正虚邪实之外科疾患，首先应着重于正虚的一面，气虚则益气，血虚则补血，阴虚则滋阴，阳虚则温阳，不可滥用攻破之药。据个人临床体会，皂刺、山甲等攻坚药，在正虚的情况下，宜少用甚至不用，此例患者在元气渐充足的情况下，加入甲珠3克，以收攻坚散结之效。此外，选药最好攻补兼长之品，如首乌一味，善能消瘰而不伤正，又长于滋阴而不滞邪，生用且可通利大便。

肠系膜淋巴结核及颈淋巴结核医案

刘某某，女，成人。患者有肺结核史。因腹痛、腹泻、发热、恶心呕吐而入某院。经钡餐透视及化验检查，诊断为：肠系膜淋巴结核并发感染；颈淋巴结核。予以各种抗结核及各种对症治疗月余，好转出院。出院不久病情反复，乃转由中医治疗。患者近状：腹痛、痛位在小腹或脐周，自觉左少腹有一包块，按之则散，平时隐痛，食后则痛剧，腹泻日三至四次，大便溏薄，胸闷腹胀，欲矢气不得、恶心口臭不思饮食，午后身热（38℃），倦怠无力，自汗盗汗，失眠，颈两侧有肿核，坚硬触痛，面色晦滞无华，两颧于滞中见红，形神消瘦，月经延期，量少色暗，苔薄黄而腻，脉濡数，两关弦细，化验检查：血沉：44 毫米/小时。脉证参会，证属湿热伤阴，气机不畅，治以舒肝理气，清热化湿。

处方：银柴胡　佩兰　黄荆子（打碎）各12克　赤白芍各15克　枳壳　胡黄连　郁金各9克　藿梗9克　薏苡仁24克　通草

4.5 克　冬瓜仁 30 克　甘草 6 克

另以葎草 60 克，每日煎水当茶饮。

二诊 5 月 4 日：上方服 4 剂，频得矢气，胃纳增加，舌苔微腻，余症如前。拟上方加减治疗月余。

6 月 15 日三诊：患者述诸恙渐安，颈侧肿核进一步缩小，带下已愈，但觉疲乏短气，动则自汗，其脉沉细无力。此气阴两伤之象，乃于软坚消肿、理气通络中侧重益气养阴。

处方：黄芪　重楼（先煎）各 30 克　当归 9 克　牡蛎（先煎）夏枯草　制首乌各 24 克　天葵子　白芍各 18 克　香附 12 克　橘皮络各 6 克　甘草 6 克　桑葚 24 克　葎草 60 克

当茶饮。

7 月 2 日四诊：进上方十余剂后腹部症状消失，大便成形，不溏不硬，日解一次或二次，纳食颇香，已不复午后身热之苦，月经应时而潮，余恙霍然，惟左侧肿核尚未全消。虽获疗效不可忽视，当继续调治。

处方：黄芪 30 克　当归 9 克　制首乌 24 克　桑葚 24 克　石斛 15 克　浙贝母 12 克　元参 15 克　海藻 18 克　夏枯草 15 克　香附 12 克　天葵子 18 克　重楼 15 克

10 剂。

癃闭医案

袁某某，男，32 岁。患者肛门脓肿，于 75 年做手术引流，术后疼痛剧烈，小便欲解不得，术后六小时，小便一次，量少色黄如浓茶，此后 48 小时小便点滴皆无。询口不渴，小腹坠胀，大便亦三日未行，查其舌苔根黄而腻，脉寸弱尺虚大，阅前服方药，初用黄连解毒汤加味，后因小便不通，重投木通、滑石、猪苓之类，复以西药双氢克尿噻，小便仍不出，反致小腹胀急更甚。余思此症，因肛门脓肿术后，疼痛难眠，又以大剂苦寒清热解毒，必致气阴两伤，口不渴，舌苔根黄薄腻，脉寸弱尺虚大显系阴虚而气化失权，湿热蕴结下焦，热闭膀胱，水道不行，所以小便点滴不出。《内经》谓膀胱不利为癃，拟内外合治法。

处方一：冬葵子30克　蜂蜜60克

先煎冬葵，水三杯煎取一杯，兑入蜂蜜顿服之。

处方二：鲜马蹄草120克，冷开水洗净冲绒，拌白酒炒热，分两料，趁热包肚脐，以不烫皮肤为度，冷后换热的，包脐前局部皮肤常规消毒。

处方三：知母　黄柏各12克　肉桂15克（研末冲服）　前仁12克

水煎服。

上三方，嘱先急服第一方，继服第三方，同时包脐。患者十五日上午十时顿服第一方后，继服第三方，更以包脐法并施，延至午后三时左右，腹中气动，胀急欲解小便，溺如泉涌而出，量有大半痰盂之多，色黄仍如脓茶，溲后小便得舒，脓肿部疼痛亦缓。又越二时许得大便一次，如此二便俱通，更以益气养阴为主，辅以清热解毒排脓之法善后。

按：此症先以冬葵水浓煎兑蜂蜜顿服，欲以冬葵子体滑多液，治癃利二便，蜂蜜乃润肠通便解毒之品，两者可滑窍而去着。马蹄草包脐，用治腹胀气闭，二便不通，屡收捷效，利而不伤正气，是此法之特点。《素问》曰：膀胱者，州都之官，津液藏焉。气化则能出矣。柯琴氏云：气为水母，阳为阴根，必火有所归，斯水有所主。提示膀胱不利为癃闭之病机，故以通关丸为第三方。方中肉桂甘温，引火归原，知柏得其相须为用，入肾而达膀胱之气化，膀胱乃肾气输泄之道，乃佐前仁质滑气薄，入肾而专利下焦气分。诸药协力，内外夹攻，两便俱得通利。

甲状腺囊肿医案

曾××，女，26岁。主诉左颈部起一小包块已五天。患者于1960年2月17日夜自觉颈部活动不便，左侧疼痛，次日晨发现左颈部有一包块，约鸭蛋大小，形为椭圆，不红微硬，能随吞咽上下活动，吞咽时咽部微痛，不发烧，食欲如常，除有尿频、有时头昏视力模糊外，无其他症状。过去史：曾有扁桃体炎已手术治疗，有过痢疾、疟疾，余无特殊。个人史：月经初潮14岁，56年结婚，于60年元月1日足月产头胎长子，产褥期有消化不良、腹泻，经对症治疗痊愈。检查：一般情况尚好，颈部软，5cm×3cm有压痛，中等硬度，无波动及搏动感，能随吞咽活动，余无特殊。

病发后在本单位作对症治疗未奏效，后经市某医院诊断为甲状腺囊肿及甲状腺肿瘤？决定等空床住院治疗，但因小孩太小等困难未遂。后转我院服中药配合针灸治疗，持续半年治疗痊愈，至今未见复发。

1960年2月22日初诊：左侧锁骨上起一包块，如鸡卵大，坚硬，按之微痛，推之能移，余无异常，在产期内有腹泻，舌苔薄脉弦乃肝气抑郁。

广元参45克　浙贝18克　生牡蛎　生香附　蒲公英　银花各30克　夏枯草60克　皂角刺18克　制乳香　没药6克　大力子12克　甘草9克　酒军6克

黄酒一杯冲服，二剂。

2月24日二诊：广元参45克　连翘　皂刺　银花　天葵子（打碎）各30克　浙贝18克　蒲公英60克　僵蚕15克　当归12克

赤芍12克　大黄9克　大力12克　甘草6克　10剂

3月9日：银花　连翘　蒲公英　皂角刺　夏枯草　天葵子各配合服小金丹黄酒冲服，一日三次，每次一粒。

蜂蜜包贴颈部一周。

3月12日：银花　连翘　蒲公英　皂角刺　夏枯草　天葵子各30克　浙贝6克　当归15克　赤芍12克　僵蚕15克　乳没甘草各9克

直肠息肉医案

李某某，男，8岁。患儿便血年余，腹痛、腹泻时作，经市某院诊断为直肠息肉，因体弱不宜手术，而采用中西药对症治疗，屡投大补气血之品未效，请我诊治。患儿病久，气血双虚，法当缓图，遂处下丸药一料内服。

处方：乌梅（去核，净肉炒碳）250克　僵蚕（微炒带黄）250克　蜂蜜500克

共研细末，蜜丸，每服6克，日三次，开水下。

患儿服药半料，便血止。服药一料后，去医院检查，息肉已消失大半仅剩一小蒂。再进一料后，息肉完全消失，至今已十五年，未复发。

本方曾用治各种息肉十余例。

按：息肉之成因多由气血凝滞，火毒聚结，热淫于内，治以咸寒，佐以甘苦，以酸收之，以苦发之，以患儿体弱，不用苦寒，取乌梅酸收，去死肌、蚀恶肉，僵蚕咸平，行经散结，蜂蜜甘平，润肠解毒，三药配伍，则可使气血通，瘀结散，热毒除，息肉消，服二料药后病除而愈。

水肿医案

曾××，64岁，男。患者全身浮肿10日，由外感引起，初起面肿后及全身，眼睑肿甚，阴囊肿如壶状，腹大如鼓，头痛身痛，无汗恶寒，胸膈满闷不适，腰痛尿少，神倦、心烦、舌苔白腻，脉沉弦而呈紧象；查小便常规：蛋白++++，红血球++++，粒状管型+。诊断：急性肾炎，中医诊断为风寒外袭，肺气失宣，不能通调水道以致风遏水阻，溢于肌肤。病者虽为高龄，分析其脉证，乃属实证，需宣肺温阳，取开鬼门为法，以转胸中之大气，予消水圣愈汤。

处方：桂枝　麻黄　知母　附片（先煎）各6克　细辛3克　生姜6克　水皂角18克　茅根30克

服4剂后不恶寒，水肿始消，唯觉气有下脱之感，解便时更甚，腹胀时作。辨其证候，外感已除，当以行水为主，兼行补气，五皮饮加减。

处方：茯苓皮　冬瓜皮　通花根各18克　陈皮6克　大腹皮9克　薏苡仁　饭豆　玉米须各24克　茅根　车前草各30克　砂仁4.5克　红参6克（另包煎水服用）

外包药：鲜马蹄草洗净、冲绒、酒炒，纱布包脐，日二次。

如此兼治10日后，水肿明显消退，阴囊肿消，面部四肢渐复常态，腹胀减，余见胃纳不佳、神倦乏力等脾阳不振之证，拟六居汤加味健脾利湿。

处方：党参18克　白术　陈皮　半夏　藿香各9克　茯苓12克　砂仁4.5克　薏苡仁24克　红饭豆30克　黄芪12克　椒目3克

以后三月均以上方加减为治，始终以补土制水、湿肾行水为两大法则，直至痊愈。四年后随访，患者身体健康，肾炎一直未发。

按：本病治疗之特点，在于内外兼治。马蹄草外敷包脐，临床多获疗效。马蹄草有行气利水、通瘀之功，外用包脐，利水消肿功强，而不伤正气，特别适应于年迈力衰、攻逐恐伤正气之人；另外用于一般腹部气肿者，效果亦佳，录之以供参考。

鼓胀（肝硬化腹水）医案

李××，男56岁，农民。患者于73年初因下肢肿、腹部肿胀到某医院诊治，检查结果：高田氏试验阳性，碱性磷酸酶：5.25，白细胞：3050，白蛋白与球蛋白1.5∶3.5，血小板49000，肝大三指，诊断为：肝硬化腹水。同年6月16日邀我诊治。自述下肢肿，腹部胀满，午后尤甚，入夜稍减，胸脘痞胀不舒，疲惫乏力，胃纳不佳。望诊：面色晦滞无泽，精神不振，倦怠懒言，精神及动作迟缓，唇白不华，下肢肿，腹部膨大，舌质淡红苔薄，皮肤上有散在紫斑。闻诊：呼吸沉缓，声音低微。切诊：脉而无力，关弦寸弱，腹大如鼓，中脘部可扪及一包块，质硬，约3厘米×3厘米，压痛。

辨证：鼓胀病（肝硬化腹水）。病理：肝失疏泄，水湿困脾，脾肺俱伤，脾困则健运之权弛，水无以制，肺虚则气化之机废，水无以行，因而清阳不开，浊阴不降，清浊相混遂成鼓胀之病。疗法：肿胀势急，正气衰败，值此正虚邪实之候，攻消克伐何敢妄施，法当扶正（实脾补肺）祛邪（行气利水），扶正益气养血，健脾而不伤阴，祛邪着重行气、理气，盖气行则水行之意尔。

处方：五皮饮和当归补血汤加味

黄芪　茯苓皮　葫芦壳　臭草根　通花根　鸡肫各30克　当归9克　腹皮15克　陈皮12克　桑皮9克　生姜6克　仙鹤草18克

另用苏麻60克炖鸭子服食。

方解：扶正取当归补血汤，重用黄芪益气养血辅以鸡肫健运脾阳，苏麻乃芳香醒脾之品，与鸭子同炖，健脾补脾亦能养胃阴。祛邪方面主以五皮饮，以脾治脾不伤正气，更于五皮饮中加臭草根、葫芦壳、通花根增强利水之力，仙鹤草则为皮肤散在紫斑要药。

二诊：6月29日，服药三剂后，腹围缩小五市寸，少许紫斑亦消失，其脉如前，唯见舌苔薄黄。救以冬瓜皮30克以易生姜皮避其热，鳖甲12克易仙鹤草以软坚消癥，再加党参18克以补气，鱼鳅串30克以利水。

三诊：7月7日，服上药五剂，腹围又缩小一市寸，下肢水肿已见消退，腹满亦减，脘部包块已较前软，眠食均见好转，舌脉同前。患者二诊后曾化验检查，其结果：血小板94000，白细胞6500，血色素58%。血液化验上确有进步，药既中病，当守方继进，仅加益气健脾之品。

处方：黄芪30克，鸡肫、臭草根、通花根、茯苓皮、冬瓜皮、党参、白术、陈皮、腹皮、鱼鳅串、沉香、砂仁等出入增损而致痊愈。

类风湿关节炎医案

刘××，男性，67岁，干部。患者1975年下半年起发现左肩肘腕手指关节疼痛，当时在附近医院门诊针灸治疗，时轻时重。约治疗半年余，76年秋逐渐加重，既往某医院门诊，作风湿关节炎治疗，用强的松，维生素B_1、B_2等药，同时并在当地联合医院服中药，均无明显好转，且以活动后左手腕、手指关节肿胀疼痛更甚。1977年1月因左手腕、手掌关节痛甚，左手五指关节强硬，屈伸不利，又往某医院门诊，做了类风湿因子检查较高，诊断为类风湿关节炎。同年3月初介绍我处求诊。询之以往有脑动脉硬化史。

症状及治疗经过：左手腕手掌手指关节均灼热肿胀强硬疼痛，手指屈伸不利，舌红干苔薄，脉弦硬略数。辨证为老年气血不足，风湿入络，气滞瘀阻，化燥伤液，经脉失养，治以益气养血，滋阴润燥，行气活血，疏经通络。

方用：黄芪30克　当归120克　生地　海风藤　鸡血藤　络石藤　银花藤各24克　赤白芍　石斛　丹皮各12克　丹参　紫草各18克　制乳没各6克

服药20剂。

3月中旬到某医院照片结果：左手指、手腕关节骨质变松，骨节发紧，骨色变灰，诊断为类风湿关节炎。

二诊：1977年4月初，自述服20剂后，左手指、腕关节灼热肿胀疼痛均有减轻，脉苔如前。

处方：钩藤（后下）　海风藤　络石藤　鸡血藤　王不留行　生地　黄芪各30克　白芍　紫草　石斛各18克　丹参24克　丹皮12克　当归12克　制乳没各6克

再嘱服20剂，并处散剂方一料：

制马钱子15克　地龙45克　制土鳖　蜂房各30克　全蝎24克　白花蛇15克　丹参90克

以上七味共细末，和匀，每天服二次，每次3克，分早晚空心服，温开水送下。

三诊：5月中旬自述服第二方后左肩关节已不疼痛，左手指手掌、手腕关节肿胀、灼热疼痛均已明显减轻，手指也较前活动。鉴于上方有效，再嘱服30剂。散剂只服几天，续服不变。以后几次复诊，再服此方约100剂，散剂共服二料。

第二料散剂处方：全蝎　炮甲珠　蜂房　地龙各30克　白

花蛇 15 克　丹参 90 克　当归 60 克

制法同前。

患者于同年 9 月再来我处门诊，见左手腕、掌、指关节肿胀灼热疼痛已基本消除。手指屈伸活动如常人，气候变化也无影响，脉象已转弦软，舌红有津，苔薄，仍宗原方基础上酌予加减再服 20 剂。

体会：类风湿关节炎属于祖国医学痹症范围，多由风、寒、湿入侵，迁延日久而成，由于久痹气血两虚，邪气留滞经络，化燥伤液，筋骨失于濡养，致关节灼热肿胀疼痛，甚则关节变形，肌肉萎缩，也有阳虚阴寒内盛，血瘀，气滞，痰凝，关节冷痛。本例系阴虚化热伤阴液，故用生地、白芍、石斛滋其阴液不足，芪归补气血之虚，王不留行、丹皮、丹参、紫草活血凉血，通瘀消肿，乳没行气散瘀止痛，四藤舒经活络，唯恐四藤其力尚感不足，故用虫类搜剔散剂，以加强治疗之效果；其次患者坚持锻炼，药酒保证密切配合治疗，也起到事半功倍之效。本方是治疗上肢类风湿关节炎，治下肢类风湿关节炎要从补肝肾、壮筋骨着手。其他类型按照辨证施治精神处理。

第三章　补晓岚临证四十方

唐世丞

一、还童丸

功用：补火除湿，强肾补脑，健脾安神，降低血压，收缩血管。

药物组成：净漆　朱砂　蜂蜜　麻油各500克　麦醋1500克　漆树叶末若干斤

配制方法：净漆、朱砂、蜂蜜、麻油、麦醋混合用重温锅重温48小时成流膏，每用膏30克、漆叶末90克为丸，丸如黄豆大。

用法用量：每服1丸，日2次，服至1星期，每次加1丸，渐次加到8～10丸为止。

处方根据：补晓岚拟方。

编者按：此栏以下俱同，不再标示。

备注：补晓岚医师自己研究拟方。

二、鹿茸丸

功用：强心补火，补肾助精，温胃健脾，生血补虚。

药物组成：肉苁蓉120克　钟乳石150克　蛇床子　远志各60克　续断90克　吴茱萸60克　白胡椒90克　青盐60克　龙骨120克　诃子　砂仁各60克　附片　干姜各120克　南茸若干两

配制方法：钟乳石、龙骨火煅与各药共为细末，每300克加粉30克，水滴为丸，丸如黄豆大。

用法用量：每晚睡时服2丸。

禁忌：生冷、酒。

三、宝丹

功用：回阳补火，温肾除湿，强心清血。

药物组成：雄黄　硫黄　赤石脂　阳起石　辰砂　紫石英（似应各等量，编者注）

配制方法：各药为粗末，放沙罐内盐泥封口，大火煅6小时，冷后取出细末，水滴为丸，丸如黄豆大。

用法用量：每日晨起服2丸。

禁忌：生冷、酒。

四、大药丸

功用：温中补火，辅正除邪。

药物组成：羌活　防风　天麻　藁本　麻绒　细辛　白芷　蔓荆子　川芎　茯苓　法半夏　肉桂　吴茱萸　砂仁　威灵仙　牛膝　远志　酸枣仁　酒大黄　泽泻各30克　附片　均姜各500克

配制方法：1剂熬膏，1剂为细末混合为丸，丸如黄豆大。

用法用量：每服6丸，日服2次。

禁忌：生冷、酒。

编者按：此“大药丸”与“补一大药汤”药品大致相同，但前者较后者多了吴茱萸、砂仁、威灵仙、牛膝、远志、酸枣仁6味，大概因为丸药需长服，故而考虑更周全一些。

五、大黑牛丸

功用：祛风散寒，除湿；治麻木不仁，筋骨疼痛，半身不遂。

药物组成：生川乌　生草乌　生南星　生半夏　雪上一枝

蒿　紫草乌各等分

配制方法：各药共细末，水滴为丸，丸如绿豆大。

用法用量：每服3丸，日服3次。

六、三阳丸

功用：固肾气，除风湿，通经络，行气血，化包块，散结核。

药物组成：白芍　茯神　紫菀　五味子各120克　五加皮42克　地黄　山萸各120克　麻黄60克　王不留行　断肠草　黑附片各60克　桂心120克　凤尾草42克　吴茱萸　巴戟　良姜各120克　乌头60克　当归120克　白芷60克　丝子　橘皮　厚朴各120克　芫花60克　枸杞210克　丹皮120克　牛膝210克　急性子　闹羊花各60克　秦艽210克　车使者60克　黄芪　藁本各120克　独角莲　天雄各6克　党参210克　黄芩　柴胡各120克　狼毒60克　石菖蒲120克　半夏42克　瓜蒌60克　独活　续断各120克　肉苁蓉210克　火麻花60克　萆薢210克　杜仲　川板　均姜各120克　车前仁七　铁篱笆60克　桔梗　细辛各120克　力六210克　荆芥60克　石斛30克　薏仁120克　光条30克　防己　木通各120克

配制方法：各药共细末，水滴为丸，丸如黄豆大。

用法及用量：每服4丸，日服3次。

七、风湿丸

功用：追风除湿，治麻木不仁，半身不遂，关节发炎，筋骨疼痛。

药物组成：桃仁　红花　秦艽　火麻灰　刺猬皮各30克　马钱子60克　乳香30克　没药30克　川芎60克　柴胡　香附　羌活　独活各30克　干漆炭60克　细辛　甘草各30克

配制方法：马钱子土炒与各药共为细末，水滴为丸，丸如黄豆大。

用法及用量：每服4丸，日服3次。

八、冷香丸

功用：清风热、胃热、心包络热、大小肠热、脑热。

药物组成：诃子60克　香玻、青蒿各120克　知母60克　白矾120克　芒硝180克　姜黄60克　僵蚕　蝉蜕　火硝　硫黄各30克　胆膏　黄芩各60克　秋石　甘草各30克

配制方法：火硝、硫黄为粗末，合炒胆膏，用牛胆汁十数个取出胆汁入石灰250克，混合约3小时，用纸滤过，滤数次到澄清为止。滤就之胆汁熬膏，其他各药为细末，用膏化水为丸，丸如黄豆大。

用法及用量：每服4丸，日服3次，小儿酌量递减。

九、麝香丸

功用：消炎镇痛，清血去毒，诸风惊痫。

药物组成：山慈菇　大戟各90克　五倍子　千金子各45克　浮石60克　蟾酥30克　雄黄10克　朱砂12克　麝香10克　冰片12克　熊胆6克　胆膏25克

配制方法：浮石火煅，酥乳化，胆膏制照前方，其他各药研细末，与蟾酥、熊胆、胆膏混合，水化为丸，丸如绿豆大。

用法及用量：每服6～8丸，日服2次或3次，小儿酌量递减。

十、止血水

功用：收血管，止肺出血、胃出血、便血、血崩。

药物组成：柏树胶120克　松节油90克　毛地黄60克　薄荷油6滴

配制方法：柏树胶用水5倍或3倍，用重温法炖化，毛地黄用水120克熬半钟，纸滤过再入松节油、薄荷油混合共装入

大玻瓶内剧烈振动约半小时成乳白色为度制就。

用法及用量：每早晚服，早服60滴，晚服80滴。

十一、韭矾丸

功用：收血管，止吐血、下血、血崩、血淋。

药物组成：白矾300克　韭菜若干两

配制方法：白矾为细末，韭菜冲绒取汁，和白矾末为丸，丸如黄豆大。

用法用量：每服10~20丸，日服3次。

十二、白灵丸

功用：消炎去热，止血杀菌，治胃出血、胃热、胃炎、膀胱炎、白浊、白带。

药物组成：白灵子　地胡椒各60克　石花　火硝　硫黄　白矾　吴茱萸　川芎各30克

配制方法：火硝、硫黄混合，炒后与各药共为细末，水滴为丸，丸如黄豆大。

用法用量：每服10丸，日服3次。

十三、岂止血

功用：专治妇女血崩。

药物组成：狗头一个，煅成炭　血余炭　指甲炭各30克　松香150克

配制方法：各药共为细末。

用法用量：细末每服30克，日服2次，用醪糟水吞服。

十四、大力行气丸

功用：行气镇痛，治胸腹胀痛，游走痛，一切气痛。

药物组成：肉桂　红蔻　草果各30克　砂仁60克　荜茇　桂子　丁香各30克　吴茱萸60克　白胡椒　附片　轧姜　川芎　石蒲　牙皂　樟脑　法罗海各30克

配制方法：各药共为细末，水滴为丸，丸如黄豆大。

用法用量：每服5丸，日服3次。

十五、痢疾丸

功用：利肠杀菌，治红白痢疾，里急后重，腹痛腹胀，噤口痢疾。

药物组成：羌活　白芍　苍术各150克　杏仁120克　草乌90克　鸦胆子30克　山楂　草果各150克　枳壳　厚朴　川芎　木香各120克　生大黄　酒大黄　黄连　吴茱萸各90克

配制方法：黄连、吴茱萸同炒，以黄连炒至黑色为度，炒好去吴茱萸，留黄连与各药共为细末，水滴为丸，丸如黄豆大。

用法用量：每服6丸，日服3次，饭前服。

禁忌：酒。

十六、疟疾丸

功用：解肌腠，透隔膜，消积滞，化顽痰，先寒后热，先热后寒。

药物组成：桂枝　独活　苍术各30克　麻绒　细辛各15克　附片60克　常山　草果　鳖甲各15克　青蒿　山楂各25克　夜明砂30克　鸦胆子6克　生大黄15克　半夏25克　贯仲15克　郁金10克　香附15克　雄黄　雌黄　硫黄各30克　白砒12克

配制方法：雄黄、雌黄、硫黄、白砒混合，共为粗末，放罐中，用盐泥封固，大火煅6小时，冷后取出与各药共为细末，水滴为丸，丸如黄豆大。

用法用量：发病前二钟服6丸。

十七、霍乱丸

功用：凡现足手麻木，上吐下泻，肢挛转筋，或吐不泻，或泻不吐。

药物组成：肉桂　均姜　附片　甘草　五味子各30克　枯

矾60克　赤石脂　罂粟壳各30克　黑铅180克　水银　朱砂　硫黄各180克

配制方法：先入黑铅于锅内，待黑铅熔化后再入水银、朱砂、硫黄，混合用酒醋炒成，各药共为细末，水滴为丸，丸如赤小豆大。

用法用量：每服病重者50丸，轻者30丸。

十八、蔓应丸

功用：除风邪，散陈寒，治外感风寒暑湿，头体痛，肢节痛，发热恶寒，咳逆上气。

药物组成：羌活　桂枝各60克　柴胡90克　麻黄　细辛各60克　附片　南星　半夏　草乌　苏子　苏梗各120克　芒硝　酒大黄　泽泻各60克　辣椒　牙皂各120克　闹羊花6克

配制方法：各药共为细末，水滴为丸，丸如黄豆大。

用法用量：每服4丸，日服3次。

十九、救济散

功用：祛风散寒，和血通经，急痧吐泻，腹痛转痉，痰涎壅塞，头弦目昏。

药物组成：南星　川乌　草乌　半夏　附片　枯矾　雄黄　火硝　硫黄　朱砂各500克　麝香18克　台莪60克　冰片6克　碳酸　蟾酥各18克　薄荷油36克　海椒酒12mL　鸡阿苏72克　信士酸30克　牙皂酒300克

配制方法：台莪（莪即莪术）、冰片混合，化蟾酥乳化入薄荷油、海椒酒、牙皂酒、鸡阿苏、碳酸成混合液，硝黄合炒后，其他各药共为极细末，将液慢慢兑入细末内，以和匀为度。

用法用量：细末每服一包，每包重二分。

二十、痔漏丸

功用：治诸般痔疮、穿肠漏症、肛门裂痕、肠风下血。

药物组成：棕树炭　血余炭各300克　刺猬皮600克　槐角225克　苦楝树根炭300克　猪后蹄甲炭70个　牛角鳃炭450克　雷丸　芝麻各150克　鸦胆子240克　五朵云300克　蜘蛛香150克　麝香30克　乳香75克

配制方法：各药共为细末，水滴为丸，丸如黄豆大。

用法用量：每服10丸，日服2次。每次服前半钟，吃核桃半边，服药时再吃半边，与药共服。

二十一、臌胀丸

功用：利水行气，治肝脏水肿、肾脏水肿。

药物组成：广木香　甘遂　沉香　牙皂　葶苈　槟榔各90克

配制方法：各药共为细末，水滴为丸，丸如黄豆大。

用法用量：每服6丸，日服3次。服时用厚朴30克，葱子7根煎汤送。

二十二、丹参膏

功用：清血解毒，消炎化腐，治一切恶毒疮症，内服外擦。

药物组成：丹参　铁篱笆根各90克　八角茴香　颠茄各30克　秦艽　独活　乌头　花椒　连苕　桑白皮　牛膝各60克

配制方法：各药切碎，用麦醋1000毫升，泡一昼夜加芝麻二合，猪油1500克，合熬熬至药成深黑色为度，用纱布滤过冷结成。

用法用量：内服指头大一粒，外薄薄搽患处2次或3次。

二十三、清便丸

功用：利肠清便，治大肠热、便结燥、便闭。

药物组成：石劳砂30克　巴霜60克　蒙石15克　火硝　三棱各30克　灰钙90克　生大黄　酒大黄各25克　木香　槟榔　肉豆蔻　肉桂　皂角　炮姜　丁香　莪术　芫花各30克　青皮

紫蔻　陈香墨各15克　胡椒0.3克

配制方法：石劳砂麦醋化，巴霜醋煮，三棱、莪术、炮姜、芫花醋泡一夜，灰钙酒泡，皂角去皮烧，蒙石、火硝、香墨火煅。各药分别制好，共为细末，水滴为丸，丸如绿豆大。

用法用量：每服2丸，日服2次。

二十四、琥珀麝香丸

功用：除毒镇痛，补虚止汗，治胸腹胀痞、奔豚疝气、血崩沙淋、惊风癫痫。

药物组成：龙涎香6克　桃仁　红花各15克　附子150克　肉桂　吴茱萸各60克　琥珀15克　辰砂　麝香各15克

配制方法：琥珀用柏子仁30克煮，煮好后，去柏子仁与各药共为细末，水滴为丸，丸如绿豆大。

用法用量：每服20丸，日服2次。

二十五、调经丸

功用：和血调经，治经期不常，行经久延，腰酸腹痛，血色不正，时多时少。

药物组成：蒲黄　五灵脂各150克　官桂120克　赤芍60克　没药120克　小茴150克　炮姜6克　元胡150克　川芎　当归各60克　台乌150克　月月红90克　益母草150克

配制方法：各药共为细末，水滴为丸，丸如黄豆大。

用法用量：每服8丸，日服3次。

禁忌：生冷。

二十六、通经丸

功用：行血调经，治血虚体弱、月经不行、少腹疼痛、少腹包块。

药物组成：水蛭10条　蚕虫30克　蟾酥3克　巴豆霜3克　轻粉15克　朱砂6克　木香　蓬术各15克　轧漆炭6克

配制方法：各药共为细末，水滴为丸，丸如绿豆大。

用法用量：每服4丸，日服3次。

二十七、安神丸

功用：强心补血，整理血液循环，治疗心脏衰弱、心跳心闷、气喘。

药物组成：附片30克　均姜60克　茯苓　半夏　肉桂各30克　马钱子90克　桂枝60克　澄茄　良姜　远志各90克　枣仁150克　麻绒　细辛各15克　甘草12克　朱砂60克

配制方法：马钱子土炒焦，与各药共为细末，为丸，丸如绿豆大。

用法用量：每服6丸，日服二三次，空心服。

二十八、平肝丸

功用：肝气不疏，肝燥，肝实木郁，胸前胀闭。

药物组成：附片30克　五灵脂60克　青皮30克　茵陈60克　香豉10克　火硝　硫黄　栀子各60克

配制方法：硝黄合炒，与各药共细末，水滴为丸，丸如赤小豆大。

用法用量：每服20丸，日服2次。

二十九、来服丸

功用：治走胆、胆石、肝硬化、肝气不疏。

药物组成：玄精石15克　五灵脂60克　青皮15克　茵陈30克　金钱草60克　火硝　硫黄各30克　郁金15克

药物组成：硝黄合炒，与各药共为细末，水滴为丸，丸如赤小豆大。

用法用量：每服15丸，口服3次。

三十、胃素丸

功用：消食化积，开胃健脾。

药物组成：砂仁30克　丁香15克　鸡内金　澄茄各60克　肉桂　川芎各30克　良姜　法罗海　吴茱萸　石菖蒲　苍术各60克　轧漆炭6克　大酒曲　草卤碱各15克　酒大黄30克　三棱草8克　木香30克

配制方法：各药共为细末，水滴为丸，丸如黄豆大。

用法用量：每饭后服4丸，日3次。

三十一、落口舒

功用：开胸膈消积滞，治胃痛腹痛、胸腹胀满。

药物组成：木香　蓬术　干漆炭各60克

配制方法：各药共为细末，水滴为丸，丸如黄豆大。

用法用量：每服4丸。

三十二、海莫丸

功用：清热消炎，治疗胃热胃炎、口臭、漩涎、梦涎。

药物组成：火硝120克　白矾120克

配制方法：硝矾混合放锅内，火化约半小时，取出冷后，共为细末，水滴为丸，丸如黄豆大。

用法用量：每服6丸，日二三次。

三十三、肺灵丸

功用：止咳润肺，消炎杀菌；治肺结核、肺痿、肺炎、肺燥。

药物组成：百部　白前　白石英各30克　白及60克　三七　桃仁　红花各15克　侧耳根　天青地白草　墨斗草　海藻　石榴油各120克

配制方法：石榴油用桐油1千克，青石榴250克切碎，泡3个月后去石榴，用油与各药混合为丸，丸如黄豆大。

用法用量：每饭后服4丸，日服3次。

三十四、肺宁康

功用：化结核，杀肺菌，利肠胃；治肺结核、肺痈、肺痿。

药物组成：海藻　川乌各270克　芒硝180克

配制方法：三味混合熬膏，用慢火烘干成粉。

用法用量：每服1克，日服3次。

三十五、肺保康

功用：保肺，润肺，补肺，止咳；治肺虚、肺弱、肺燥。

药物组成：猪肺一具，连心　芝麻60克　麻油120克　冰糖60克

配制方法：猪肺一具连心去边，抽管洗白，用麻油煎成紫色，再用原油煎芝麻呈黄色，加冰糖，为末。

用法用量：每服12克，日服3次，服时用鸡蛋黄一个调粉，冲开水服。

三十六、止咳丸

功用：宣通肺窍，降浊开清，祛风散寒，化痰止咳。

药物组成：麻黄　北辛　柴胡　蛤粉　附片　均姜各60克　半夏90克　青黛30克　松香120克　苏子30克　樟脑90克　甘草　柏树叶　柏树胶　五味子　川乌各60克　酒大黄　叶烟　牙皂各30克　罂粟壳60克　桂枝30克

配制方法：各药共为细末，水滴为丸，丸如黄豆大。

用法用量：每服4丸，日服3次。

三十七、哮喘丸

功用：治气逆上喘，喉头气管炎、喘咳。

药物组成：香豉　黄荆子各1000克　澄茄60克　鸡嗉子或鹅食喉200个　白砒60克

配制方法：黄荆子酒炒，澄茄去油，与各药共为细末，水滴为丸，丸如绿豆大。

用法用量：每服4丸，日服3次。

三十八、金丸

功用：强肾补脑，固精。

药物组成：五味子　菟丝子　川楝子　黄柏　诃子　砂仁　龙骨　吴茱萸　附片　均姜　白胡椒各90克　石膏240克　赤金30克

配制方法：龙骨、牡蛎、石膏煅，赤金用硝酸三盐酸四化，化后用重温去强气，与各药混合，水滴为丸，丸如绿豆大。

用法用量：每晚睡时服2丸。

三十九、一阳丸

功用：补火温肾，固精。

药物组成：肉苁蓉　钟乳石各15克　蛇床子25克　远志　续断　韭菜子　鹿茸　龙骨各15克　诃子25克　砂仁　白胡椒各15克　附子　均姜各30克　青盐25克　蚕蛾尾15克　斑蝥10个（焙）

配制方法：龙骨、钟乳石火煅，与各药共为细末，水滴为丸，丸如黄豆大。

用法用量：每晚睡时服2丸。

四十、固精丸

功用：敛肝疏土，收缩精色，治滑精、梦遗、尿数。

药物组成：诃子　砂仁　赤石脂　赭石　禹余粮各240克

配制方法：赤石脂、赭石、禹余粮共为粗末，入罐内，用盐泥封固，大火煅6小时。冷后取出与诃子、砂仁混合为细末，水滴为丸，丸如黄豆大。

用法用量：每早晚服4丸。

第四章　补晓岚论经方

唐世丞

桂枝附子汤

《金匮要略》曰：伤寒八九日，风湿相搏，身体烦痛，不能自转侧，不呕不渴，脉虚浮而涩者，桂枝附子汤主之。

这是风湿以肌肉疼痛为主的病症，以其不呕不渴，则里和无病可知。脉浮虚而涩者，浮虚就是浮而无力，涩是往来不流利，这些都是风湿在表而表阳虚的证候。

桂枝附子汤

桂枝四两（去皮）　生姜三两（切）　附子三枚（炮去皮，破八片）　甘草二两（炙）　大枣十二枚（擘）

上五味，以水五升，煮取二升，去滓，分温三服。

本方即桂枝去芍药汤加附子更加桂枝一两，附子二枚而成。桂枝去芍药加附子汤为太阳病不解，误下损胸中阳气而出现胸满恶寒，是阳虚证候，因此只用炮附子一枚，考《本草纲目》附子，辛温有大毒，除寒湿痹，破积聚寒热。又引虞抟云：附子秉宏状之质，有斩关夺将之力，能引补气药行十二经，以追复散失之元阳，引补血药入血分，以滋养不足之真阴，引发散药开腠理，以驱逐在表之风寒，引温暖药达下焦，以祛除在里之冷湿。附子为毛茛科植物双兰菊之球根，化学分析的其主成分为乌头碱，其性效为麻醉而非兴奋。考仲景用附子之例为：于亡阳虚脱之证必用生附子配干姜或依证更加人参，附子之量亦不大，仅一枚，如四逆汤、通脉四逆汤、通脉四逆猪胆汁汤、茯苓四逆汤；于阳虚证，心脏衰弱不甚者，则用炮附子配生姜，量亦不大。如桂枝加附子汤、桂枝去芍药加附子汤、芍药甘草附子汤等；至于镇痛则用大量炮附子，此则用其麻醉之效甚明，如甘草附子汤、桂枝附子汤、白术附子汤、乌头汤等，但以上四证，表阳亦不足，否则不可用大量炮附子。风湿病之阳盛者，乃前面讨论的麻黄加术汤、麻杏薏甘汤证。《兰轩医谈》云：清川玄边家有中风（谓脑出血）奇方，其方系桂枝附子汤或乌头桂枝汤加大黄粽叶，初发不论虚实皆有奇效，附录以备参故。

白术附子汤

《金匮要略》曰：……若大便坚，小便自利者，去桂加白术汤主之。

白术附子汤

白术二两　附子一枚半（炮去皮）　甘草一两（炙）　生姜一两半（切）　大枣六枚（擘）

上五味，以水三升，煮取一升，去渣分温三服。一服觉身痹，半日许再服，三服都尽，其人如冒状，勿怪，即是术、附并走皮中，逐水气，未得除故耳。此本一方二法，以大便硬，小便自利去桂也，以大便不硬，小便不利当加桂，附子二枚恐多也，虚弱家及产妇宜减服之。

本方是承桂枝附子汤而来，为什么本方去桂加白术呢？盖方后说此本一方二法，以大便硬，小便自利去桂，以大便不硬小便不利者加桂，于此可以理解去桂的理由在于二便的影响，去桂的目的：大便硬，小便自利，无须桂枝通阳利水。桂枝能利小便，实大便，于此可知后世医家于五苓散去桂名四苓散者，是不守仲景用药法则之误。白术，别录称其能逐皮间风水浮肿，益津液，所以加白术行水是在获得了健脾作用之后转布津液的结果，与桂枝的温阳化气行水是有区别的。

甘草附子汤

《金匮要略》曰：风湿相搏，骨节疼烦掣痛，不得屈伸，近之则痛剧，汗出短气，小便不利，恶风不欲去衣，或身微肿者，甘草附子汤主之。

甘草二两（炙）　白术二两　附子二枚（炮，去皮）　桂枝四两

上四味，以水六升，煮取三升，去滓。温服一升，日三服，初服得微汗则解，能食，汗出复烦者，服五合。恐一升多者，服六七合为妙。

桂枝芍药知母汤

桂枝芍药知母汤证

《金匮要略》曰：诸肢节疼痛，身体魁羸，足肿如脱，头眩短气，温温欲吐，桂枝芍药知母汤主之。

以下所讨论的是以关节疼痛为主的病症，但是前面的讨论的湿痹诸方，亦是关节烦疼的病症，所不同者，以下讨论的关节疼痛是遍历关节，《金匮》称为历节，《千金》有白虎历节之称，是形容本证疼痛剧烈，有如白虎之噬。形成的原因是，内因：肝肾不足；外因：汗出入冷水浴，或酒后汗出当风，或过分贪凉受寒等。

桂枝芍药知母汤证实风寒湿三气杂至合并而发，湿侵关节则身体“魁羸”，是形容关节肿大。湿邪下注则足肿如脱，其原因是两足距离心脏最远，受地心引力的影响致使血液回流障

碍引起的。在人身静脉血管里有一种瓣膜装置，其主作用是阻止血液逆流，在下肢静脉中瓣膜最多，其主要作用是抵抗引力而使血液回流。从本方中用附子二枚来看，本病为抗能衰减，而是血液、淋巴集成回流障碍，故足肿如脱。头眩短气是湿邪内阻，影响气机升降。

桂枝芍药知母汤方

桂枝四两　芍药三两　甘草二两　麻黄二两　生姜五两　白术五两　知母四两　防风四两　附子二枚（炮）

上九味，以水七升，煮取二升，温服七合，日三服。

曹颖甫《金匮发微》云：予当治一戴姓妇人亲验之，但病因与仲师所举大有不同，乃知肢节疼痛仲师特下一“诸”字，正以其所包括者广也。盖此妇妊娠八月为其夫病求医，抱而乘车，病人身重，将腹中胎儿压毙，夫病愈而妻病腹痛，乃求医。医药而堕之，腐矣。妊妇本属血虚，死胎既下，因贫不能善后，湿毒留顿腹中，久乃旁溢肢节，死血与寒湿并居，因病历节，手足拘挛，入夜手足骱剧痛，旦日较缓，其为阴寒无疑，盖二年矣。予因用原方，以每两折为三钱，用熟附块四钱，二剂不应。二诊改用生附子，汗乃大出。两剂，肢节便可屈伸，足肿亦小，独手发出大泡，有脓有水，将成溃烂。予用丁甘仁法：用大小蓟各五钱，丹皮一两，地骨皮四钱，以清血热，二剂而痂成，四剂而痂落，遂与未病时无异，以为可无恙矣。忽然阴痛难忍，盖湿毒未尽而下注矣。予因令其用蛇床子煎汤熏洗，良瘥。未几，入市购物，猝然晕倒，诸恙退而血虚之真象见，予乃用大熟地一两，潞党参五钱，川芎、当归各四钱，龙骨、牡蛎各一两，凡二十余剂而止，今已抱子矣。

乌头汤

《金匮要略》曰：病历节不可屈伸，疼痛，乌头汤主之。

从本方用乌头来看，此症为寒湿侵袭关节不可屈伸疼痛，是痛在筋骨而且比较剧烈，关节有强直现象。考乌头与附子同为毛茛科植物双兰菊之球根，乌头为之根，附子为侧根。其主要成分为乌头碱，其性效为麻醉而非兴奋，但仲景用生附子配干姜或依证更加人参救心脏衰弱之元阳虚脱是什么原因呢？使用药物的经验告诉我们，凡高度之兴奋常为麻醉，而轻度的麻醉反见兴奋，如吗啡为麻醉品，若用其少量反见其不可名状的兴奋，所以说元阳虚脱重症必用生附子，量亦不大，仅一枚，配干姜；若平常阳虚证，心脏不甚衰弱者，用炮附子配生姜；若用以镇痛，则用大量炮附子。本方用乌头五枚，可知其疼痛剧烈。

乌头汤

麻黄　芍药　黄芪各三两　甘草三两（炙）　乌头五枚（㕮咀，以蜜二升，煎取一升，即出乌头）

上五味，㕮咀四味，以水三升，煮取一升，去滓，内蜜煎中，更煎之，服七合。不知，尽服之。

本方用麻黄、黄芪散外在寒湿，芍药、甘草合用为芍药甘草汤，《伤寒论》第二九条曰：伤寒脉浮，自汗出，小便数，心烦，微恶寒，足挛急……更作为芍药甘草汤与之，其足即伸，可见本证有关节疼痛不可屈伸之证，所以亦用之。蜜煎乌头，注家都认为润燥而解乌头之毒，而吉益氏《药征》谓主急迫结毒，急痛兼助诸药之毒。服附子乌头后，方后称服后如冒状此为瞑眩现象，又有服后中乌头、附子毒者，何以辨之？瞑眩：服后吐水，但觉爽快者，为药病相应，为愈。若服后病情加重，口及身体感觉麻，头眩晕，恶心呕吐者，这是中毒现象，应立即服防风甘草汤或绿豆汤以解之，否则有致心脏麻痹而死者。所以于服法再三叮咛：服七合，不知更服之，示医者药量宜逐步加大。又凡用乌头、附子之证为恶寒倦卧，口不渴或渴不欲饮，或责饮热水，小便渍出（亦有小便黄者），大便溏，下利清谷，为抵抗衰减之阳虚证用之，否则不可用，若单凭疼痛剧烈而用之则误。

《橘窗书影》云：水野之妻，产后秉足疼痛不解，医者以为风湿，治之数月而不知，身无分文，余诊之四：身无寒热，痛不走注，病凝结而肿起，恐是瘀血沉注也，与桂枝茯苓丸加大黄、附子；蒸煮归荷叶熨其上，肿散痛和，两足平复，但手掌红肿突起，不得屈伸，痛甚，乃与乌头汤，掌后贴艽青膏，脓水出，痛击缓常。

以上讨论的历节，是遍历关节疼痛之证，甚者两足肿大如脱，这些都是以湿为外因的，所以在治疗上始终不离麻桂，当然也有它的内因存在。唯物辩证法告诉我们：内因是根本，外因是条件，多以受外邪侵袭则一，但发病的种类不同，所以有太阳中风、伤寒、温病、痉、湿痒、历节等不同症状，虽然总的治疗原则是宜汗解，但是具体治疗方法却不同，就是因为内因各不相同的原故。

第五章　湿病论

唐守国

前　言

在以英明领袖华主席为首的党中央领导下，采取果断措施，一举粉碎了祸国殃民的四人帮、反党集团，提出了抓纲治国的战略决策，全国迅速出现了前所未有的大好形势。在党的十届三中全会和十一大路线精神的巨大鼓舞下，在中共中央发出的在明年春天召开全国科学大会通知精神的伟大号召下，我们心潮澎湃，豪情满怀，再也抑制不住发自内心的激动和喜悦心情，希望在20世纪末把我国建设成现代化社会主义强国的宏伟目标，充满了必胜的决心，因为我们清楚地认识到党的路线是正确的，措施是落实的。

我是一个工人，父亲是老中医，在父亲的指导之下，利用业余时间系统地学习研究祖国医药知识已有十七八年的时间了，这期间虽然遇到过很多各种困难，特别是万恶的四人帮，散布的各种反革命谬论的破坏和干扰，但从未间断和动摇，以不折不挠的毅力年复一年地坚持下来了。这次编写《湿病论》，是在上述精神的巨大鼓舞下，本着重新学习提高的目的编写的。自知对祖国医学学习得不好，特别是在走中西结合的道路上，与党和人民的要求还有很大距离，因此其中错误之处是很多的，而且这还是第一次尝试，就称是一个开端吧。

以湿为病因所引起的疾病，在临床上相当广泛，它是严重影响人民健康的多发病、常见病。认识湿病的发生传变及其治疗规律，对于保障人民健康，支持社会主义建设是具有一定现实意义和临床意义的。

本论以《内经》《伤寒论》《金匮要略》为基础，收集整理了祖国医学及历代医家对湿病的有关论述和治疗经验。在叙述上，为了达到理论和临床实践相结合的目的，间有超越本论范围者，是为了更好地区别和鉴别证与证、方与方的识别要点。

湿的变化是比较复杂的，是因为各自的内因不同，但是只要正确地掌握了它的脉证，运用辨证论治及四诊八纲原则和方法，是可以采取有效的治疗措施的。

唐守国　1977 年 10 月

概　述

湿为六淫之一，是四时不正之气。人若失于调摄，感之为病，则为湿病，但是这只能说明外湿，而不能包括所有的湿病。实际上湿病有外湿内湿之分，外湿由阴雨连绵或久居湿地而起，内湿的发生原因则是和脾有着密切联系，是由于脾虚不运，水湿内行所致，以上两者又是相互关联和影响的。

脾不健运，素有内湿之人，多易感受外湿，当外湿侵袭人体后，又会影响正常的运化功能，以致湿从内生，因此二者不能截然分开。在治疗时要注意分清内外微甚，给予适当处理。六淫之邪，大多相杂为病。在湿病中又分风湿、寒湿、湿热等类型。至于内外合邪，则由内湿外湿互相影响，同时发病。

疾病的发生和变化是错综复杂的，概括言之不外乎正气强弱和致病因素这两个方面，正如《灵枢·百病始生篇》所说：

风雨寒热不得虚邪，不能独伤人。猝然逢疾风暴雨而不得病者，盖无虚，故邪不能独伤人，此必因虚邪之风与其身形，两虚相得，乃客其形。这里所说的“虚邪”“虚邪之风”都是指不正常的气候而言；“无虚”指人体的正气不虚，即人体的调节机能能够适应气候的变化。意思是说正常的气候不会使人生病，即使气候不正常，而人体的正气（调节机能）完好，也不会发生疾病；如果气候不正常，而人体的正气又极虚，调节能力不足应付气候的变化，这样两虚相得就构成了疾病发生的真正条件。疾病发生的过程就是正气和邪气互相斗争的过程，并贯穿于疾病的始终。正邪的盛衰对疾病的预后和转归起支配作用，正气胜邪气退，则疾病相愈，反之正衰邪进则病重病危。在正邪斗争的过程中，并不决定于外来邪气，而是决定于人体内的正气，正气的盛衰是发生疾病的决定性因素。例如同样遭受外邪侵袭，有生病的，有不生病的，有当时不发病，以后待机而发病的，都说明了外因必须通过内因而起作用，才能致病的道理。

现将外湿、内湿分述如下。

外　湿

是由于空气中水蒸气饱和，汗液不得蒸发，不能适量排泄于体外，健康人之排汗量一昼夜约有两磅之多，劳动、运动或夏日均不止此。但是在皮肤上不常见滴汗者，是因为一出汗腺便蒸发成气，飞散到空气中去了。梅雨季节或是潮湿之地，空气之中水蒸气常为饱和状态，汗液已出汗腺者不得蒸发，未出汗腺者阻碍腺孔，未蒸发之汗不能复出，是为湿病，湿是六淫之一，属外感。外湿之病，脉浮恶风，身重疼痛。《内经》所说清邪居上，雾伤皮腠者，则当以汗解。

内　湿

尤在泾说：土经不及，湿动于中，气化不速，湿侵于外，详考中医学中所称脾，实际上是指胃肠的吸收作用，在下面的《积聚漫谈》一文中再详加讨论，这里就不再重复了。

下面讨论外湿的脉、证、治。

外湿为六淫之一，属外感，治宜发汗，禁用下法。但是急性热病往往在阳明而湿去燥实，此时仍可按阳明下法治之，若下之过早，有变坏证之险，《内经》云：不应下更攻之，诸变不可胜数，治时宜加注意。

第一节　方证解析

一、栝蒌桂枝汤证

《金匮要略》曰：太阳病，其证备，身体强，几几然，脉反沉迟，此为痉，栝蒌桂枝汤主之。

条文中所说太阳病，其证备，是指头项强痛，发热汗出等表证已经具备。《伤寒论》曰：太阳病，项背强几几。反汗出恶风者，桂枝加葛根汤主之。以其本病头项身体强，汗出恶风，因此栝蒌桂枝汤是治柔痉的主方法，是以强急命名，强而汗出名柔痉，无汗者名刚痉，因此柔痉与刚痉之分，即在有汗与无汗之分。它们是怎样形成痉病的呢？《素问·至真要大论》云：诸暴强直皆属于风，诸痉项强皆属于湿。可见痉的形成与风、湿有关。

颈项是三阳经脉所过之处，项强是风、湿客于三阳经脉所致。但是亦有医者误治而成者，《金匮要略》曰：太阳病，发汗太过，因致痉。夫风病下之则痉，复发汗必拘急，疮家虽身疼痛，不可发汗，汗出则痉。从以上所论可以看出，外感病发汗太多，不当汗而汗之，或误下之，都会导致津液受损，筋脉失于濡养而致痉。久患溃疡，金创流血过多的人津血亏损，虽有身疼痛等太阳病症状，不可发汗，否则会伤津液而发生痉病，历代注家无异议，认为这三种因伤津液而至的痉病与本节所要讨论的以风、湿为病因的痉病不能相提并论。

其实风湿只是引起痉病的外因，津血耗伤，使筋脉失于濡养才是痉病的内因。今以细密的眼光，冷眼静观，原文中所曰发汗太多，不可发汗，复发汗诸句，对“发汗”二字反复强调，这是什么意思呢？考太阳病不可发汗诸条文为《伤寒论》第五十条：脉浮紧，法当身疼痛，宜以汗解之。假令尺中脉迟者，不可发汗。何以知然？以营气不足，血少故也。又考《金匮要略》痰饮咳嗽脉证并治第35～40条中第39条曰：水去呕止，其人形肿者，加杏仁主之。其证应内麻黄，以其人遂痹，故不内之。若逆而内之者，必厥。所以然者，以其人血虚，麻黄发其阳故也。从以上所论可以清楚地看出：其人血虚者禁麻黄，非禁一切太阳病方，其中太阳病类变证之桂枝加葛根及栝蒌桂枝汤似可采用，此二方均为桂枝汤类变方，柯琴《伤寒附翼》盛赞桂枝汤为仲景群方之魁，乃滋阴合阳，调和营卫之总方。

故仲景用药法则，凡病需发汗者，麻黄与桂枝伍，如麻黄汤、葛根汤、大小青龙汤等。麻黄与石膏伍则为逐饮，如麻杏甘石汤、越脾汤、厚朴麻黄汤、小青龙加石膏汤等。石膏与知母伍则为治口渴、身大热，如白虎汤等。因此伤津血之人患太阳病独禁麻黄，以其发其阳故也。治之者，栝蒌桂枝汤似能优治之。从原文来看，栝蒌桂枝汤是柔痉初起的证治，其病因为感受风湿之邪而起，其候在表，太阳病，头项强痛发热、汗出等证仍然存在，所不同的是：导致本病发生的内因是精血亏损，所以脉不浮而沉迟，或沉紧弦，筋脉失于濡养，所以拘急强直不柔。结合《伤寒论》第十四条桂枝加葛根汤证来看，栝蒌桂枝汤中应有葛根，因为项背肌肉神经失于濡养而强急，是由于津液不上达。津液即营养液，其来源在消化器，葛根能吸收摄取消化器中营养液，外输于肌肉神经，神经得其濡养，故拘急、强直解而愈，故《本草纲目》言：肌肉神经遍布于全身各处，津液失于濡养为项背，这是因为在神经的分布上，项背出比为少，因此，平时生于项背的津液亦较为少的缘故。葛根，能起阴气，起阴气即输送津液的意思，李东垣言葛根之气轻浮，鼓舞胃气上行，生津液。桂枝加葛根汤、葛根汤皆治项背强之方，《伤寒》《金匮》都称太阳病，可见葛根是治项背强之特效药，考之理论、验之临床都是对的，所以在栝楼桂枝汤方中应有葛根。

栝蒌桂枝汤方

栝楼根　桂枝　芍药各三两　甘草二两（炙）　生姜三两（切）大枣十二枚（擘）

上六味，以水九升，煮取三升，分温三服，取微汗。汗不出，食顷，啜热粥发之。

本方为桂枝汤加栝蒌根而成。栝蒌根（天花粉），《本草纲目》谓其气味苦寒，无毒，主治消渴、身大热，可见本证有口渴症状。治桂枝汤证而渴者，方用桂枝汤解有汗之太阳，用葛根以输津，栝蒌根以生津。但是蒌根治口渴，石膏亦治口渴，二者是有区别的：石膏多用于实热，其口渴剧烈，而有烦渴引饮，饮水数升之状；蒌根用于虚热，口虽渴不会有烦渴引饮的症状。成无已云：津液不足则为渴，栝蒌根润枯燥，通津液，是以宜于治渴也。桂枝汤是太阳中风解肌发汗之总方，方中桂枝、白芍二味，凡业医者，无不知其为主药。桂枝，《本草纲目》称其能治霍乱转筋、头痛、腰痛，坚筋骨、通血脉。故《伤寒论》太阳病证治方中无不用桂枝，但不皆用芍药。可知桂枝为发表解肌所必需。解表既是祛毒素从汗腺、毛孔外出，太阳病为热病初起时症状，病菌学证明，热病初起时，病毒多在血液中，欲排出之，莫如出汗。本草言其通血脉，则桂枝功能洗涤血液中病毒。芍药无发表之效，但配伍桂枝而为本方之主药是什么道理呢？《金鉴》认为芍药味酸性敛，中风自汗之证用以敛汗，但是葛根汤证本无汗何以亦需芍药？考古今治自汗、盗汗之方甚多，无专任芍药者，知仲景用芍药不专为有汗而设，故《本经》云芍药除血痹。《别录》言其通顺血脉、散恶血、通贼血，可见其效力专于血脉。乌氏《本经疏证》云：芍药能破阴凝，布阳和，阴气结则阳不能入，阴结破则阳气布焉，是布阳和之功，又因破阴凝而后成者也。又云：芍药，能破、能收，不知其收实破而不泄之功也。由此可知，方中凡用芍药者，必定血液中有某种物质与病毒相结而成血痹，若但发表不能排除，必需芍药破其结，然后桂枝汤成其发表之功。从临床来看，麻黄汤证、大青龙汤证等，虽然热高病重，往往一汗而愈。但是桂枝汤证、葛根汤证、小青龙汤证等，虽似热浅病轻，往往缠绵不能速起，此无它，病毒结与不结之异。所以发表剂中的芍药是破血液中某种物质与病毒之结，血为阴，故称为破阴凝，得桂枝通顺血脉而祛出于肌表。桂枝属阳所以说布阳和，芍药虽能破病毒之结，但不能排之外出，故云破而不泄。

以上所说，纯属理论，在临床上用芍药将以什么为标准而用之呢？故仲景用芍药诸方为：桂枝汤、葛根汤、桂枝加芍药汤、小建中汤、黄芩汤、桂枝茯苓丸、当归芍药散等，都有不同程度的腹痛，而方中都重用芍药，因此芍药之用应以腹痛为标准。至于大枣，部分注家以为佐芍药以和血，还置而不论。故《伤寒》《金匮》中重用大枣诸方证为逐水峻剂，如十枣汤、葶苈大枣泻肺汤等，以上诸方都重用大枣，而且必不可少，否则会引起剧烈反应。可见其主作用是保护胃中津液，免受逐水峻剂所伤。再观方后寥寥数字，实有精义，曰：取微汗。本方证本有汗，但是在未服药以前所出的汗为局部之汗，且带凉意，服本方后所出之汗为遍身有汗，抚之带有热意，为药汗。冷汗虽久不能祛病，需遍身漐漐微似有汗之热汗其功乃大著。又汗出不可令如水流漓，病必不除。因为大汗出纵然风邪随汗出而消失，但是由于湿邪重滞，依然存在，此外汗之大出还会损伤阳气，有汗多亡阳之变。《金匮要略》曰：若治风湿者，发其汗，但微微似欲汗出者，风湿俱去也，因为微微汗出，营卫通畅，留滞于肌肉关节间的风湿可以得到缓缓排泄。另外在运用发汗剂时要注意气候的变化，如在天气阴雨连绵的时候，外界湿气较盛，影响体内湿邪的排泄，亦不能收到良好的效果。

在这里笔者认为有必要借此机会约略谈谈太阳湿病并治。

《伤寒论》曰：太阳病，发热而渴，不恶寒者为温病；若发汗已，身灼热者，名风湿，风湿为病。脉阴阳俱浮，自汗出，身重多眠，鼻息必鼾，语言难出，若被下者，小便不利，直视失溲。若被火者，微发黄色，剧者如惊痫时瘛瘲。若火熏之，一逆尚引日，再逆促命期。

程应旄《伤寒后条辨》云：冬时伤肾，则寒水被亏是湿（温）病源头，误治湿（温）病，而辛湿（温）发散，是风湿（温）源头。风湿（温）即湿（温）病误治后之坏病，非湿（温）病外又有风湿（温）也。

《素问·金匮真言论》云：夫精者，身之本也。故藏于精者，春不病温。《生气通天论》云：冬伤于寒，春必病温。又云：精者，津之聚于一处者也，津者，精之散于周身者也。因此，精之与津实是同源而异流。由以上所论可以看出，太阳温病与太阳中风、伤寒的不同点是：太阳中风、伤寒是津液未伤之病，故口不渴，若其人先日伤津，又感太阳病，则不为太阳中风、伤寒而独为太阳温病，可知“伤津”二字实为太阳温病的内因，以其津液已伤，不能上承口舌，故渴。渴是太阳温病的主证，所以将“渴”字置于“而”字之下。以其内津已伤，与栝楼桂枝汤证之项背强几几为津液已伤，筋脉失于濡养而拘急强直亦同为一而二，二而一。所以渴与项背强几几同是伤津的外证，但口渴证轻，项背强几几为伤津之较重者，仲景于太阳温病本条未出方治，其与柔痓同源也。在此时医者遇太阳病之口渴者不识为太阳温病，用栝楼桂枝汤，方不失毫厘，而误用辛温发散，如桂枝汤、麻黄汤等，虽然表解汗出，然而更伤其津，所以仲景说：发汗已，身灼热者，名风温，风温即是从太阳传入阳明，此时可按阳明诸方证治之。如用白虎以清之，麻杏甘石以升之，或葛根芩连以折之，病即愈。《伤寒论》曰：观其脉症，知犯何逆，随证治之，纲领性地揭示了临床处方的灵活性。

综上所述，栝蒌桂枝汤是治太阳病头项强痛身背强几几，以其汗出，故为柔痓的主方。“痓”是以强急而命名。《内经》云：诸暴强直皆属于风，诸颈项强皆属于湿，是言其外因，本证是有其内因存在的，内因是“伤津”，筋脉失于濡养。伤津的原因是很多的，如金创流血过多、发汗太过、房劳伤肾等，《内经》云：两神相驳，合而成形。常先身生，是谓精。先日伤津，再受外界风寒之气客之，轻者为温病，重者为痓，所谓两虚相得，乃客其形。《伤寒论》太阳温病条中，虽然未出方治，以其与柔痉同理，所以可以用栝蒌桂枝汤通治之。

二、葛根汤证

《伤寒论》曰：太阳病，项背强几几，无汗，恶风，葛根汤主之。

《金匮要略》曰：太阳病，无汗而小便反少，气上冲胸，口噤不得语，欲作刚痉，葛根汤主之。

《内经》云：邪入于输，腰脊乃强。无病之人，有汗时小便必少，无汗时小便必多。今无汗而小便反少，是津液不足，分泌失职之候。所以用葛根以输送津液，滋筋脉舒其牵引。

栝蒌桂枝汤证与葛根汤证的鉴别要点如下：

栝蒌桂枝汤证：有汗，表虚，口渴——柔痉

葛根汤证：无汗表实，口渴或不渴——刚痉

相同点：有太阳病症状，头项身背强几几。

以上二方在临床上的运用是相当广泛的，不限于痉病一证，在流行性热病、感冒中，只要患者具备了头、项、背强痛，脉沉紧弦或迟的，不管其他症状怎样千变万化，择其方证相对者用之，必效如桴鼓，治病必求其本，此之谓。盖抓住了主要矛盾，次要矛盾也就迎刃而解了。

下面抄录王肯堂《证治准绳》方数首，以为临床参考。

(1) *祛邪汤*

麻黄　桂枝　葛根　生姜　甘草　杏仁　羌活　防风　川芎　独活　藁本　柴胡　白芷　升麻　薄荷　紫金藤

此方是由葛根汤、九味羌活汤等组成。本方以祛风，除湿，散寒见长。紫金藤能行经络之滞，善于祛风活络。

(2) *消风豁痰汤*

二活　防风　白芷　葛根　柴胡　升麻　生姜　紫金藤　黄芩　红花　半夏　陈皮　茯苓　甘草

此方系柴葛解肌汤、二陈汤组合而成，能消散太阳、少阳风热，燥湿痰，通经脉。

(3) *疏风滋血汤*

当归　川芎　白芍　熟地　二活　红花　牛膝　防风　白芷　葛根　升麻　甘草　柴胡　桃仁　生姜　紫金藤

此方是由四物汤、九味羌活汤组合而成，以养血、活血、除风。

以上引《证治准绳》第四册，颈项强痛。

三、小柴胡汤证

《伤寒论》曰：伤寒四、五日，身热恶风，颈项背强，胁下满，手足温而渴者，小柴胡汤主之。

项背强属太阳，颈项强属少阳。在临床上看，常有二者同时存在者，《伤寒论》之例，二经或三经同时受病者，称合病。前一经症状未罢，后一经症状又起者，称并病，根据这一命名，合病宜葛根汤与小柴胡汤合方。王氏《准绳》所载“消风豁痰汤”是其例，并因观其主证在何经予以适当处置即可。少阳病，病所在三焦，三焦即淋巴。太阳病，病所在肌腠、汗腺。《金匮要略》曰：肌腠者，三焦通会元真之处，为血气所注。可见肌腠、汗腺与三焦有极密切不可分的联系。当肌表受外邪侵袭时，三焦往往同时受影响而俱病，从而发生“合病”“并病”。仲景在《伤寒论》太阳下篇之上立柴胡桂枝汤一方是具有临床指导意义的，特别是在流行性感冒治疗中，运用此方的机会很多。另外，风湿肢节疼痛等病症由屡服乌附当麻之类无效者，于此方加苍术一味投之，常收意外之效，此笔者亲历之事实，附录之，以为临床之一类助，由此可知《伤寒论》传经为太阳传少阳、传阳明。但是在《伤寒论》中列阳明病诸方于少阳病前者，是仲景根据《素问·热论》传经之次序，而《热论》中少阳为表证之一，以三阴为下证，当《伤寒论》中阳明，但是仲景深知在太阳、阳明之间有一种不可汗、吐、下的证候，病所偏于淋巴，因此不得已将少阳诸柴胡剂列于太阳篇中，而在少阳本篇仅存空洞之词。但是在少阳篇第266条中指出：本太阳病不解，转入少阳者，胁下硬满，干呕不能食，往来寒热，尚未吐下，脉沉紧者，与小柴胡汤。若已吐下，发汗，温针，谵语，柴胡汤证罢，此为坏病，知犯何逆，以法治之。明确地指出了太阳传少阳及小柴胡汤的主要症状及辨证要点。

小柴胡汤是少阳病正方，少阳经脉起于目锐眦，经耳后入耳中，其支脉下缺盆，入腋下，下胸中，循胁。若外邪入于少阳，必然影响其经脉，表现出少阳症状，为往来寒热，胸胁苦满，嘿嘿不欲饮食，心烦喜呕。在以上的症状中，以胸胁苦满为辨证要点，是投诸柴胡剂的主要依据。于此前辈医家无不谆谆教诲，无论病情怎样错综复杂、千变万化，只要诊得胸胁苦满便毅然投柴胡剂而无疑，可为学者圭臬。少阳经脉分布甚广，而人身上主要器官大部分都在这一领域，如气管，食管，心，肺，贯隔膜上下的大动、静脉，胸导管，肝胆，胃，子宫（热入血室）等。若这些器官发病，大多表现有少阳症状，又多宜于诸柴胡剂，而且必须具备“胸胁苦满”这一主证方可投之，否则不可用。这是什么原因呢？胸胁部位是淋巴系之胸导管循行部位（详见《集聚漫谈》）。若外邪侵入淋巴系，则淋巴液停（行）滞产生回流障碍，不能适量排泄组织中代谢废料，则壅积于淋巴腺管中而使其肿胀硬结。胸导管是全身最长而粗的淋巴导管，其位置贯隔膜上下，若有壅塞则以此部位最甚，所以有胸胁苦满之证。在此笔者认为有必要讨论，淋巴回流障碍是形成本论湿病原因之一的问题。《灵枢》称少阳属肾，肾上连肺，故将两脏。三焦者，中渎（渍）之腑也，水道出焉，属膀胱，是孤之腑也。从以上所论可以看出：人体内水分的排泄是通过肾、肺、三焦、膀胱等诸脏腑的协同作用来进行的。而它们之间又是通过淋巴腺管互相连接起来的，如果淋巴回流障碍，它们之间的作用就会失调，从而影响水湿的转输和排泄，形成湿病。

在临床上有些水肿病人，如果有胸胁苦满症状，投小柴胡汤与五苓散，很快收到小便得利、肿病随消的良好效果。肿病属湿之类，小柴胡汤为少阳病变方，病所在淋巴，淋巴回流障碍则产生湿病，这些都是例证。

“往来寒热”这一症状不一定在小柴胡汤中出现，在其他病症中也可能出现。如《伤寒论》第二三条曰：太阳病，得之八、九日，如疟状，发热恶寒，热多寒少。其人不呕，清便欲自可，一日二、三度发……宜桂枝麻黄各半汤。第二五条之桂二麻一汤；第二七条之桂二越一汤等都有寒热如疟症状，但他们寒热如疟的特点是日再发，日二、三度发，亦有日数十度发者，无定时。而小柴胡汤的寒热往来有定时，是日一发，或二三日一发，并且在诸柴胡剂中不一定有这一症状出现在临床上，如果用柴胡剂治寒热如疟日数度发之太阳病，可以断其无效。若用麻桂剂治疗寒热日一发的少阳病，虽然有时或能取效，但难免为幸中，不合《伤寒论》规范，为识者所不取。推求其原因，少阳病所偏于淋巴，其辨证要点是胸胁苦满。太阳病所在肌腠、汗腺，其辨证要点在头、项、背及躯壳。此方剂所由分，为仲景之遗教，不可更易者也。因此研究中医学，致力于研究数百证方的辨别及其主证即可。

其他如嘿嘿不欲食、心烦喜呕等，在消化器病和其他疾病的过程中，都可能伴发此症，因此它不能作为用诸柴胡剂的依据。

但是在《伤寒论》《金匮要略》中有称呕为小柴胡汤证者，如厥阴篇第三百七十九条曰：呕而发热者，小柴胡汤主之。这是为什么呢？

这是仲景文法问题，在《伤寒》《金匮》中有举主证而曰某汤主之，在以后的条文中主证就不会再出现。而举或然证是为了辨别疑似证，用以定犹豫，这是逐层省略法，有详于彼、略于此的写作特点，因此读《伤寒论》《金匮要略》应前后互参、互文见义。如三百七十九条曰小柴胡汤主之，那么这个“主之”二字就包含了小柴胡汤的主证，胸胁苦满，否则应考虑用其他止呕剂，还别有病灶所引起，这些在临床上都是应加注意的。

中医在辨证论治的原则基础上，药治的目的在于利用人体内正气，抵抗疾病的趋势，因势诱导，扶助正气之不足，从而战胜疾病。症状在上在表者，如发热恶寒，头项身皆强痛等，知正气欲驱邪外达，所以太阳病宜发汗。症状在下在里者，如日晡潮热，不大便，绕脐痛等，知正气欲驱邪于下解。所以阳明腑证宜攻下，至于病所在上下表里之间，汗吐下诸法皆禁施于少阳，唯独柴胡剂专宜于此病。在临床上服对症柴胡剂以后，有汗出而解者，有微下而解者，并非是柴胡剂具汗、下之功，是因为它特能扶助少阳抗病力，恢复淋巴回流的结果。《伤寒论》曰：上焦得通，津液得下，胃气因和，身濈然汗出而解，还者得属而解，都说诸柴胡剂能扶助少阳抗病力，从而收到良好治疗效果。

小柴胡汤方

柴胡半斤　黄芩　人参各三两　半夏半斤（洗）　甘草三两（炙）　生姜三两（切）　大枣十三枚（擘）

上七味，以水一斗二升，煮取六升，去滓再煎，取三升。

温服一升，日三服。若胸中烦而不呕者，去半夏、人参，加栝蒌实一枚。若渴，去半夏，加人参合前成四两半，栝蒌根四两……若心下悸、小便不利者，去黄芩加茯苓四两。若不渴，外有微热者，去人参，加桂枝三两，温覆微汗愈。若咳者，去人参、大枣、生姜，加五味子半斤，干姜二两。

章太炎云：柴胡者，去肠胃中结气，除痰热结实、胸中邪逆者也。半夏者，下气治肠鸣，消心腹胸膈满结者也。黄芩者，逐水、疗痰热利小肠者也。人参者，疗胸胁逆满者也，恭称《伤寒》大、小柴胡最为痰气之要斯得其肯。

所谓痰是炎症所产生的炎性分泌物，炎性分泌物属内湿。详见《积聚漫谈》。

以上讨论的栝蒌桂枝汤证、葛根汤证、小柴胡汤证，三方都有其辨证要点，但在主证相同的前提下，病名可以不问，而可以通治之，此仲景通证通治之法，因为病名多不是疾病的真谛，从临床上看，有病名相同，而具体治疗方法却不同。若斤斤于病名上求方治，将与守株待兔、刻舟求剑之辈无异，是不晓中医学辨证论治之理。笔者曾亲历一案，并由彼而发对此三方之考辨，录于本书第七章，以供参考，非以自炫，实求证明仲景之学可通治诸病之理，明者鉴之。

四、大承气汤证

《金匮要略》曰：痉为病，胸满口噤，卧不着席，足挛急，必断齿，可与大承气汤。

痉，是以强急而得名，形成本病的原因是外湿由寒化热，热盛而耗灼津液，神经不得濡养而受邪热烧灼，所以出现种种危急症状。断齿是比口噤更为严重的症候，口噤是牙闭不开，而断齿是上下齿紧切有声。《素问·至真要大论》云：诸噤口痢，如丧神守，皆属于火。可见本病多为三阳经病变，尤其是足阳明胃经环绕口唇，和口噤的关系更为密切。卧不着席，即僵直性痉挛。《灵枢·热病》篇说：热而痉者死，腰折瘛疭，齿噤断也。都说明了因热盛而产生痉病的严重症候。此病在小儿称惊，为肝风动阳之证；在大人名痫，有似脑脊髓膜炎之症。在临床上，脑脊髓膜炎之实证有用大承气汤而愈者。仲景在本证中曰“可与大承气汤”，而不曰“主之”，可见大承气汤非治本病的主方。恽铁樵对此症有治验，录之以供参考。

己巳春，沪上流行脑脊髓膜炎，病者颈项弯曲如黄瓜，目上视，神昏抽搐，热不甚壮，脉不甚数，死亡相原，以《千金》惊痫法制方治之，全活甚众。方用：龙胆草五两，黄连三两，犀角三两，滁菊花三钱，鲜生地五钱，当归三钱，回天再造丸半粒。若抽搐甚，昏不知人，牙关劲急者，加羚羊角三两；若轻症仅发热，后脑酸、头痛者，于寻常疏解药中加龙胆草二、三两即可。

考大承气汤不能治疗脑脊髓膜炎之故，是因为大承气汤病所在肠，脑脊髓膜炎病所在中枢神经。肠热虽被大承气汤所荡涤，但中枢神经必受烧灼，已成灯灭之势。换言之，大承气汤虽能治肠热之病源，但不能治神经之病所。在此时唯有羚羊角能治此病，《本草纲目》称羚羊角能平肝舒筋、定风、安魂、散风、下血、辟恶、解毒、治子痫痉疾。本草所说，毒因热而生，肝与筋，是指神经，热毒熏灼神经，则见痉挛抽搐，形成肝风动阳之症。羚羊角能凉和神经，使之舒静，用之得法、合量，可治大承气不治之病，其他如石决明、钩藤、全蝎、蜈蚣等可以为佐。河北张锡纯善用本药，张公让所选评《衷中参西录》颇可省览。

笔者认为，在肝硬化出现肝昏迷症状时，患者抽搐神昏，痰涎息迫，目上视，吐血等危急症状时，羚羊角亦为急救上品，羚羊角能凉和神经、平肝舒筋，肝主神经故也。

大承气汤是三承气汤中最峻烈之剂，它的辨证要点是：腹满不减，减不足言，腹痛拒按（绕脐部），阙上痛，甚则满头剧痛，脉沉迟或实大，或迟滑；神昏谵语，捻衣摸床，发狂喜妄；日晡所潮热；小便利，屎定硬。在未服大承气汤以前，应先服小承气汤一升，若腹中转矢气者，可与大承气汤，不转矢气者，不可与；预后，脉弦者生，涩者死，直视、谵语喘满者死，下利者亦死。阳明篇约占《伤寒论》全书篇幅1/4，仲景反复言之，倍加谨慎，欲知详细用法，请阅《伤寒论》阳明篇。

大承气汤方

大黄四钱（酒洗）　厚朴半斤（炙，去皮）　枳实五枚（炙）　芒硝三合

上四味，以水一斗，先煮二物，取五升，去滓，内大黄，更煮取二升，去滓，内芒硝，更上微火一两沸。分温再服。得下，余勿服。

破伤风患者亦有强急症状，与本论以湿为病因者迥异，破伤风别有细菌为原因。现鉴别如下：

痉与破伤风都有强急症状，这是相同点。不同点是破伤风为金创后别有细菌为原因，《巢源》及《千金》载之甚详，补录之以供参考。

《千金》云：痉者，口噤不开，背强而直，如发痫之状，摇头马鸣。腰反折，须臾十发，气息如绝，汗出如雨，时有脱易，得之者。新产妇人及金创，小儿痉风，得痉风者皆死。

《巢源》亦载有金疮中风痉候、腕折中风痉候、妇人产后中风痉后，所说症状与《千金》基本相同，故破伤风有一种破伤风样菌为病源，此菌留止，繁殖于创伤部位，如新产妇人、

小儿脐风、金创、腕折等。破伤风杆菌分泌毒素由血液循环传布全身，此种毒素与脊髓运动神经细胞有特殊亲和力，毒素与神经细胞结合，使神经过度兴奋，则见发作性强直痉挛，所以《千金》称须臾十发。治破伤风之方有华佗愈风散，诸书盛赞其效，方用荆芥穗微焙为末，每服三钱，豆淋酒或童便调服。又《三因方》所载胡氏夺命散，又名玉真散，方用：天南星、防风各等分为末，水调敷患处，出水为妙，仍用温酒调服一钱。

以上讨论的栝蒌桂枝汤证、葛根汤证、小柴胡汤证、大承气汤证等，是以外湿为外因引起的以痉为主要症状的方治，所包含的范围是比较广泛的，在症状的表现上也是比较复杂，但是只要正确的运用辨证论治的方法，是能够掌握它们的治疗规律的。下面讨论因“外湿”的影响引起的以关节疼痛为主的疾病。关节疼痛，中医学称“湿痹”。痹，是闭塞不通的意思。湿痹是湿流关节、闭塞不通而为关节痛烦的病证。所谓通则不痛，痛则不通。

五、麻黄加术汤证

《金匮要略》曰：湿家身烦疼，可与麻黄加术汤发其汗为宜。

湿家，指本有内湿之人感受外邪而出现全身疼痛的症状。从用麻黄汤来看，本证是表实无汗的症候，而且是外湿重于内湿，所以用麻黄加术汤解表以除湿。故《伤寒论》麻黄汤的主证是：头痛、身痛、腰痛、骨节疼痛，无汗而喘。此条所说症候，但用麻黄汤即可，何以更加术呢？观条文中“烦疼”二字，可知其疼痛剧烈。术能促使组织吸收，使湿邪易于排泄。喻嘉言《医门法律》云：麻黄得术则虽发汗不致多汗，而术得麻黄可并行表里之湿下趋水道，又两相维持也。

从以上讨论可以理解，在治疗上，属表证宜发汗以除湿，但是禁大汗，因为大汗只能去风，且湿邪粘滞，依然存在，周身关节仍然疼痛，发汗宜取微似汗才能使风湿之邪俱去而病愈。另外还需注意气候的变化，如果在天气阴雨的时候发汗，外界湿气较盛，影响体内湿邪的排泄，仍然不能收到良好的效果。其次禁用攻下法，及火攻（如烧针，灸熨，熏等），因为对湿病的治疗，在表者宜发汗，在里者宜利小便，如果误用火攻之，湿邪不但不解，反而会促使湿邪化热，导致发黄、鼻衄等症状的发生。《伤寒论》曰：火气虽微，内攻有力，焦骨伤筋，血唯复也。火攻之术，只适宜于阳虚、中寒、回阳救急等症，不可误施于外感表证，治时宜加注意。湿的症状和脉相如何呢？《金匮要略》曰：太阳病，关节疼痛而烦，脉沉而细者，此名湿痹，湿痹之候，小便不利，大便反快，但当利其小便。前面概述中谈到，湿病是有内湿、外湿之分的，平日土经不积，脾虚不运，首先产生内湿，既有内湿，就容易感受外湿。本条所说的是内外合邪，内湿：小便不利，大便反快；外湿：关节疼痛而烦。在治疗上应先除内湿，使泄泻止，正气才有余力祛除湿邪于肌表。从脉象沉细来看也是，也是里湿重于外湿，所以当利小便以除内湿。曹颖甫《金匮发微》认为五苓散倍桂有一定的参考价值。

应当提到的是：同为太阳病，而有中风、伤寒、温病、痉、湿痹的不同，它们怎么区分呢？太阳病，脉浮，头痛，恶风，汗出表虚的名中风；无汗表实的名伤寒；发热而渴，不恶寒者名温病；痉病之异与太阳中风、伤寒、温病者，脉不浮而沉、紧、弦，项背强几几，严重者出现口噤、背反张、断齿、足挛急；湿痹之异于痉者，脉沉而细，项背强几几，但关节疼痛而烦（烦，是说痛得坐卧不安）

麻黄加术汤方

麻黄三两（去节）　桂枝二两（去皮）　甘草二两（炙）　杏仁七十个（去皮尖）　白术四两

上五味，以水九升，先煮麻黄，减二升，去上沫，内诸药，煮取二升半，去滓，温服八合，覆取微似汗。

尾台榕堂《类聚方广义》云：山行同障雾，或入窟穴中，或于麦室诸湿气，热气郁闷处，晕倒气绝者，可速服麻黄加术汤即可。

又云：妇人体弱者，妊娠中每患水肿，与木防己汤、越婢加术汤等往往堕胎，宜此方合葵子茯苓散。

六、麻黄杏仁薏苡甘草汤证

《金匮要略》曰：病者一身尽痛，发热，日晡所剧者，名风湿，此病伤于汗出当风，或久伤取冷所致也，可与麻黄杏仁薏苡甘草汤。

一身尽痛是风湿在表之候，但是湿家与风湿都有身体疼痛的证候，它们的不同点是：湿家，重者不能转侧，早暮不分微甚；风湿，掣痛不得屈伸，在傍晚的时候病情加重，这是本证的辨证要点。形成本病的原因是汗出当风。因为当汗出之时，腠理开疏，感受风邪，汗液不得排泄，着而为湿，或过分贪凉取冷。从临床上看，妇女在产褥期中，特别是夏天失于调摄，其后患本病者甚多。

陆渊雷云：麻杏薏甘汤治续发性、传染性关节炎甚效，则经文所谓一身尽痛，乃一身之关节尽痛也。此病常并发、续发于淋病、腭扁桃炎、猩红热、痢疾、脑脊髓膜炎等传染病，盖宿因之湿因新感之风而引起者。

麻黄杏仁薏苡甘草汤方

麻黄（去节）四两（汤泡）　甘草一两（炙）　薏苡仁半两　杏

仁十个（去皮尖，炒）

上锉麻豆大，每服四钱匕，水盏半，煮八分，去滓，温服，有微汗，避风。

本方以麻黄、杏仁止肺祛风，薏苡仁除湿，甘草和中，主要作用在于清止利湿。麻黄加术汤与本方同为治表实无汗的方剂，但在主治和方剂配伍上则有所不同，现比较如下。麻黄加术汤：麻黄三两，桂枝二两；麻杏薏甘汤：麻黄半两，薏苡仁易桂枝。可见前方重在发汗（麻黄伍桂枝）其目的是散寒除湿，而后方则重在轻清止化在表之湿。

《类聚方广义》云：麻杏薏甘汤，治孕妇浮肿，而喘咳急迫，或身体麻痹或疼痛者。

又云：治风湿痛风，发热剧痛而关节肿起者，随症加术附奇效。

薏苡仁：《本经》云主治筋急拘挛，不可屈伸，久风湿痹。《别录》云：筋骨中邪气不仁，利肠胃，消水肿。

《汤本求真》云：考诸家本草薏苡仁治甲错，脓汁，脓血，带下，利尿，治赘疣发疹，而有镇静、镇痛、消炎解凝诸作用。余常用葛根汤加薏苡仁治项背肌痉挛，又加术治急慢关节痛。又用柴胡剂加薏仁、桔梗治腐败性支气管炎及肺坏疽。又用大黄牡丹汤加薏苡仁或去芒硝治阑尾炎、鱼鳞癣及淋病。又与猪苓汤加薏仁，又加甘草、大黄治淋病。又用桃红承气汤、大黄牡丹汤、桂枝茯苓丸、当归芍药散之类加薏苡仁治白带下。又单用薏苡仁或与诸方配伍治赘疣皆收卓效。唯有一事应注意者，薏苡仁有性寒利尿缓下作用，略如石膏，若组织枯燥或下利见虚寒者忌之。

附　五积散

五积散出《和剂局方》，主治外感风寒，内伤生冷，头痛身痛，项背拘急，恶寒腹痛，呕吐，寒湿客于经络，腰足酸痛，妇人月经不调难产。

苍术　麻黄　桔梗　枳壳　陈皮　厚朴　干姜　半夏　茯苓　甘草　白芷　当归　白芍　川芎　肉桂

七、防己黄芪汤证

《金匮要略》曰：风湿，脉浮身重，汗出恶风者，防己黄芪汤主之。

前面讨论的麻黄加术汤、麻杏薏甘汤，以其无汗、身痛不可转侧为表实证，所以用发汗的方法以散寒除湿。本方证亦有身疼痛，但是有汗出恶风症状，是表虚，而卫气不固所致。如太阳病有汗者为中风，为表虚证，无汗名伤寒，为表实证同一机制。

防己黄芪汤方

防己一两　甘草半两（炒）　白术七钱半　黄芪一两一分（去芦）

上锉麻豆大，每抄五钱匕，生姜四片，大枣一枚，水盏半，煎八分，去滓，温服，良久再服。喘者加麻黄半两，胃中不和者加白芍三分，气上冲者加桂枝三分，下有陈寒者加细辛三分。服后当如虫行皮中，从腰下如冰，后坐被上，又以一被绕腰以下，温令微汗，差。

本方以防己利水，白术健脾除湿，黄芪扶表，甘草姜枣补中和营卫，总的作用在于益气行湿。

黄芪，《本草纲目》云：气味甘微温，主治排痈疽及久败疮之脓而止痛。《药征》称其主治肌表之水，故能治黄汗、盗汗、皮水兼治身体肿或不仁。所谓脓、肿皆属湿之类。因此黄芪的功用是固卫气而除湿。故《伤寒》《金匮》中治湿诸方，大都重用黄芪。如防己黄芪汤、防己茯苓汤、乌头汤、千金三黄汤等，治黄汗如桂枝加黄芪汤、芪芍桂酒汤等，后治自汗、盗汗诸方大都重用黄芪，如玉屏风散等。疡医用黄芪以托脓排脓者，不胜枚举，可见黄芪功能祛除皮肤及组织中水湿，恢复其营养，所以说功能固表。白术能促组织之吸收，凡组织的吸收作用称脾经，病理的渗出称脾病，所以本草称术能健脾除湿。

《类聚方广义》云：防己黄芪汤治风毒肿、附骨疽、穿踝疽，稠脓已歇，稀脓不止，或痛，或不痛，身体瘦削或见浮肿者，若恶寒或下利者，更加附子为佳。

八、桂枝附子汤证

桂枝附子汤证治、方药、用法见第四章桂枝附子药条。

九、白术附子汤证

白术附子汤证治、方药及用法见第四章白术附子汤条。

十、甘草附子汤证

甘草附子汤证治、方药及用法见第四章甘草附子汤条。

十一、桂枝芍药知母汤证

桂枝芍药知母汤证治、方药及用法见第四章桂枝芍药知母汤条。

十二、乌头汤证

乌头汤证治、方药及用法见第四章乌头汤条。

第二节　论治中风

下面我们讨论中风。中风在后世中医书中又称为瘫痪，在现代医学中称“脑溢血”，虽然名称不同，其实一而已。中风的症状为不遂、疼痛。凡疼痛不遂之病，古人皆以风之使然，故名中风，为猝然仆倒、半身不遂等，其病多属脑病。下面就形成中风的原因及治疗方法分别讨论于下。

一、中风的病因及症状

中风的病因与症状在祖国医学中记载很多，如《金匮要略》《千金》《外台》《巢源》、金元四大家等诸书都有详细记载，积累了相当丰富的临床实践经验，可见中医学对此病是有深刻认识的。

《金匮要略》曰：寸口脉浮而紧，紧则为寒，浮则为虚，虚寒相搏，邪在皮肤，浮者血虚，络脉空虚，贼邪不泻，或左或右，邪气反缓，正气即急。正气引邪，㖞僻不遂，邪在于络，肌肤不仁，邪在于经，即重不胜。邪入于腑，即不识人。邪入于脑，舌即难言，口吐涎。

又曰：夫风之为病，当半身不遂，或但臂不遂者，此为痹，脉微而数，中风使然。

欲明风与痹的病理，首先必须研究运动神经之径路。脑髓中的大脑是意识、记忆、知识、情志的主宰，这些都寄于大脑皮质，大脑分为左、右两半球，如四肢、五官各分左右。运动神经的神经纤维出于两半球之大脑皮质，由皮质之下向后主延髓、脊髓交界处，大部左右交叉，出于大脑左半球之神经交叉而行于脊髓右侧，出于大脑右半球之神经，交叉而行于脊髓左侧。此等纤维下主脊髓之运动神经细胞核而终止，名中枢性神经径路。脊髓亦分左右两侧，由此再生新纤维，自脊髓出，分布于全身随意运动的器官，各末梢性运动神经径路。上肢之末梢运动径路出自颈髓、胸髓。下肢之末梢运动径路出自腰髓、骶骨髓。因此病在大脑半球，则对侧半身不遂。病在颈髓、胸髓一侧，为本侧上肢不遂，病在腰髓、骶骨髓一侧，为本侧下肢不遂。所以半身不遂之病在大脑。臂不遂之痹，病在脊髓。如果大脑病灶甚小，仅侵及一小部分运动中枢，发为不遂的病亦只局限于身体一小部分，不致波及半身，这样将与脊髓末梢

运动径路所发生的病变难以区别，

鉴别的方法可先量血压，若血压甚高，而又头中胀痛，则可诊断为大脑之病，反之当属脊髓病；其次诊察不遂的肌肤有无变性萎缩，有变性萎缩者是脊髓之病，无者是大脑之病，因为肌肤的营养神经出于脊髓，不出于大脑，脊髓有病则所辖之肢体必现营养障碍。

中风之病是因为大脑猝然出血，引起脑出血的原因是血管中的压力增高，而血压增高的原因是由于动脉硬化及大脑动脉中粟粒形动脉瘤。引起动脉发生病变的原因很多，如衰老、嗜酒、多食、胆固醇过高、梅毒、铅中毒、痛风、慢性肾炎、心脏肥大、心内膜炎等。引起脑出血的诱因是：大喜大怒、饱食温浴、外感六淫之气等。脑出血的症状是：口眼㖞斜，手足不收，发作时不识人等。因为大脑皮质受病灶的压迫，知识昏蒙，影响中枢性神经径路。即使出血停止，病灶收缩，脑出血的病侵及大脑之大部，小者如粟粒，但是此种小灶无卒中症候，通常大如胡桃者最多。新出血之病灶状如糜粥而色红，是由破裂的脑实质及溢出的血液混合而成，时间稍久，血液凝固，致红血球崩坏，血色素分解，遂被脑组织所吸收，仅留透明而黏腻的浆液，又经若干时日，包含浆液之处萎缩而形成瘢痕。崩坏物（其主成分为瘀血）渐被吸收，则大脑皮质压迫减轻，病人自醒，但是病灶不消除，㖞僻不遂之半身始终不能恢复，在临床上也有在半年之内而得愈者，大抵十年之内病必再发，再发多不救。

脑出血与脑充血不同，充血不过是血管扩张而聚血多，但尚未溢出管外，脑出血则血出于管外。脑充血之重症虽然亦有不省人事者，但由此而致命的甚少，苏醒后，可望平复如初。而脑出血往往因心脏麻痹、呼吸麻痹而立毙。（前面讨论的桂枝附子汤治验中载有清川玄道家中风奇药，其方为桂枝附子汤或乌头桂枝汤，头痛加大黄、棕叶，是因为本方功能强心，方中桂枝、甘草辛甘化阳，为扶助心阳之剂。《伤寒论》曰：发汗过多，其人叉手自冒心，心下悸，欲得按者，桂枝甘草汤主之。可见功能扶助心阳。而大黄、附子并非寻常之剂可比，此二味为仲景阴证、阳证两大柱脚，附子俱强心之效，所以防止心脏麻痹，而且在出血以后大多有寒。用大黄者，是用诱导方法使血液下行，间接制止头部继续出血。）其不毙者，即成半身不遂，肌肤不仁，此为知觉神经麻痹，因为知觉神经纤维常与运动神经纤维混为一处，其中枢亦在大脑，所以不遂之半身不仁、舌难言、口吐涎等，是舌下神经及颜面神经麻痹。

由上所述形成中风的内因是动脉硬化。形成动脉硬化的原因是衰老、嗜酒、多食、胆固醇过高、梅毒、铅中毒、慢性肾炎、心脏肥大、心内膜炎等，所有这些都有炎症分泌物产生，而炎性分泌物属内湿。后世医家认为“中风”是风湿引起的瘫痪，因为古代无生理、病理等学科，而以疼痛属风，责之于湿，是有见于此种转换的。外因大怒大喜、饱食温浴以及外感六淫之邪气等。

二、中风的治疗

下面讨论中风的各家治疗经验。

自宋以后，言卒中的原因，河间主火，东垣主虚，丹溪主痰，清王清任主补气逐瘀。他们都各有自己的一整套辨证用药的理论根据和丰富的临床实践经验。后世医家各取其一，相承无异议，在此基础上又有所发挥。今详考他们的主张的根据是：当卒中之际，患者面色缓缓而赤，脉洪大而滑，得大剂甘凉药而病减，此河间之说所由来；患者痰涎涌溢，得大剂除痰药而病减，此丹溪之所由来；偏枯瘫痪得大剂补益药而病减，此东垣之说所由来。笔者认为：以上诸家之说虽各有所本，证之今日医学研究所得，他们之间是互相联系的，具有一定研究价值。因为中风的内因是动脉硬化，而引起的动脉硬化的原因是“炎症”，既有炎症，就有炎症所产生的炎性分泌物，此物停潴于体内，即为湿，而痰是“湿”之类。东垣注重脾，而组织的吸收作用称脾经，病理的渗出称脾病，东垣主张健脾，即是促使组织的吸收，吸收增进则分泌退减，“湿”无由生。至于王清任主补气逐瘀（其方剂补阳还五汤）之法，亦是切合实用的。因为中风既为脑出血，则有瘀血，本方能逐瘀血，则大脑皮质压迫排出，不致使瘀血留积于体内。方中重用黄芪，其功用为除湿（见前防己黄芪汤），但是补阳还五汤应在什么时候运用才能发挥最大效果，待下面再讨论。从上诸家所主张的火、虚、痰、瘀血，都是卒中以后的证治法，可见中医治疗疾病，原因及以往经过可以不问，而辨证处方则凭当前脉证以施治疗。《伤寒论》曰：观其脉症，知犯何逆，随证治之，此仲景遗教，确然不拔，可为万世法者也。

《外台》第十四卷风痱门　《古今录验》续命汤，治中风痱不仁，身体不能自收，口不能言，冒殊不知痛处，或拘急不能转侧。

续命汤方

麻黄　桂枝　当归　人参　石膏　干姜　甘草各三两　川芎一两　杏仁四枚

上九味，以水一斗，煮取四升，温服一升，当小汗满覆脊，凭几坐，汗出则愈。不汗更服。无所禁，勿当风，并治但伏不得卧，咳逆上气，面目浮肿。

《内经》云：痱之为病，身无痛者，四肢不收，智乱不甚，其言微，甚则不能言。

楼全善云：痱，废也。痱即偏枯之邪气深者，以其半身无气以营运，故名偏枯，以其手足废而不收，故名痱，若偏废，或全废，皆曰痱也，可知痱即中风。

尤在泾《金匮心典》云：痱者，废也，精神不持，筋骨不用，非将邪气之扰，亦真气之衰也。麻黄、桂枝所以散邪，人参、当归所以养正，石膏合杏仁助散邪之力，甘草合干姜为复气之需，乃攻补兼施之法也。此方实为中风正治之剂，而推其立方之肯，则足以明中风所因之理，学者岂不可深味乎？

《橘窗疏影》云：某者七十余，平日肩背强急，时觉臂痛，一日后肩强急甚，方令按摩生疗之，忽言语蹇塞，右身不遂，惊而迎医，服药四、五日自若也。余诊之，腹候快和，饮食如故，他无所苦，但右脉洪盛耳，与《金匮》续命汤。四、五日言语滑，偏枯少差，脉不偏盛，能以杖而起步。

从上医案中，可以体会到：中风之病有因外感而引起者，从临床上看，中风患者卒中时不因外感，但卒中后大多有外感症状。续命汤方兼发表，补虚消瘀之长，所以为中风正治方剂。下面讨论这个问题。

中风为脑出血，其内因为动脉硬化。动脉硬化患者感六淫之邪而患外感。病菌学证明：热病初起时，病毒多在血液中，欲排出之，莫如出汗人身上汗腺的排列上半身多，下半身少，所以气血趋而向上向表，则上半身呈充血现象头为三阳之会，诸阳之首，则头部充血较他部位严重（观太阳病患者头项强痛，即是该部充血所致），动脉硬化患者不堪气血冲击，血管破裂而出血，是为脑出血。若破裂处在毛细血管，则出血不甚，仅为脑溢血，则为中风痱不仁。在此时若表证仍在者，法当解表，续命汤实为至当不易之剂，使病毒从汗解，病毒解则上冲之气血平，间接达到制止头部血管破裂处继续出血的目的。方中人参，考仲景用人参之例，有三目的而用之：①胃机能衰弱，如《伤寒论》百五七条生姜泻心汤、百五八条甘草泻心汤、百四九条半夏泻心汤、百六一条旋覆代赭汤、三百八六条理中汤等用人参，是取其健胃之效。②强心复脉，如百七七条炙甘草汤、六九条茯苓四逆汤、三百八五四逆加人参汤等。③生津液，如白虎加人参汤。在续命汤方中用人参是取其强心之效，以防止脑出血因心脏麻痹而生变。川芎，《本草纲目》称其气味辛温无毒。《本经》云其主治中风入脑头痛，寒痹筋挛缓急。《本草备要》云：川芎为血中之气药，助清阳，开诸郁，润肝燥，补肝虚，上行头目，下行血海，搜风散瘀，调经止痛。当归，《本草纲目》云：气味苦温无毒，治头痛，心腹诸痛，破恶血，养新血。由上所说，川芎、当归皆治血之药。研究结果证明：当归能促进血液氧化作用，川芎富冲动性，冲动司血行之神经，所以二物合用能生新血、破瘀血。本方用此二味亦即此意。于此更可体会到，失血患者患外感，不宜于单纯发表，否则会发生变证，可于方中加入人参、归、芎等生津、养血活血之品。本方是其例，在表已解的前提下，若患者痰涎涌溢者，丹溪之法可用，若虚者，东垣补虚之法亦无不可，但最切实用者，应推王清任补阳还五汤，以其能祛瘀故也。

补阳还五汤

主治：半身不遂，口眼歪斜，语言謇涩，口角流涎，大便干燥，小便频数，遗尿不尽。

生黄芪四两　归尾二钱　赤芍钱半　地龙一钱　川芎二钱　桃仁二钱　红花一钱

水煎服。

初得半身不遂者，加防风一钱，服四、五剂后去之；如患者先有如耳之言，畏惧黄芪，只得迁就人情，先用一、二两，以后渐加至四两，至微效时，日服二剂，岂不是四两，每日服二剂，服五、六日仍服一剂；如已病二、三月，前医遵古方服寒凉药过多（案河间主火所列方剂）加附子四、五钱；如用散风药过多，加党参四、五钱，若未服不必加。此法虽良善之方，然病久气太亏，肩膀脱落二三指缝，胳膊屈而扳不直，脚孤拐向外侧；哑不能言，一句皆不能说之症，虽不能愈，常服可保命不加重。若服此方愈后，药不可断，或隔三、五日吃一付，不吃恐将来得气绝之症。方内黄芪不拘何处所产，药力总是一样的，皆可用。

《医林改错》一书列有未病前症状，附录之，对于中风的早期诊断和治疗是有一定参考价值的。

论未病以前之形状

或曰：元气既伤之后，未得半身不遂以前，有虚症可查乎？余平生治此症最多，知之最悉，每治此症愈后，问及未病以前形状，有云偶尔一阵头晕者，有头无故发沉者，有耳内无故一阵风响者，有耳内无故一阵蝉鸣者，有眼上下跳动者，有一只眼渐渐小者，有无故一阵眼睛发直者，有眼前常见旋风者，有常向鼻中钻冷气者，有上、下咀唇一阵跳动者，有上、下咀唇相凑发紧者，有睡卧口流涎沫者，有平素聪明，忽然无记性者，又忽然说话少头无尾，语无伦次者，有无故一阵气喘者，有一手长战抖者、两手长战抖者，有手无名指每日有一时屈而不伸者，有手大指无故自动者，有胳膊无故发麻者，有肌肉无故跳动者，有手指甲缝一阵阵出冷气者，有脚指甲缝一阵阵出冷气者，两腿膝缝出冷气者，有足孤拐向外侧者，有腿无故抽筋者，有足指无故抽筋者，有行走两腿如拌蒜者，有心口一阵气堵者，有心口一阵发空气不接者，有心口一阵发慌者，有头项无故一阵发直者，有卧时自觉身子沉者，皆是元气渐亏之证，因不痛不痒，无寒无热，无碍饮食起居，人最易于疏忽。

从本方重用黄芪来看，黄芪，元素称其益元气，气属阳，指功能作用。仲景于黄芪都用于除湿诸方剂中（前防己黄芪汤条已辨之），它的除湿是在促使组织吸收，恢复其营养的基础上获得的。其余归、芍、桃仁、地龙等，皆通经活血逐瘀之品，瘀血去则血循环畅通，则能输送、转输养料及代谢产物，则湿去而病愈。

《千金》三黄汤治中风手足拘急，百节疼痛，烦热心乱，恶寒经目，不欲饮食

三黄汤方

麻黄五两　独活四两　细辛二两　黄芪三两　黄芩三两

上五味，以水六升，煮取二升，分温三服。一服小汗，二服大汗。心热加大黄二分，腹满加枳实一枚，气逆加人参三分，悸加牡蛎三分，渴加栝蒌根三分，先有寒加附子一枚。

本方出《千金》第八卷偏风门，名仲景三黄汤，此方秘不传。

魏荔彤云：本方亦为中风正治之方。少为变通者也，以独活代桂枝，为风入之深者设也。（《别录》云：独活疗诸贼风，百节痛风无问新久）；以细辛代干姜为邪入于经者设也；以黄芪补虚以熄风，以黄芩代石膏以清热，为湿郁于下，热盛于上者设也。心热加大黄以泄热也，腹满加枳实以开郁行气也，气逆加人参以补虚也，悸加牡蛎防水邪也，渴加栝蒌根以润肺、生津、除热也，大约为虚而热者言治也。先有寒即素有寒，素有寒则无热可知，纵有热亦内真寒、外假热而已。云加附子，则方中黄芩应斟酌也。案：此则不尽然，《伤寒论》中附子泻心汤、《金匮》中黄土汤都黄芩、附子并用，观方后不云去黄芩加附子可知。

本集所讨论的外湿就此暂告结束了。本集所列举的方证有

栝蒌桂枝汤证、葛根汤证、小柴胡汤证、大承气汤证、麻黄加术汤证、麻杏薏甘汤证、防己黄芪汤证、桂枝附子汤证、去桂加白术汤证、甘草附子汤证、桂枝芍药知母汤证、乌头汤证、续命汤证、三黄汤证等。虽然在症状的表现上各不相同，是人体的内在因素各异所决定的，但导致发病的原因都是以外湿为外因的。湿不能独伤人，必随风寒之气以中之。湿为六淫之一，属外感，所以在治疗上总不出发汗的范畴。

附　补一先人"止咳化痰丸"

麻黄　细辛　柴胡　蛤粉　附片　干姜　半夏　甘草　草乌　柏树叶　五味子各二两　青黛　苏子　酒军　牙皂　桂枝叶子烟各一两　松秀四钱　樟脑三钱　粟壳三两

上药共为末，用柏树胶二两化入，每药十两加阴花一两，水滴为丸，如黄豆大，每服四丸，日三次。

第六章　积聚漫谈

唐守国

积聚是什么病？是怎样形成的？应注意些什么治疗原则？怎样治疗？这些问题为很多人所关心，亦是目前应当加以研究、解决的问题之一。笔者就以上问题本着学习、发掘、整理祖国医学遗产的目的，在根据《内经》《伤寒论》《金匮要略》，以及《千金》《外台》有关论述的基础上，结合现代医学理论和学习的一些体会，谈谈一些粗浅看法，由于学习的不好，水平有限，对上述医学理论的理解定多错误之处，诚恳地希望前辈医家，以及对这方面有所研究的同志不吝指正。

第一节　积聚的概念

《金匮要略》曰："问曰：病有积、有聚、有谷气，何谓也？师曰：积者，脏病也，终不移；聚者，腑病也，发作有时，辗转痛移，为可治；谷气者，胁下痛，按之则愈，复发，为谷气。诸积大法，脉来细而附骨者，乃积也。寸口，积在胸中；微出寸口，积在喉中；关上，积在脐旁；上关上，积在心下；微下关，积在少腹；尺中，积在气冲；脉出左，积在左；脉出右，积在右；脉两出，积在中央。各以其部处之。"积聚之病，亦见于《难经·五十五难》及《千金》第十一卷坚癥积聚第五，曰："论曰：病有积、有聚，何以别之？答曰：积者，阴气也；聚者，阳气也。故阴沉而伏，阳浮而动。气之所积，名曰积；气之所聚，名曰聚。故积者，五脏之所生；聚者，六腑之所成也。故积者，阴气也，其始发有常处，其痛不离其部，上下有所终始，左右有所穷处；聚者，阳气也，其始发无根本，上下无所留止，其痛无常处，谓之聚也。故以是别知积聚也。"合以上二条而故之，积聚之病，《金匮》称终不移，辗转痛移，《千金》称其痛不离其部，其痛无常处，因此，它是一种以发作性疼痛为主的病证，亦即癥瘕痞块之类。其痛有一定部位，而不移动者，称积；其痛无一定部位，移动不居者，称聚。从阴阳的角度看，脏属阴，腑属阳，不移动者属阴，移动者属阳，所以《金匮》及《千金》均称积为阴气，属脏；聚为阳气，属腑所生疾病。但是从临床上看，以发作性疼痛为主要症状的癥瘕痞块，不一定都出现在脏腑，而多数在腹膜中。据此，则中医学中所称的积聚，即现代医学中所称肿瘤之类疾病。

第二节　积聚的病因病机

积聚的致病因素问题，笔者认为是和"湿"有密切联系的，要弄清这个问题，请允许我先从"湿"谈起。

一、湿是什么？

湿是一个总的概念，是致病因素之一，以湿为病因所引起的疾病在临床上是相当广泛的。湿有外湿、内湿之分。外湿为六淫之一，是四时不正之气，病属外感，治宜发汗。内湿，尤在泾云：土经不及，湿动于中，气化不速，湿侵于外。说明了内湿的形成原因是土经不及，也说明了外湿和内湿是可以相互影响的。故《内经》中《太阴阳明论》及《厥论》皆云脾主为胃行其津液。据此，则中医书所称脾实际上是指胃肠的吸收作用，又多包括消化器全体，推而广之，凡一切组织的吸收作用皆称为脾。组织的吸收作用称脾经，病理的渗出称脾病。基于上述认识，则内湿是炎症所产生的炎性渗出物。

在炎症初期，患部毛细血管扩张，呈充血症状，血液中流动成分及有形成分渗出于管外，渗出于管外的流动的成分即炎性渗出物。若停潴于体腔内即为饮，浸润于组织即为湿，严重的即成水肿，水肿与饮都属湿之类。若炎症发于有黏膜的器官，如胃、肠、咽头、支气管、子宫体，其时黏膜表面由毛细血管渗出浆液，而黏液的分泌亦同时增加，此种病变发于胃则为痰饮。中医学称无湿不生痰，脾为生痰之源，胃为贮痰之器，是有见于此种机理的。若发生于子宫则为带下，在妇科疾病中病者痰多则带下少，痰少则带下多，而肾气丸一方既可治痰饮，亦可治带下，可见痰饮一证不单属脾，和肾气亦有关系。换言之，脾病，即组织的吸收作用减退，是肾气不足引起的，则脾病是结果，而肾气不足是原因。

尤在泾所云土运不及，湿动于中，气化不速，而气化不速即是肾气不足。《金匮要略》曰“夫短气有微饮，当从小便去之，苓桂术甘汤主之，肾气丸亦主之”可证，发于咽头、支气管，则为咽痒、咳嗽，故痰饮、带下及咳声如在瓮（wèng）中者，皆从湿治。发于大肠则为下利，发于十二指肠往往为黄疸，疸与利中医学都以为是湿病而责之脾。所以内湿为炎性渗出物，中医学中称脾恶湿，脾属太阴，称太阴湿土。尤在泾及《内经》所论，其实如此。

《内经》之所以有价值，祖国医学之所以可贵，内湿的成因除和上述与脾、肾有关外，和三焦亦有直接关系。三焦闭塞不通，是形成内湿的又一成因。《素问·灵兰秘典论》云：三焦者，决渎之官，水道出焉。三焦为手少阳之府，《八十一难》称为原气之别使，所正辄为原。故原，即源字，是水流的意思。其内达脏腑者，是内之水源，方膈上为上焦，如雾，膈下为中焦，如沤，脐下为下焦，如渎。其分布在躯壳者，亦通言三焦，为外之水源。《金匮要略》曰：腠者，是三焦通会元真之处，为血气所注。杨上善注此条云：三焦之气发于腠理。这是什么意思呢？故血液循环在生理上有两个意义，其一输送养料及体温，其二转输代谢产物。其大概经过是：生理上毛细血管（动脉）滤出液状成分，以渗润组织，供其营养，名淋巴液，此液更吸收组织的代谢产物，自组织腔输入淋巴管，经淋巴导管而入静脉，还归血液。仲景称腠者，是三焦通会元真之处，为血气所注，而血气注入组织是以淋巴液为媒介进行的，则三焦即是淋巴液与管。其内达脘腑者是内之淋巴液、腺管，即内之水源；外达躯壳者是外之淋巴液、腺管，即外之水源。生理上，全身的淋巴管都汇合到两个最大的淋巴导管——胸导管、右淋巴导管。胸导管是全身最长而粗的淋巴管，长约 30 厘米 ~ 40 厘米，下端起自位于第十一胸椎到第二腰椎之间略为膨大的乳糜池，上行于胸主动脉右侧，到第四五胸椎处移向左侧，继而越主动脉弓后面向上，在第七颈椎处注入左静脉角。它收集两下肢、盆壁、盆腔脏器、腹壁、腹腔内脏、左肺、左半心、左半胸壁、左上肢和左半头颈部的淋巴。右淋巴导管很短，长度不超过 1.5 厘米，注入右静脉角，收集右半头颈部、右上肢、右肺、右半心和有半胸壁的淋巴。若三焦闭塞不通，即淋巴管通流障碍，不能转输代谢废料，则三焦决渎行水之责失职，而为内湿。

综上所述，产生内湿的原因是：土经不及，湿动于中，气化不速，及三焦闭塞不通。

二、湿病是怎样形成积聚，即癥瘕痞块的？

由于内湿是炎症所产生的炎性分泌物，以及浆液膜、黏液膜分泌亢进，致吸收障碍（吸收与渗出，其机理正相反，分泌亢进则吸收必退减。），以及淋巴管回流障碍所产生的。由于这些原因，此种分泌物及代谢产物停潴于体内阻碍了气血循环流通的道路，故使代谢机能失调。在这种情况下，前面谈到的痰饮、水肿、咽痒、咳嗽，下利疸等，是其“常”，而癥瘕痞块是其“变”。之所以有常与变的不同转归，是和人体的内在因素有关的。

生命的本身，就是充满着矛盾斗争的统一体，生命只有在不停地运动中才能够有效地抵抗各种致病因素的侵袭，才能不停地克服矛盾和战胜矛盾，从而将生命推向前进。而生命能够不停地克服矛盾、战胜矛盾所凭借的力量是什么呢？气血而已。什么是气血呢？《灵枢·决气》篇云：上焦开发，贮五谷味，熏肤、充身、泽毛、若雾露之溉是谓气。中焦受气取之汁，变化而赤是谓血。可见气是指功能作用，把饮食物消化吸收后的精微，通过中焦的功能作用，变化而成为血。再通过“气”，即功能作用将吸进的氧气同血液中所含葡萄糖化合，缓慢燃烧产生体温，输送到全身各组织中去，而成其营养。是《内经》所说熏肤、充身、泽毛，若雾露之溉，是言其无所不到、无所不至。葡萄糖和氧气化合燃烧后分解为二氧化碳及水，连同组织中其他代谢废料从淋巴管回归静脉然后排出体外，这是人体内新陈代谢的大概情形。

中医学称气为阳，血为阴，血随气以运行，气以血为依托，即阴阳互根的道理。因此形成积聚的内因是：炎症所产生的炎性分泌物，以及淋巴回流障碍等阻碍了气血流通的道路，气血既不流通，则失去生理作用而成为瘀血。病变部位血液既不流通，则炎部组织不能得其营养，代谢产物不能转输排泄，炎性分泌物及其他代谢废料愈益增多，气血流通的道路将愈加受阻，二者是互为因果的。但是人身上的血管排列是成网状的，初起时病灶甚小，气血仍能流通，成其回流，另一方面人体内的正气能进行调节的原故，所以一般不会有明显的自觉症状。当外界气候变化（外因），人体感受外邪侵袭后，就会在此部位有较明显症状，所谓新感引动宿疾，如果在此时不加以认真治疗，任上述恶性循环继续下去，病灶就会逐渐扩大，阻碍气血的流通，日积月累，其他如衰老，正气亦随之衰弱，不能进行抵抗、调节，就会形成癥瘕痞块，所谓通则不痛，痛则不通，就会有明显的自觉症状。

三、关于癌症的粗浅认识

临床上，凡积聚患者，其发病经过大部分有较长时间的炎证史，可为明证。积聚的病因是：痰凝气滞、气血结凝而成。其症状是以发作性疼痛为主证的癥瘕痞块，病变部位在脘腑，现代医学中所称肿瘤一类疾患。病情再进一步发展，这部分组织就会坏死、腐烂而生成有毒物质，此种有毒物质是细菌或细菌分泌的毒素同坏死、腐烂的组织、分泌物等混合而成。在此时，中医学中称内痈，《医宗金鉴》（外科）第七卷内痈部载有肺痈、大小肠痈、胃痈、脾痈、肝痈、心痈、肾痈、三焦痈等，及诸内痈法，云：凡遇生内痈之人，与生黄豆五粒嚼之，口中无豆味者，是其候也。我无从质言内痈即现代医学所称癌症，但是《医宗金鉴》（外科）第六卷胸乳部中载有乳岩一证。这是中医学中最早记载有关癌症的书籍之一，对于研究癌症是有其重要参考价值的。

癌症是目前摆在医学中的一大课题之一。在临床上，我们可以利用这一现象提一种倾向：当患者被诊断为癌症后，病情会急剧恶化，给治疗带来极大困难，处于被动不利地位，这是什么原因呢？这一情况的发生和人体内正邪斗争的结果有密切关系。正邪斗争贯穿于一切疾病的始终，这一斗争的结果决定着一切疾病的转归及其预后。目前在人们的头脑中有这样一个极深刻的印象：癌症是不治之症。对于癌症，目前我们正经历着一个认识，找出其变化发展以及治疗规律的过程，这是客观存在的事实。但是，在以英明领袖华主席为首的党中央领导下，我们坚信：我们是能够，也一定能够在癌症这一必然王国中获得自由的。当患者被诊断为癌症后，其心情的紧张、忧患程度是可以理解的，但是，这一属于情志的急剧变化，导致了疾病的急剧变化（虽然这一诊断不告诉患者，但是他从亲属及探望病情的人的心情中，结合自己身上能够触摸的包块及疼痛的程度也是知道怎回事的）。

《素问·举痛论》云：余知百病生于气也，怒则气上，喜则气缓，悲则气消，恐则气下，寒则气收，炅则气泄，惊则气乱，劳则气耗，思则气结。《素问·调经论》云：悲则气消，消则脉虚空。

前面讨论过，气是功能作用。这里谈的是精神上的不良刺激损害了功能作用。这样不但降低了正气抵抗疾病的能力，还会使药物发挥不了治疗效果。因为药物本身是不能直接战胜疾病而成其功用的，它必须凭借正气抵抗疾病的趋势，因势诱导，辅翼正气之不足，从而达到疏其气血，令其条达，致于和平的目的。《素问·生气通天论》云：阴平阳秘，精神乃治，阴阳离决，精气乃绝。人体内的正气因精神上的不良刺激而气乱、气结、气消，消则脉虚空，药物怎能辅翼它而发挥积极作用呢？相反的，如果患者对疾病有正确认识，树立一定能够战胜疾病的信心，和医生密切配合，就能最大限度地唤起和调动全身的抵抗能力，收到比较满意的治疗效果。要使患者树立一定能够战胜癌症的信心和决心，避免上述精神上的不良刺激，首先决定于医者的医疗实践和完全、彻底为人民服务的思想，勇挑重担，敢攻难关。叶副主席教导我们：科学有险阻，苦战能过关。我们要从根本上铲除癌症是不治之症的恶劣影响，这一重担，今天已历史地落在我们肩上。

四、治疗原则

积聚是以疼痛为主的癥瘕痞块一类疾患。通则不痛，痛则不通。总的治疗原则是，《素问·至真要大论》云：谨守病机，各司其属，有者求之，无者求之，盛者责之，虚者责之，必先五胜，疏其血气，令其调达，而致和平。意思是说，要小心谨慎地掌握病机。所谓病机，就是正气抵抗疾病的趋势而表现出的错综复杂的各种症状。对病机加以认真仔细地分析归纳，全力找出它的主要矛盾，不要被一些表面的假象所迷惑，抓住这一主要矛盾，不失时机地用药因势诱导，辅翼正气之不足，进行决战，从而驱逐病邪，战胜疾病，切不可因循姑息，选用保守疗法，坐失良机，而致疾病变迁，发生不测之变。如太阳病，正气驱邪向外、向表、向上，而现头痛、发热、恶风、脉浮等症状，其目的欲方出汗，从汗解，此时无汗表实的用麻黄汤，有汗表虚的用桂枝汤，以助正气抵抗疾病的趋势，则汗出而解。如果在此时失此病机，疾病就会进一步发展而成为少阳病或阳明病；如果不用汗解法而用下法，就会逆正气抵抗疾病的趋势而成坏病，使病情恶化、复杂化。所以谨守病机是相当重要的。

唐代孙思邈云：胆欲大而心欲小。就是说要小心辨证，大胆处方，亦谨守病机之遗意。“各司其属”就是要严格区分它们的属性，因为癥瘕痞块有属气、属瘀血、属痰，偏于热、偏于寒、或寒热错杂等不同性质，在治疗时就要根据这些不同属性采取相应的治疗措施。《素问·至真要大论》云：寒者热之，热者寒之，坚者削之，结着散之，留者攻之。立处方时还要根据疾病的久暂、体质的强弱采用一攻一补或一攻三补的方法，以达到既能驱邪又不损伤正气的目的，切不可求愈心切而取祸。语云：欲速则不达。总之，病由渐而成，治之亦必由渐而去，一般初病正气未虚以攻为主，久病正虚应攻邪养正并重，临症处方应灵活运用。

在下面将要讨论的治疗积聚的方剂中，大都是一些峻烈有毒的药物，在用这些药物的时候要有制约。这些药物虽然治疗的效力大，但是对人体的正气亦有一定损害。应怎样具体掌握有毒药物的运用呢?《素问·五常政大论》云："帝曰：有毒无毒，服有约乎？岐伯曰：病有新久，方有大小，有毒无毒，固宜常别制矣。大毒治病，十去其六，常毒治病，十去其七，小毒治病，十去其八，无毒治病，十去其九，谷肉果菜，食养尽之，无使过之，伤其正也。不尽，行复加法。"《素问·脏气法时论》云："毒药攻邪，五谷为养，五果为助，五畜为益，五菜为充，气味合而服之，以补益精气。"这些都是我国劳动人民在长期的同疾病做斗争的医疗实践中积累的经验总结，都是不能违背的，所以谆谆告诫十去其六，十去其七，十去其八，十去其九。这是使用有毒药物的一般原则。以上这些都是在治疗时应加以充分注意的。

第三节　积聚的辨证治则

积聚是年积月累而成的，是其他疾病的转归，因此应采取预防为主、治疗为辅以及开展对于常见病、多发病的防治和治疗工作，以减少积聚的发病率为根本措施。《素问·四气调神大论》云：圣人不治已病治未病，不治已乱治未乱，夫病已成而后药之，譬犹渴而穿井、斗而铸锥，不亦晚乎。以此可以看出，我国在两千多年前就已深刻地认识到了预防的重要意义，在今天还是符合先进医学思想预防为主的精神的。在未发生疾病以前应防止疾病发生外，在已病后的治疗中，还应防止疾病传变。《金匮要略》曰："上工治未病何也？师曰：夫治未病者，见肝之病，知肝传脾，当先实脾，四季脾旺不受邪，即勿补之，惟治肝也。"这些都明确地揭示了预防性治疗的方法和脏腑疾病传变的一般规律。

概　述

《金匮要略·五脏风寒积聚病脉证并治第十一》中对积聚有论无方，而论只一首似乎略而不深，仲景在此论最后说"各以其部处之"，是有深刻意义的。推敲其故大致为：积聚有各种不同的属性，则治法亦有异同，所以在积聚本篇不出方法，以其具体治疗方法已详细叙述于《伤寒论》《金匮要略》各篇中。如仲景在积聚本篇出一方法，恐后世医家以此为借口用以通治诸积聚，这样仲景脉证并治的法则，则根本动摇，无益于治。因此仲景在本篇有论无方，在论中高度精辟地概括了积聚的共性，以发作性疼痛为主（积者，其病终不移，聚者体病也。），亦在最后指出了积聚的具体治疗方法的特殊性——"各以其部处之"。在《伤寒》《金匮》中，这些都有力地说明了，仲景之学可以不泥法，可以不拘病，而仲景之学历千载而不折者，即在于脉证并治。

积聚的成因是痰凝气滞、气结血瘀而成，但是在具体治疗方法上，却各有不同，是因为患者各自的内因不同，因此在其症状的表现上各有偏盛，为偏热、偏寒、寒热错杂等不同类型。但是其中调节气血是重点，因为气为血帅，气行则血行，血行则水湿及代谢废料得以转输排泄，通则不痛，气为阳、血为阴。《金匮要略》曰：阴阳相得，其气乃行，大气一转，其气乃散。合《内经》“疏其气血令其调达而致于和平”致之，可知积聚一症是顽固偏僻难拔之疾，大都阴阳错杂，因此用药亦应寒热互投，令其调达，而致和平，使其平衡。而大黄、附子为仲景阳证、阴证两大柱脚，在对证方剂中加入此二味，常收意外之效，此笔者亲历之事实，附笔于此，明者鉴之。

在《伤寒论》第155条曰：心下痞，复恶寒汗出者，附子泻心汤主之。《金匮要略·腹满寒疝宿食病脉证治第十》之第15条曰：胁下偏痛，发热，其脉紧弦，此寒也，以温药下之，宜大黄附子汤。足证大黄、附子并用之一格。偏于热的，即水饮浊痰与邪热并结而成的如大陷胸汤（丸）证、十枣汤证、甘遂半夏汤证、木防己汤证、去石膏加茯苓芒硝汤证等；瘀血与邪热互结的如抵当汤丸证、大黄䗪虫丸证等；偏于寒的，即水饮浊痰与阴寒相凝而成如白散证、附子粳米汤证、大建中汤证、九痛丸证、备急丸证、《千金》三物丸证、《外台》走马汤证等，这些笔者认为都是治疗积聚的方剂，现分别就其脉证分别讨论于下：

一、偏于热

1. 大陷胸汤证

《伤寒论》第135条：伤寒六七日，结胸热实，脉沉而紧，心下痛，按之石硬者，大陷胸汤主之。

原文第137条：太阳病，重发汗，而复下之，不大便五六日，舌上燥而渴，日晡所小有潮热，从心下至少腹硬满而痛不可近者，大陷胸汤主之。

以上所论是患者本有水饮浊痰，与邪热互结而成结胸之证，第135条为邪热直中，脉沉而紧，沉为在里，《金匮要略》曰：脉得诸沉，当责有水。紧脉为邪盛，主痛。由于沉紧之脉没见于阴寒之证，仲景恐人误认此证为阴寒，所以指出结胸热实，为大陷胸汤点清了眉目。说明此证为热证，非寒证。第137条是表证未解，医者恶下而成，但邪热与素有之水饮浊痰互结则一。从以上两条可以看出，其人素有水饮痰浊是形成积聚的内因，这也是形成大陷胸汤证的根据。但是还必须和外因，外感风、寒、湿之邪气结合，才造成了大结胸的真正条件。素有内湿之人（水饮浊痰）多易感受外邪，以其气血流通受阻，抵抗外邪侵袭的能力降低的缘故。

太阳病未解误用下法，是逆正气抵抗疾病的趋势，迫使正气下陷，邪热随之俱陷与水饮痰浊互结而成结胸之证。《伤寒论》第131条曰：病发于阳而反下之，热入因作结胸，所以成结胸者，下之太早故也。这里病发于阳的“阳”字，不是指阴阳的“阳”，亦不是指《伤寒论》六经之三阳，而是指正实、邪实，而主要是邪实，即水饮浊痰。

由此可知治病第一原则是：先解表，若兼有里证之不大便，亦应先解表，后攻里，或酌情表里兼治。《伤寒论》第90条曰：本发汗而复下之，此为逆也，若先发汗，治不为逆。但是百三十七条中说太阳病重发汗后而复下之，是医者遵守了先表后里的治疗原则，何以成结胸？关键在重发汗之“重”字，重发汗即大发其汗。《金匮要略》曰：盖发其汗，汗大出者，但风气去，湿气在，是故不愈也。若治风湿者，发其汗，但微微似欲汗出者，风湿俱去也。又《伤寒论》桂枝汤方后云：遍身漐漐微似有汗出者益佳，不可令如水流漓，病必不除。据此医者已用发汗以解表，但违背了发汗宜遍身漐漐微似有汗的原则，所以太阳病仍然存在，此时医者不顾太阳病仍然存在的现实，在此时仍当解表，但不宜速用麻桂甘汤，以更劫其津。在此时当用何术以救之？《伤寒论》曰新加汤，患者有不大便之里证而用下法，致邪热内陷而成结胸。另一方面，因大发其汗致津液外越，复误下，致津液内耗，内外津液俱耗，因此产生了不大便五六日，舌上燥而渴，日晡所小有潮热有似阳明腑实症状。但是大陷胸汤证的心下痛，按之不硬，从心下至少腹硬满而痛不可近，与阳明腑实大承气汤证是有区别的。大承气汤是阳明腑实证，是燥屎在肠，虽然有腹满痛拒按的症状，但部位在绕脐部，临床上燥结过甚也有心下胀痛的症状，但是从下（绕脐部）引及于上（心下）下重于上。大陷胸汤证部位在心下，其症状是心下痛按之不硬，邪结过甚，也可影响少腹，但是上重于下是可以肯定的。这是二者的辨别要点。

大陷胸汤方

大黄六两（去皮）　芒硝一升　甘遂一钱匕

上三味，以水六升，先煮大黄，取（减）二升，去滓，内芒硝，煮一、二沸，内甘遂末。温服一升，得快利，止后服。

章太炎云：结胸有恶涎，此有形之物，非徒无形之热也，外更以下救下，将何求哉？然江南、浙西妄下者少，故结胸证不多见，而大陷胸汤之当乎，亦无由目也。吾昔在浙中，见某署有更夫，其人直隶人也，偶患中风，遽饮皮硝半盌（碗），即大下成结胸。有扬州医以大陷胸下之，病即良已，此绝无可疑者。

王季寅作《同是泻药》篇云：

> 一九二九年四月，某日，狂风大作，余因事外出，当时冒风，腹中暴痛。余夙有胆痛病，每遇发作，一吸阿芙蓉，其痛立止，不料竟不见效，服当归芍药汤加生军一剂，

亦不应。时已初更，痛忽加剧，家人劝延针医，余素拒针，未允所请，至午夜痛如刀绞，转侧床头，号痛欲绝。无何，乃饮自己小便一盅，始稍安，已而复作，状乃如前。

黎明家人已延医至矣，遂针中脘，以及各穴，凡七针，行针历五小时，痛始止。据该医云：腹部坚硬如石，针虽止疼一时，而破坚开结，非药不克奏功，故拟顺气消导之方。余不欲服，家人再三怂恿，勉服一剂，痛不稍减。翌日，家人仍欲延前医，余坚辞曰：余腹坚硬如石，非顺气化痰所能奏效，惟大承气或可见功，因自拟生军三钱，枳实二钱，厚朴三钱，芒硝五分。服后时许，下积物甚多，胸腹稍畅。次日胸腹所觉满闷硬痛，又服二剂，后下陈积数次，元气顿形不支。因改服六君子汤三剂，后元气稍复，而胸腹满痛仍自若也。更服大承气二剂，不惟疼痛丝毫未解，腹中满硬如故，而精神衰惫，大有奄奄欲毙之势。因念攻既不任，补又不可，先攻后补，攻补兼施，其效犹复如此。生命至是，盖已绝望矣！

谈次，忽忆《伤寒》小结胸病，正在心下，按之始痛，大陷胸则正从心下至少腹硬满，不待按，即痛不可近。余之初病即胸腹坚硬如石，号痛欲绝者，得毋类似？惟大结胸以大陷胸汤主治，此汤之药仅大黄、芒硝、甘遂三味，硝黄余已频服之矣。其结果既如上述，加少许甘遂，即能却病回生耶？兴念及此，益旁皇无以自主，既思病势至此，不服药即死，服之或可幸免，遂决计一试。方用生军二钱，芒硝五分，甘遂末一分。药既煎成，亲友群相劝阻，余力排众议，一饮而尽。服后颇觉此药与前大不相同。盖前所服硝黄各剂，下咽即觉药力直达少腹，以硝黄之性下行最速故也。今服此药，硝黄之力竟不下行，盘旋胸腹之间，一若寻痛者然。逾时，忽下黑色如棉油者碗许。顿觉心中豁朗，痛苦大减，四五剂后，饮食倍进，精神焕发。古人所谓用之得当，虽硝黄亦称补剂者，于斯益信。惟此汤与大承气汤只一二味出入，其主治与效力有天渊之别，经方神妙，竟有令人不可思议者。

嗣又守服十余剂，病已去十分之九，本可不药而愈，余狃于前服此汤有利无弊，更服一剂，以竟全功。讵药甫下咽，顿心如掀，肺如捣，五脏鼎沸，痛苦不可名状。亟以潞参一两，黄芪五钱，饴糖半茶杯，连服二剂，始安。

余深其同是泻药，初服硝黄，则元气徒伤，继加甘遂，则精神反形壮旺。故详述颠末，而为之记。

此篇具有一定研究价值，如用药方易，服药后之变化，以及过用后的反应等，可为用毒药治病之一格，故附条之，以备参考。

曹颖甫先生善用此方，擅长此病，验案甚多，先生用此汤大黄、芒硝、甘遂同煎不分先后，其药量为大黄三钱至五钱，芒硝二钱至三钱，甘遂不用末，用制甘遂一钱五分至二钱。先生云：甘遂用末和服其力十倍于同量煎服，若用末，量当大减。王季寅用甘遂末一分，其效已大著，可知。有大陷胸汤服后每致呕吐痰涎，臭秽逼人，继而腹中作痛，痛甚乃大便下，所下者大多是痰涎之类。本方力峻，患者体虚者禁服。

大黄为植物性下剂，其主成分为树胶质、护膜质，若经久煮则有效成分分解，不能刺激肠管使其蠕动加速则不能达到泻下作用。故仲景于大黄因其配伍不同而有不同作用。如大黄合厚朴、枳实则治腹满、便秘，合黄连则治心下痞（大黄黄连泻心汤），合甘遂、阿胶则治水血互结（大黄甘遂汤），合水蛭、虻虫、桃仁则治陈久性瘀血（抵当汤、丸），合黄柏、栀子则治发黄（大黄硝石汤），合甘草则治食已即吐（大黄甘草汤），合以上诸用法而致之。大黄合诸药能泻下身体各部的病毒而排除之，但必须患者呈阳证、实证方可用之，若阴证、虚证禁用。

2. 大陷胸丸证

《伤寒论》第 131 条：结胸者，项亦强，如柔痉状，下之则和，宜大陷胸丸。

条文中所说结胸者，是包括结胸的全部脉证，即脉沉紧，心下痛按之不硬，从心下至少腹硬满而痛不可近，及不大便五六日，舌上燥而渴，日晡所小有潮热等。项强，如柔痉状，是邪结偏高，迫使颈项不能前屈后仰，但和栝蒌桂枝汤是根本不同的。结胸有邪结偏上偏下的不同，大陷胸汤证是邪偏于下，所以有从心下至少腹硬满而痛不可近症状，而大陷胸丸证是邪偏于上，所以有项强如柔痉状，以其病性偏高，肺气不行，故在大陷胸汤的基础上加葶苈、枣仁以泻肺气。

大陷胸丸方

大黄半斤　葶苈子半斤（熬）　芒硝半斤　杏仁去皮尖熬黑

上四味，捣筛二味，内杏仁、芒硝，合研如脂，和散，取如弹丸一枚。别捣甘遂末一钱，内蜜二合，水二升，煮取一升，温顿服之。一宿乃下，如不下，更服，取下为效，禁如药法。

葶苈、杏仁、甘遂俱为逐水药，其中以甘遂最峻，《本草备要》云：甘遂，苦寒，有毒，能泻肾经及隧道之水湿，直达水气结处，以攻决为用，为下水圣药，主十二种水，大腹肿满、癥瘕积聚、留饮宿食、痰迷癫痫，虚者禁用。可见其力能遍及全身。葶苈较缓，《本草备要》云：葶苈辛苦大寒，属火，性急也。大能下气，行膀胱之水，肺中水气膹急者，非此不能除。（仲景用葶苈大枣泻肺汤治肺痈喘不得卧，及支饮喘不得息等，可见其效力在胸部。）破积聚癥结，伏留热气，消肿除痰，止嗽定喘，通经利便，久服令人虚。杏仁的效力略同葶苈，但其效力更缓。从药以测证，大陷胸丸证当有喘咳症状。另外，在用大陷胸汤丸证的时候，如果患者有表证存在，应先解表，表解后方可用，否则会使邪热再陷，邪热与水饮浊痰相结更甚，而导致疾病进一步恶化。另外，在久病正虚的患者亦不可用，治法应扶正祛邪，以补为主，待正气稍复后用适当的药物缓攻，这是应加注意的，否则会有虚虚之误。

3. 十枣汤证

《伤寒论》第 152 条：太阳中风，下利呕逆，表解者，乃可攻之。其人漐漐汗出，发作有时，头痛，心下痞硬满，引胁下痛，干呕短气，汗出不恶寒者，此表解里未和也，十枣汤主之。

从十枣汤证的发病原因来看，条文中曰：太阳中风，下利呕逆，其主证为心下痞硬满引胁下痛。因此与大陷胸汤的发病原因基本相似，都是患者素有水饮浊痰与外感内陷之邪热相结而成。但是二者的病变部位是不同的。大陷胸汤证病变部位是在心下，即胃。如诸泻心汤称心下痞、心下痞硬，而诸泻心汤是治疗胃病疾患的有效方剂，《伤寒论》中凡称“胃”是指胃肠而言，如原文第百八十条曰：阳明之为病，胃家实是也；原文第二百十五条曰：胃中有燥屎五六枚；原文第二百十七条曰：以有燥屎在胃中。大家都知道燥屎是结在大肠而不是结在胃，胃与大肠同属手、足阳明经。《灵枢·本输》篇云：大肠、小肠皆属于胃，可知胃是泛指胃肠而言。因此大陷胸汤证的病变部位是在心下，即胃肠。所以在该条文中说：心下痛，按之石硬。从心下至少腹硬满而痛不可近。但是十枣汤证亦曰痞硬满，引胁下痛。十枣汤证的病变部位是否亦在胃肠呢？如果同在胃肠，其发病原因一样，为什么有大陷胸汤与十枣汤的不同治法呢?《医学纲目》云："昔杜壬问孙兆曰：十枣汤毕竟治甚病?孙曰：治太阳中风，表解里未和。杜曰：何以知里未和? 孙曰：头痛，心下痞硬满引胁下痛，干呕，汗出，此里未和也。杜曰：方但言痛证，而所以里未和之故，要紧总未言也。孙曰：某尝于此未决，愿闻开谕。杜曰：里未和者，盖痰饮与燥气壅于中焦，故头痛，干呕，短气汗出，是痰膈也，非十枣汤不治。"据杜壬之说，里未和是痰饮与燥气壅结中焦，而"中焦"二字，里未和之"和"字将十枣汤证的病变部位点清了眉目。

中医学中所称三焦即淋巴系统，药已辨之。中医学中又将三焦分为上、中、下三焦，其中以心肺为上焦，脾胃为中焦，肝肾为下焦。这样将三焦分附于脏腑，以现代科学的目光衡之，无所依据，但是在当时的历史条件限制下，对于辨证处方有一定帮助，但是在现代还是因循守旧，将三焦分附于脏腑看问题则不可。三焦即淋巴系统，从淋巴系统分布的位置来看，上焦应是右淋巴导管，中焦应是胸导管，下焦应是腰淋巴干、肠淋巴干。其中以胸导管最长而粗，所以在中医学中将别注重中焦，是有道理的。杜壬说痰饮与燥气壅于中焦，因此十枣汤证的病变部位是在胸导管。胸导管从心下（胸膈下）通过，若闭塞不通，胸导管中水代谢物质，即水湿与外感邪热相结，通则不痛，痛则不通，所以心下痞硬满引胁下痛。又原文中曰：此表解里未和也，十枣汤主之，则十枣汤为和里之剂。以其病变部位在胸导管，为中焦，是淋巴系，属少阳，少阳无发汗、吐下法，为宜"和"，则十枣汤病变部位亦明。正因为十枣汤证病变部位不明，有的注家对"和"字有不同看法，认为表解里未和似乎小病，而十枣汤是逐水峻剂，亦称为"和"，有不可解者。今揣其意，他们将"和"理解为调和之"和"。

从以上所述，这一“和”字是指治病方法，说明病变部位的，应与大陷胸汤证加以区别，大陷胸汤病变部位在胃肠，属阳明范畴，所以用硝黄；十枣汤是在胸导管，属少阳范畴，所以称“和”。在治疗原则方面，外证未解的，应先解表，表解后方可用十枣汤，否则邪热内陷，导致疾病进一步恶化。表证解否的辨证要点是：不恶寒。本证的头痛不是外感引起的，是水饮上干清阳所致，与阳明腑证热之气上冲头痛同一机制；呕逆是水气犯胃，胃气上逆引起的；漐漐汗出有似表证，但是发作有时，可知病不在表。

十枣汤方

芫花熬　甘遂　大戟

上三味，等分，分别捣为散。以水一升半，先煮大枣肥者十枚，取八合，去滓，内药末。强人服一钱匕，羸人服半钱，温服之，平旦服。若下少，病不除者，明日更服，加半钱，得快下利后，糜粥自养。

甘遂、大戟、芫花皆为逐水峻药。大戟，《本草备要》云：苦寒有毒，能泻脏腑之水湿，行血发汗，利大小便，治十二种水、腹满急痛、积聚癥结、颈腋之痈肿，通经堕胎、泻肺，误服则损真气。芫花：苦寒有毒，去水、痰癖，疗五水在五脏皮肤，胀满喘急，痛饮胸胁，咳嗽瘴疟。十枣汤所用都是有毒药物。大毒治病，十去其六，因此仲景在治法上反复强调，服一钱、服半钱，若下少病不除，明日更服，加半钱，得快下利后糜粥自养，对药量倍加重视。可见在用这些药物时，分量应酌情逐步加大，当病者快下利后，就不要再服了。从快下利来理解，本证的水湿是从大便中排出，水湿排出后即有一种轻松、舒适的感觉。关于服药的时间问题，宜平旦温服之，平旦即黎明，未早饭前服之。每次服药时应用十枚大枣煎汤一次服，不可将枣汤分数次服，因枣的功用是摄持津液，避免为逐水剂所伤，否则有剧烈反应。另外在服药后常伴有恶心、头晕、厥冷等症状，这是服药后的瞑眩现象。所谓瞑眩，就是药物辅助正气与疾病作斗争时产生的正常现象，其目的是逐水湿从大便排出。

4. 甘遂半夏汤证

《金匮要略》曰：病者脉伏，其人欲自利，利反快，虽利，心下续坚满，此为留饮欲去故也，甘遂半夏汤主之。

条文中“留饮欲去故也”，应接在“利反快”下解。

伏脉与沉脉相似而不同，沉脉重按即得，伏脉重按亦不可得，必追寻至筋骨乃见。伏脉虽然微细，但按之隐隐有力。张景岳云：此阴阳潜伏，阻隔闭塞之候。在临床上如果病者出现伏脉，是正邪交争的急剧阶段，正盛则邪退，病有出路，则脉亦外现。条文中曰病者脉伏，欲自利，这是正气抵抗疾病，祛邪外出的良好转归，如果正气战胜邪气，下利后病人就会有轻松的感觉，但是虽然下利后，心下续坚满，说明正气抗病之力不足，在此时就应不失病机地用甘遂半夏汤因势诱导，将痰饮驱出。从“心下续坚满”来看，在未自下利以前，病者心下本坚满，下利后，因正气抗病之力不足，所以续坚满。关于本病的病变部位问题，据《汤本求真》汉医学所云：此心下坚满为肝脏左叶肿大，而速及心下，因肝脏之肿大及硬变而起。

甘遂半夏汤方

甘遂（大者）三枚　半夏十二枚以水一升煮取半升，去滓　芍药五枚　甘草如指大一枚（炙）

右四味，以水二升，煮取半升，去滓，以蜜半升合药汁，煎取八合，顿服之。

《千金》第十八卷痰饮第六中亦载本方，芍药用三枚，其余分量及主治同，但煮法异。《千金》以甘遂、半夏同煮，芍药、甘草同煮，然后合二药汁加蜜再煮。本草言甘遂反甘草，此煮法有一定意义，取相反之药以同用者，是取其相反之性相激而破坚结之痰饮以排除之。据《方函口诀》所云：此方以利反快及心下续坚满为目的，去留饮之主方也。然不但留饮而已，用于支饮及脚气等气急而喘者，有缓和之妙，控涎丹即此方之轻剂。又此方不加蜜，则反击而无效，二宫挑亭壮年时不加蜜，取大败，受东洞督责不可忽诸。

半夏，《本草纲目》云：根，辛平，有毒，主治心下坚胸胀，咳逆，头眩，咽喉肿痛，肠鸣，下气，止汗。消痈肿疗萎黄。

附　制甘遂法：甘遂味苦寒，每斤用甘草四两，煎汤浸三夜后去汤，用河水淘洗，用净水浸之。三日后去心，再淘。再用净水浸四五日，沥干，以面粉裹如团，如糠火内爆熟，取出晒干，制过不苦而甜，不寒而温，专消坚结痰块核毒。

5. 木防己汤证、木防己去石膏加茯苓芒硝汤证

《金匮要略》曰：隔间支饮，其人喘满，心下痞坚，面色黧黑，其脉沉紧，得之数十日，医吐下之不愈，木防己汤主之。虚者即愈，实者三日复发，复与不愈者，宜木防己汤去石膏加茯苓芒硝汤主之。

喘满，心下痞坚，是痰饮停留阻碍气机流通的道路，所以上为喘，下为心下痞坚。从得之数十日，医吐下不愈来看：本症的病变部位是在淋巴，如果按条文心下是在胃，则医者用吐、下法后，疾病当愈，但是不愈者，因为少阳无吐、下法，以其吐、下之法能去胃中积滞，但不能通三焦淋巴系闭塞，所以医吐下不愈。前面讨论的十枣汤证，病变部位亦在三焦，即淋巴系，虽然病变部位同，但是病的轻重程度不同。从所用药物来

看，十枣汤证最重，木防己汤去石膏加苓硝汤证次之，木防己汤较缓。从条文中“虚者即愈，实者三日复发，复与不愈者，宜木防己汤去石膏加苓硝汤主之”可知，这里的虚、实应作疾病的轻重程度理解。意思说，病证轻的，服了木防己汤以后，就会痊愈，如果病重者，服了木防己汤以后，症状当时虽然减轻，但药轻病重，因此三日又复发，在这时如果再用木防己汤来治疗，就没有效了，对这种证候应该用木防己去石膏加芒硝汤治疗。从以上三方来看，十枣汤服后水饮从大便排出，是逐水之剂，木防己去石膏加芒硝汤服后大多从小便排出，则后者是通阳利水之剂。

木防己汤方

木防己三两　石膏（鸡子大）十二枚　桂枝二两　人参四两

右四味，以水六升，煮取二升，分温再服。

木防己去石膏加茯苓芒硝汤方

木防己二两　桂枝二两　人参四两　茯苓四两　芒硝三合

右五味，以水六升，煮取二升，去滓，内芒硝，再微煎，分温再服，微利则愈。

木防己，《本草备要》云：大苦大寒，太阳（膀胱）经药，能行十二经，通腠理，利九窍，泻下焦血分湿热，为疗风水之要药，治肺气喘嗽（水湿），热气诸痫（降气下痰），湿疟脚气、水肿、风肿，痈疽恶疮，或湿热流入十二经，致二阴不通者，非此不可。本药的主作用是利水。水为湿之类。

茯苓，《本草纲目》云：甘平无毒，主治胸胁逆气，忧恚惊邪恐悸，心下结痛，寒热烦渴，咳逆，利小便。则本药主治心下悸，小便不利。

芒硝，《本草备要》云：辛能润燥，咸能软坚，苦能下泄，大寒能除热，能荡涤三焦之寒热，推陈致新，积聚结癖，留血行痰，黄疸淋闭，瘰疬疮肿，目赤障翳，通经坠胎。

石膏，《本草纲目》云：辛微寒，无毒，主治心下逆气，口干舌焦，腹中坚痛。《方函口诀》云：膈间水气（即痰饮），非石膏则不能坠下，越婢加半夏汤、厚朴麻黄汤、小青龙加石膏汤皆同义也。但必须在属虚寒的条件下，方可使用。

本证的辨证要点是喘满、心下痞坚、面色黧黑，如果不喘满，而心下痞坚，则不属本汤所治。

6. 抵当汤（丸）证

《伤寒论》第124条：太阳病，六七日，表证仍在，脉微而沉，反不结胸，其人发狂者，以热在下焦，少腹当硬满，小便自利者，下血乃愈，所以然者，以太阳随经，瘀热在里故也，抵当汤主之。

抵当汤证是其人素有瘀血而与邪热相结于少腹，所以条文中云少腹硬满。大陷胸汤丸证是其人素有水饮浊痰与邪热相结于心下，故心下石硬，其结甚者，从心下至少腹硬满而痛，不可近，二者的外因相同，但所根据的内因不同则方法亦异。由上所述"瘀血"不单妇女有，在男子亦有，《金匮》曰：时着男子，非止女身。那么瘀血是怎样形成的，有什么危害呢？为什么又多在少腹部位呢？瘀血的辨证要点是什么呢？下面讨论这些问题。

瘀血是怎样形成的？

瘀，即污秽；血，即血液。瘀血即污秽的血液，非生理的已失去生理作用的有毒物。既为有毒物，则当排除之。形成瘀血的原因，在妇女显而易知的是月经排泄阻碍或全闭止时，瘀血停积于体内，此其一；跌扑损伤，此其二；在急性热病，持长性高热的病程中，血液受高热的熏灼，红血球崩坏，其他成分亦被高热所分解，则被分解的血液失去生理作用而为瘀血，此其三；炎症产生的及炎症分泌物（内湿）阻碍血液循环流通时，则被阻的这部分血液失去生理作用而为瘀血，此其四。

瘀血的危害

瘀血对人体的危害是很大的，其毒力不但足以病人，还会使人体抵抗疾病的能力降低，而且瘀血很适宜细菌在此寄生繁殖，而发生各种炎性病。瘀血停滞过久不能排出体外（人体内的正气，即调节机能可以自动将瘀血排出体外，如《伤寒论》百零六条曰：太阳病不解，热结膀胱，其人如狂，血自下，下者愈。《金匮要略》曰：妇人素有癥病，经断未及三月，而得漏下不止，胎动在脐上者，为癥痼害，……所以血不止者，其癥不去故也，当下其癥，桂枝茯苓丸主之。可见人体的正气可以将瘀血自动排出），在此时当辅翼正气，抵抗疾病的趋势，因势诱导，用适当方剂一鼓作气将瘀血排出体外。其具体方法是：如属阳证、实证，可用桃红承气汤、桂枝茯苓丸、抵当汤丸、下瘀血汤、大黄䗪虫丸等；属阴证、虚证，可用桃花汤、黄土汤、柏叶汤等，此第一步。第二步当清血源，如《外台》：《小品》犀角地黄汤等。第三步可用补益气血之品以善后。补益之品在瘀血未排除以前不当用，因为补药滋腻，难于吸收，难于运化，此时用之，实足以养奸遗患，有害无益。但是在临床上屡见有瘀血患者吐血、下血，这是正气抵抗疾病的趋势，当扶助正气以排除瘀血，如吐血、下血过多，亦应以止血为急务。但是在止血中应寓有行血消瘀之意，若单纯止血，则瘀血不消，不能逐步排除，以后必再吐、下血，要知所吐、下的血中，不单是瘀血，亦有生理血液，若单纯止血，则已出血管而未吐、下出的血，就会停积于血管外，失去生理的作用而为瘀血，这样瘀血就会逐步增多，（应当说明一下，前面所说清血源，即是这部分血）以后必再吐、下血。因为瘀血一日不除，则正气抵抗此种有害物的斗争就一日不会停止，此时若再单纯止血，其后景自知。仲景曰：下血乃愈，所以血不止者，其癥不去故也，当深思。瘀血不但会沉着于生殖器及邻近肠管、肠间膜、淋巴腺等之管内，沉着脏器组织内则生血塞，于肺、肝、脾、肾则成出血性硬塞，于脑则发血栓凝着，于心脏、血管壁则生心脏瓣膜病、狭心症、动静脉瘤、血管硬变等，这些都是瘀血入于血循环所引起的。但是更多的瘀血是停留在少腹部位。

瘀血为什么大多在少腹部位？

在《伤寒论》《金匮要略》治瘀血诸方如《伤寒论》百零六条曰：但少腹积结者，乃可攻之，桃红承气汤主之；《金匮要略》曰：产妇腰疼法当以枳实芍药散，假令不愈者，此为腹中有干血着于脐下，宜下瘀血汤主之，从桂枝茯苓丸证、抵当汤丸证等都曰少腹、脐下，可知瘀血多在少腹部位。因为腹腔这个部位是人身上血液最多的地方，若有瘀血自然较其他部位为多，又因为下面是骨盆，因运动、直立、行走等受地心引力的影响，因此瘀血大多沉坠、停积于少腹。其他如门静脉的病变等亦有一定影响。

瘀血的辨证

①少腹硬满，小便自利。若少腹满小便不利则是蓄水证而非瘀血。

②病人胸满，唇痿，舌青，口燥（不欲饮），但欲漱不欲咽，无寒热，脉微大而来迟，或微而沉，腹不满，其人言我满者为有瘀血。

③善色。大便色黑而有光泽。

④《金匮》中又别有诊察瘀血的外证法，曰：其身甲错，曰胸中甲错，曰肌肤甲错等。

抵当汤证的“发狂”是素有的瘀血与邪热相结，秽热之气上乘于心引起的。在治疗时如果表证仍在而且急的应先解表，表解后方可用抵当汤攻里。如果表证不急，而且出现微而沉的脉象，说明正气已无抗邪外解的趋势，是病情偏重于里，虽然有轻微的表证存在，也应该先攻其里，这是治疗上的变法。

抵当汤方

水蛭（熬） 虻虫三十个（去翅足，熬） 桃红二十个（去皮尖） 大黄三两（酒洗）

上四味，以水五升，煮取三升，去渣滓，温服一升。不下，更服。

方后所云不下更服，是指瘀血不下更服。

水蛭，《本草纲目》云：味咸平，主逐恶血，瘀血，月闭，破血瘕积聚，无子，利水道。蜚虫（虻虫）味苦微寒，主逐瘀血，破下血积，坚痞癥瘕，寒热，通利血脉及九窍。柯韵伯云：蛭，昆虫之巧于饮血者也；虻，飞虫之猛于吮血者也。兹取水陆之善取血者攻之，同气相求耳。更佐桃红之推陈致新，大黄之苦寒，以泻涤邪热。吴又可云：蓄血结甚者，在桃红力所不及，宜抵当汤，盖非大毒猛厉之剂不足以抵挡，故名之。其意思是瘀血证用桃红承气不效宜抵当汤，因为桃红承气主新瘀，抵当汤主久瘀，久瘀非桃红承气汤所能下。

邹趾痕老医生云：

> 虻虫、水蛭二物为仲圣书中起沉疴愈大病最有大力之神药。然而自仲景迄今一千七百余年，历年久，圣道失传，而今竟无人能用此药，遂使一切瘀血入于血室之发狂腹硬证，及瘀血入于血室结成坚硬大块之干血痨病可生而不得生者，不知凡几，曷胜浩叹。
>
> 何以知无人能用此药？趾痕在四川重庆多年，目睹重庆药铺不辨虻蛭，愚遇须用此二物之病，必特派人到四乡

农村寻求之，及愚用此二物时，往往无效。愚乃注意故察，乃知药铺所售之虻虫非牛虻，乃屎虻虫、尿虻耳，所用之水蛭非钻脚蛭，乃不吮血之长蛭、大蛭耳。推原其故，皆由采办二物之人未闻医生说明二物分辨之法，以为无须分别，以为是虻虫、水蛭便可充数，不知虻虫必用牛虻，屎虻、尿虻无用；水蛭必用钻脚蛭，不钻脚蛭脚之长蛭、大蛭无用。

此二物生于夏秋暑热强烈之时，采二物当在炎暑肆威时，专人到四乡采之，采牛虻，于畜牛家之牛房中，此中吮血之虻飞翔成群，虻声聒耳，虻咀有吸血之针专嚼牛肤之血，其针刺入牛肤，令牛不胜痛，跳跃鸣嚎者良，去其翅足，微火烤干，藏于高燥之处，可以久藏不坏。采钻脚蛭于有蛭之水田或水池中，其中水蛭千百成群，蠕动蜎蠉，浮沉跳跃于水中，采蛭之人以脚入水，则未满一寸长之水蛭爬满于足胫之上，皆钻脚蛭也。从脚胫上抹下，微火烤干，藏于高燥之处，可免腐坏。凡水蛭能爬脚者皆能吮血，若长二三寸之水蛭，皆不爬脚，不吮血，故不得为钻脚蛭也。此物在四川俗名蚂蝗，因此物两头有咀，其爬上脚胫时，两头钻入肉中，又似两头有蜂之铁钉，故称此钉为蚂蝗绊，在北平俗名水龟，在山海关俗名肉钻子，余以其名多易淆，故以钻脚蛭一其名。以免与不钻脚之水蛭混淆，乃可见诸实功。

俗医不知虻蛭之善恶，竟敢糊涂轻用，见之有诊治单上用虻蛭二分，水蛭一分者，谬之甚也。不知此二物不用则已，用则只计个数，不以两、钱、分、毫计也。余每用牛虻二十个，用钻脚蛭亦必二十个，其个数必相等，不得参差也，所以必用相等之个数者，因要用此二物合力以攻一个坚硬的瘀块，而所用分量的多少则视其瘀块的大小坚柔而决定也。若夫用其大毒以成功，而又能避其猛峻而无害者，则在乎良医辨证精明，临险不惑，见可而进，不能用则退，进退适宜之运筹也。良医善用故能起沉疴愈大病，粗工无学无识，冒昧从事，不惟无益，而反害之，于是相戒以不可用，久而不用，用法失传，辨别采药之法亦失传，遂使起死回生有大力之神药，搁于无用之地，讵非大可惜哉。

7. 抵当丸证

《伤寒论》第126条：伤寒有热，少腹满，应小便不利，今反利者，为有血也，当下之，不可余药，宜抵当丸。

此证与抵当汤证同，故用药亦同，不言发狂者，省文也，惟病势稍缓，不须太猛烈之药攻下，故用丸以缓之。

抵当丸方

水蛭二十个（熬） 虻虫二十个（去翅足熬） 桃红二十五个（去皮尖） 大黄三两（酒浸）

上四味，捣分四丸，以水一升，煮一丸，取七合服之。晬时当下血，若不下者，更服。

晬时者，因时也，从今旦至明旦。

8. 大黄䗪虫丸证

《金匮要略》曰：五痨虚极羸瘦，腹满不能饮食，食伤、忧伤、饮伤、房室伤、饥伤、劳伤、经络营卫气伤，内有干血，肌肤甲错，两目黯黑，缓中补虚，大黄䗪虫丸主之。

程应旄云：此条单指内有干血而言，夫人或因七情，或因饮食，或因房劳，皆令正气内伤，血脉凝结，致有干血结于中而尪羸见于外也。血积则不能以濡肌肤，故肌肤甲错，不能以营于目则两目黯黑，与大黄䗪虫丸以下干血，干血去则邪除正在，足以谓之缓中补虚，非大黄䗪虫丸能缓中补虚也。甲错者，皮间枯涩，如鳞甲错出也。

条文中所说干血是血管中形成的血栓或体内出血所凝结的血块，这些都能直接、间接导致营养障碍，所以羸瘦腹满，不能饮食，攻去干血则营养自恢复，是所谓缓中补虚。

大黄䗪虫丸方

大黄十分（蒸）　黄芩二两　甘草三两　桃红一升　杏仁一升　芍药四两　干地黄十两　干漆一两　虻虫一升　水蛭百枚　蛴螬一升　䗪虫半升

上十二味，末之，炼蜜和丸，小豆大，酒饮服五丸日三服。

干漆，《本草纲目》云：辛平，有毒，治疗咳嗽，去瘀血痞结之腰痛，女子疝瘕，利小肠，去疣虫，杀三虫。利痹人经脉不通。《本草备要》云：辛温有毒，攻专行血杀虫，削年深坚结之积滞，破日久凝结之瘀血，续筋骨绝伤，治传尸劳瘵，疝瘕蚘虫。

蛴螬，咸微温，有毒，主治恶血、血瘀、痺气，破折血，在胁下坚满痛。月闭，目中淫肤，专医白膜。蛴螬为蝉之幼虫，栖于地中，初夏出而羽化，又名地蝉。《兰台轨范》云：血干则结而不流，非草木之品所能下，必用食血之虫以化之，此方专治瘀血成痨之证，瘀不除则正气永无复理。故去瘀即所以补虚也。

以上所讨论诸方其共同特点是邪热内陷，但由于各人的内因不同，病变部位不同，轻重程度不同，所以具体治疗方法亦各不相同。但是他们有一个共同的治疗原则：先解表，后攻里。表解乃可攻里，否则表热内陷，为祸更烈。大陷胸汤证是其人素有水饮浊痰与邪热相结于心下（胃），其主证为心下痛，按之不硬邪结甚者从心下至少腹硬满而痛不可近。有不大便五六日，舌上燥而渴（渴不欲饮），日晡所潮热等里热证，否则不可用大陷汤，虚者禁用。大陷胸丸证同大陷胸汤，但其邪结偏高，有颈项强如柔痉症状。证较缓，故用丸。十枣汤证亦是水饮浊痰与邪热互结，但不是结于胃，而是结于淋巴系之胸导管，其主证为心下痞硬满，引胁下痛，有头痛、下利、漐漐汗出、干呕、短气等水气上下充斥症状。木防己汤证及木防己去石膏加苓硝汤证，因为水饮浊痰结于淋巴系，所以医吐、下之不愈。其主证为喘满，心下痞坚，面色黧黑，较之十枣汤证较缓，无水气上下充斥症状，如证轻的用木防己汤就痊愈了，如病重，服了木防己汤后，症状当时虽然减轻，终因病气为轻，三日后又会复发，复发后，再用木防己汤就无效了。在这种情况下，宜木防己去石膏加苓硝汤。

甘遂半夏汤证亦是水饮浊痰与邪热互结于心下（主要是肝脏左叶肿大），所以心下坚满，但患者正气有祛邪外出的趋势，所以出现欲自利，利反快的现象。但正气抗病之力不足，虽然下利后，不能排出，所以心下续坚满，应用甘遂半夏汤以祛未尽之邪。抵当汤证是其人素有久瘀血与邪热相结于少腹部位，其主证为发狂，少腹硬满，小便自利。抵当丸证同抵当汤，但其证较缓，不可用汤药峻攻，所以改汤为丸，以图缓攻。大黄䗪虫丸证是其人或因七情、饮食、房劳等伤及经络营卫气血而形成干血，其证为虚极羸瘦，腹满不能饮食，肌肤甲错，两目黯黑，所以用大黄䗪虫丸缓中补虚。

二、偏于寒

1. 白散证

《伤寒论》第 141 条：寒实结胸，无热证者，于三物小陷胸汤、白散亦可服。

寒实结胸是结胸证素有之水饮浊痰不是与邪热相结而成，同称其寒实结胸主证：心下痛，按之硬，其结甚从心下至少腹硬而痛不可近。寒，水性本寒，指出本证性质是阴寒，实，是指邪实，《素问·通评虚实论》云：邪气盛则实，精气夺则虚。这里的“实”是指人体内素有的水饮浊痰，故曰寒实结胸。无热证，是说没有大陷胸汤证的不大便五六日，舌上燥而渴，日晡所潮热等里热证，为本症属阴寒实证点清了眉目。所以不可用大陷胸汤之硝黄攻下，但不攻则水饮浊痰无由去，所以用白散温下以祛寒实。条文所曰与三物小陷胸汤药不对证，小陷胸汤方中有黄连、栝蒌实，为苦寒之品，不宜于寒实之证，当删。

白散方

桔梗三分　巴豆一分（去皮心，熬黑，研如脂）　贝母三分

上三味为散，内巴豆，更于臼中杵之，以白饮和服。强人半钱匕，羸者减之。病在膈上必吐，在膈下必利，不利进热粥一杯，利过不止进冷粥一杯。身热、皮栗不解，欲引衣自覆。若以水潠之，洗之，益令热劫不得出，当汗而不汗则烦。假令汗出已，腹中痛，与芍药三两如上法。

巴豆，《本草纲目》云：气味辛温，有毒，破癥瘕积聚，坚积。留饮痰澼，大腹。荡燥五脏六腑，开通闭塞，利水谷道，去恶肉，除鬼毒、蛊疰、邪物。《本经》谓其疗女子月闭、烂胎。《本草备要》谓其生猛，熟少缓，可升可降，能止能行，开窍宣滞，去脏腑之沉寒，为斩关夺门之将，破血瘕痰癖，气痞食积，伤生冷硬物，大腹水肿，泻痢惊痫，口渴耳聋，牙痛喉痒，其毒性又能杀虫解毒，若峻用可祛大病，微用亦可和中、通经烂胎。

附　制巴豆霜法：巴豆去皮心，入锅内炒黄色，然后放入草纸中将油吸干即成粉末状。巴豆其性峻烈者，即此巴豆油。

桔梗，《本草备要》云：苦辛微温，升提气血，表散寒邪，清利头目、咽喉、胸膈之滞气，凡痰壅喘息、鼻塞干咳、胸膈刺痛，并宜桔梗升之，养血排脓补内漏。

贝母，在《伤寒》及《金匮》中用贝母者仅此一方，故之本草。古人用贝母主治郁结痰饮及咳嗽，乳汁不下用之，仲景用此法治寒实结胸及肺痈浊唾腥臭，因此其效与桔梗大同小异，因此贝母亦是祛痰排脓药。

2. 三物备急丸

大黄一两　干姜一两　巴豆一两（去皮心，熬，外研如脂）

上药各须精新，先捣大黄、干姜为末，研巴豆内中，合治一千杵用为散，蜜和丸亦佳，密器中贮之，莫令歇。主心腹诸卒暴百病，若中恶客忤，心腹胀满卒痛如锥刺，气急口噤。停尸卒死者，以暖水苦酒，服大豆许三四丸，或不下捧头起灌令下咽，须臾当瘥，如未瘥，更与三丸。当腹中鸣，即吐下便瘥，若口噤，亦须折齿灌之。

3. 《外台》走马汤

方治中恶心痛腹胀，大便不通

巴豆一枚（去皮心，熬）　杏仁二枚

上二味，以绵缠，搥令碎，热汤二合，捻取白汁，饮之当下，老小量之，通治飞尸鬼击病。

备急丸、走马汤二方都是开通壅塞，取急吐下通方，前方有宿食停积故佐大黄，后方有水毒故佐杏仁，治心腹胀痛。但是备急丸亦治中恶客忤，心腹胀满，卒痛如锥刺，气急口噤，停尸卒死，以病情论，备急丸为急，故名备急。以上二方所云中恶、飞尸、鬼击，巢元芳的《诸病源候论》记载甚详，兹附录于下：

中恶，是人精神衰弱，为鬼神之气卒中之也。夫人阴阳顺理，营卫调平，神守则强，邪不干正，若将摄失宜，精神衰弱，便中鬼毒之气，其状卒然心腹刺痛闷乱欲死。

飞尸：发无由渐，忽然而至，若飞走之急疾，故谓之飞尸。

鬼击：谓鬼厉之气击著于人也，得之无渐，卒著，如人以刀矛刺状，胸胁腹内绞急如刺切痛，不可仰接，或吐，或鼻中出血，或下血，一名为鬼排，言鬼排触于人也。人有气血衰弱忽与鬼神相遇触发，轻者困而获免，重者多死。是忽然心腹绞急切痛为主证，痛则不通，通则不痛，所以一以巴豆通利之，但因为疼痛则一。中医之治病，不在病名及以往经过上争长短，而视当前脉证以施治疗，否则《伤寒论》号称三百九十七法，百十三方，何以能泛应万病？仲景又何以曰若能寻余所集，思过半矣？所以研究中医学者，应孜力研数百证方之辨可也。

4. 九痛丸

治九种心痛

附子三两（炮）　生狼牙一两（炙香）　巴豆一两（去皮心，熬，研如脂）　人参　干姜　吴茱萸各一两

上六味，末之，炼蜜丸如梧子大，酒下，强人初服三丸，日三服，弱者二丸。兼治卒中恶，腹胀痛，口不能言。又治连年积冷，流注心胸痛，并冷冲上气，落马坠车血疾等，皆主之。忌口如常法。

故《千金要方》第十三卷心腹痛第六中亦载此方云：九痛丸治九种心痛，一虫心痛，二注心痛，三风心痛，四悸心痛，五食心痛，六饮心痛，七冷心痛，八热心痛，九生来心痛。此方恶主之，并疗冷冲上气，落马坠车血疾等，其方附子、干姜各二两，生狼毒四两，无狼牙，余同本方。方后云：空腹如梧子一丸，卒中恶，腹胀痛，口不能言者二丸，日一服，连年积冷，灌注心腹者，亦服之，好好将息神验。

狼牙，《本经》云味苦寒有毒，主邪气，热气，疥瘙恶疡疮痔，去白虫。《大明》云杀腹胀一切虫，止赤白痢。《本经》云味辛平有大毒，主咳逆上气，破积聚饮食，寒热水气，恶疮鼠瘘疽蚀，鬼精蛊毒。《别录》云除胸下和癖。

程应旄云：心痛是方九种，不外积聚痰饮，结血蛊注寒冷而成。附子、巴豆散寒冷而破坚积，狼牙、茱萸杀虫注而除痰饮，干姜、人参理中气而和胃脘，相将治九种之心痛，巴豆除邪杀鬼，故治中恶腹胀痛，口不能言，连年积冷，流注心胸痛，冷气上冲，皆宜于辛热，辛热能行血破血，落马坠车，血凝血积者故并宜之。

以上所讨论诸方都用巴豆，而巴豆在《神农本经》中称主治留饮痰澼，《本草纲目》及《本草备要》称其能破癥瘕积聚坚积，而癥瘕积聚坚积是由瘀血，及痰所引起的。痰是炎症所产生的炎性分泌物，而一切组织的吸收作用称脾经病理的渗出称脾病。脾属太阴，称太阴湿土，尤在泾所云土经不及，湿动于中，气化不达，湿侵于外，其实如此。

我要谈的大概就是这些，错误之处，诚恳地盼望老前辈医师不吝指正。

1978 年元旦

第七章 成方验方选

前 言

我们遵照伟大领袖毛主席“中医学是一个伟大的宝库，应当努力发掘，加以提高”的教导，将学院药厂常用的中药制剂，和医73级1975年7月在什邡县（现什邡市）临床实习有些老中医临床最常用的首选经验方、农村流传的一些单方验方汇编成册。以便于今后在临床掌握运用、相互交流，不断总结提高，为实现毛主席“创造中国统一的新医学、新药学”的伟大理想，贡献我们的力量。

本书（章）分上下两集，上集是药厂生产的成方，下集是经验方。有些经验方，只有药名和功用，没有适应证，因此，希望同学们在辨证施治的前提下使用，使其收到满意的效果。

由于我们水平有限，时间仓促，其中难免有很多缺点和错误，都望同学们批评指正。

医学系七年级　翻印

一九七八年五月二十五日

第一节　中医成方选（上集）

一、内科

消肿合剂

组成：水皂角一斤　鹿含草一斤　鸡屎藤一斤

制法：熬成1:1合剂。

用途：利水消肿。

用法用量：3次/日，每次20毫升。

为民Ⅱ号

组成：侧耳根一斤半　夏枯草一斤　野菊花一斤　蜂糖一斤

制法：将上药浓煎三次，过滤取汁，浓缩为二斤，在加蜂糖熬至900毫升时放入适量防腐剂即成。

用途：清热、解毒、散结。

用法用量：3次/日，每次20毫升。

消炎合剂Ⅲ号

组成：野菊花（全草）二斤　蕺菜一斤　蒲公英一斤　青蒿半斤　黄芩半斤

制法：熬成1:1合剂。

功效：消炎、清热、解毒。

用法用量：3～4次/日，每次20毫升。

肝宁合剂

组成：苦荞头五斤　鱼鳅串五斤　虎杖五斤　板蓝根五斤　白茅根十斤　甘草三斤

制法：熬成1:1合剂。

用法用量：3次/日，每次20毫升。

用途：肝炎、肝硬化等症。

祛风除湿合剂

组成：鬼箭羽一斤　老鹳草一斤　刘寄奴半斤

制法：熬成1∶1合剂。

用途：祛风除湿，活血镇痛，治疗风湿关节炎、麻木等。

用法用量：3次/日，每次20毫升。

消炎合剂Ⅰ号

组成：银花藤十两　蒲公英五两　紫花地丁五两　地龙五两　野菊花五两　蕺菜五两

制法：熬成1∶1合剂。

用法用量：3~4次/日，每次20毫升。

用途：清热解毒，治疗湿疹疮痒。

消炎合剂Ⅱ号

组成：紫花地丁　蒲公英　地龙　侧耳根　肺经草　桔梗　黄芩　生地黄各五斤

制法：熬成1∶1合剂。

用途：急、慢性支气管炎及肺心病。

用法用量：3~4次/日，每次20毫升。

肠痢合剂Ⅰ号

组成：桉树叶八斤　鱼鳅串五斤　苦荞头五斤　马鞭草五斤

制法：熬成1∶1合剂。

用途：湿热痢疾腹泻等。

用法用量：3~4次/日，每次20毫升。

加味冰硼散

组成：硼砂一两　冰片五钱　青黛五钱　人中白一两　明矾五钱

制法：分别研为细末，调匀混合备用。

用途：咽喉肿痛、腐烂、口舌生疮。

加味防风通圣散

组成：防风　荆芥　当归　麻黄各一两　连翘　银花　薄荷　川芎　赤芍　苍术　山栀　大黄　芒硝　黄柏各一两　石膏　黄芩　桔梗各四两　甘草八两　滑石十两　地肤子十两　蒲公英一斤　白藓皮十两　淮山药一斤　黄连五钱

制法：石膏、芒硝分别研为细末，其余各药混合研为细末共合匀即成。

用途：寒热杂症，表里俱实，恶寒壮热，头痛咽干，便秘溺赤及皮肤疮，疮痒湿疹。

用法用量：2次/日，每次二钱。

藿香正气散（丸）

组成：藿香三斤　紫苏　白芷　茯苓　陈皮　法半夏　桔梗　厚朴　甘草各一斤　大腹皮或槟榔一斤。

制法：上药干燥为末或水泛为丸。

用途：外感风寒，内伤食湿，寒热头重，胸膈满闷，舌苔白腻，脉濡数。

用法用量：3次/日，每次二至三钱，温水冲服。

通关散

组成：牙皂三钱　细辛五钱　藜芦三钱　麝香五分

制法：牙皂去壳，细研后去油。细辛、黎芦烘干细研。四味混匀封存备用。

用途：抢救突然昏迷，牙关紧闭。

用法用量：吹入鼻孔。

禁忌：脱症忌用。

双花茶（亦可作合剂）

组成：银花　桔梗　薄荷　紫花地丁　淡豆豉　大青叶

青蒿各二斤　芥花　淡竹叶　黄芩各一斤　甘草一斤

制法：上药干燥为粗散。

用途：湿病麻疹初起，咽喉诸疾有表热现象者。

用法用量：3次/日，每次四至五钱，开水泡服。

桑菊茶

组成：桑叶　黄芩　连翘各三斤　菊花　芦根　杏仁各二斤　薄荷半斤　桔梗三斤　甘草一斤

制法：干燥为粗散。

用途：烦热麻疹初起，身热口渴，头痛、鼻塞、苔黄脉浮数者。

用法用量：3次/日，每次四至五钱，开水泡服。

参苓术草散

组成：潞党参一斤半　或党参三斤　茯苓三斤　白术三斤　甘草一斤　另备陈皮、法半夏、木香、砂仁四味备加

制法：上药为细末。

用途：脾胃虚弱，食少腹满、腹泻肠鸣，面色萎黄，气短乏力。

用法用量：3次/日，每次二至三钱，温开水送服。

逍遥散

组成：柴胡　当归　白芍　炒白术各二斤　茯苓　甘草各一斤

制法：为细末。

用途：血虚肝郁，乳胀，两胁作痛，寒热往来，口燥咽干，神疲食少，月经不调，脉弦大。

用法用量：3次/日，每次二至三钱，温开水调或冲服。

肝炎宁散

组成：金钱草　满天星　茵陈各十斤　白芍八斤　柴胡五斤

枳实四斤　玄胡索四斤　黄芩五斤　黄连三斤　广木香三斤　川楝子五斤　龙胆草四斤　郁金四斤

制法：干燥为粗散。

用途：肝郁气滞，右上腹痛，口苦呃逆，腹胀便溏，饮食不振者。

用法用量：3 次/日，每次四至五钱，开水泡服或微熬取汁服。

五苓散

组成：茯苓皮卄斤　泽泻卅斤　猪苓　白术　怀山药各卅斤　肉桂五斤

制法：共为细末。

用途：头痛发热，烦渴饮水，饮入则吐，小便不利，苔白腻脉浮者。又疗霍乱吐利，水肿身重，瘦人脐下悸，吐涎沫而头眩者。

用法用量：3 次/日，每次二至三钱，冲服。

九味羌活散（丸）

组成：羌活　防风　苍术各一斤半　生地黄　白芷　川芎　黄芩各一斤　细辛半斤　甘草一斤

制法：上药干燥为细末或泛水为丸。

用途：憎寒壮热，肌表无汗，头痛颈强，肢体酸痛，口渴者。

用法用量：3 次/日，每次二至三钱，开水服。

风湿痹痛散

组成：秦艽　威灵仙　继断　石南藤　豨莶草　海风藤　五加皮　海桐皮　松节　寻骨风　千年健　木通各六斤　防风　防己　羌活　独活　姜黄　地龙　红花　广木香　石风丹　走马胎各三斤

制法：上药干燥为粗散。

用途：风寒湿阻滞经络所致之肌肉、筋脉骨节痛等症。

用法用量：3次/日，每次四至五钱，泡服或微熬取汁服。

乌头合剂丸（强力风湿丸）

组成：麻黄　黄芪各一斤　官桂一斤二两　杏仁六两　细辛一两　制川乌一斤二两　制附片一斤二两　杭芍一斤五两　炙甘草一斤五两　干姜一斤六两　桃仁一斤六两

制法：上药为细末泛水为丸。

用途：风寒湿痹，四肢麻木，筋骨痛，风湿关节痛等。

用法用量：3次/日，每次二至三钱，开水吞服。

川芎茶调丸

组成：薄荷八钱　川芎四钱　荆芥四钱　羌活一钱　白芷一钱　炙甘草一钱　防风二钱　细辛一钱　菊花三钱　僵蚕一钱　茶叶四钱

制法：上药为细末，泛水或炼蜜为丸。

用途：感冒风寒，鼻塞声重，头痛无汗。亦可用于疗偏正头风。

用法用量：2次/日，每次二钱。

镇痛丸

组成：香附四钱　海浮散四钱　白芍四钱　甘草二钱　闹羊花一分　金玲炭三钱　延胡三钱

制法：共为细末，炼蜜为丸。

用途：一般内脏痛症。

制法：3次/日，每次二钱，或痛时服。

安眠丸（琥珀安眠丸）

组成：川芎二钱　知母三钱　茯神四钱　炒枣仁四钱　琥珀一钱　百合一两　甘草一钱　紫苏二钱　龙骨八钱　牡蛎八钱　白芍

四钱

制法：共为细末，炼蜜为丸。

用途：肝阴虚，心烦失眠，口渴，脉弦数。

用法用量：每晚睡前服二至四钱。

左金丸

组成：吴萸一两　黄连六两

制法：水泛为丸。

用途：肝火爆胜，吞吐酸，左肋痛，泻痢。

用法用量：3 次/日，每次五分至一钱，水吞服。

温中丸

组成：辰砂三两（醋锻透）　白术四两　茯苓二两　陈皮二两　法半夏二两　甘草六钱　神曲二两　香附三两　黄连一两　炒苦参一两

制法：将上药干燥，共为细末，泛水为丸。

用途：水肿膨胀，上气喘满，小便不利，属于热者。

用法用量：3 次/日，每次一至二钱。

禁忌：忌盐。

定喘合剂（定喘汤）

组成：麻黄三钱　法半夏三钱　款冬花三钱　桑白皮三钱　苏子二钱　白果二十个　黄芩一钱半　杏仁一钱　生甘草一钱

制法：制成 1∶1 合剂，加 0.3% 苯甲酸防腐。

用途：肺腑感寒、气逆肺热而作哮喘。

用法用量：3 次/日，每次 20 ~ 30 毫升。

麻杏合剂

组成：麻黄一钱半　杏仁三钱　石膏五钱　炙甘草一钱

制法：熬成 1∶1 合剂。

用途：热邪壅肺，内有郁热。清肺定喘，肺炎初起，肺热喘咳。

用法用量：3次/日，每次30毫升。

银翘合剂（散剂、丸剂）

组成：银花一两　连翘一两　芦根一两　桔梗六钱　薄荷六钱　牛蒡子六钱　淡竹叶四钱　荆芥穗四钱　甘草五钱　淡豆豉五钱

制法：熬成1∶1合剂（水泛为丸）。

用途：风热感冒，头痛，微恶风寒，身热自汗，口渴或不渴，喘咳，午后热甚，鼻塞流涕，脉浮数，苔薄白。

用法用量：3次/日，每次10～20毫升，丸剂三钱。

感冒合剂

组成：银花藤一斤　水荆芥一斤　排风藤一斤

制法：熬成1∶1合剂。

用途：祛风清热，镇痛，治疗感冒。

用法用量：3次/日，一次20毫升。

冷哮膏

组成：天雄一斤五两　川乌一两五钱　官桂二两　桂枝三两　细辛二两　干姜二两　川椒二两（注：以十两为一斤，十钱为一两）

制法：上药放入麻油二斤，泡十日，煎熬至药物呈棕黄色，滤去药渣，炼油至滴水成珠，再徐下黄丹，不断搅拌，至药膏滴水不散，不粘手为度。倒入水中降温，去火毒，然后从水中取出，放入锅内加热，将膏药摊入牛皮纸上，加麝香少许贴肺腧。

用途：气管炎，寒哮喘病。

用法用量：将膏药贴肺腧。

半硫丸

组成：半夏曲六两　硫黄六两

制法：先将硫黄同豆腐煮后去毒性，干燥混研细末，水泛为丸如绿豆大。

用途：老人血燥、阳虚便秘，癖冷气，面色苍白，四肢不温、腹中冷痛、寒湿积聚。

用量：每日服1~2次，每次一至二钱，温开水送服。

补中益气丸

组成：黄芪一两　党参三钱　白术三钱　当归三钱　柴胡三钱　升麻三钱　炙甘草五钱　陈皮三钱

制法：共为细末，炼蜜为丸，每丸三钱。

用途：脾肺气虚，头痛懒言，阳虚自汗，恶风厌食，劳疟寒热，久泻久痢。

用法用量：2次/日，每次服一丸，姜、枣汤或盐汤送下也可。

加味虎潜丸

组成：盐炙黄柏二两　盐炙知母二两　熟地二两　酒炒白芍一两　党参一两　杜仲一两　故纸一两　当归一两半　牛膝一两　炙龟板四两　黄芪一两　茯苓一两　枸杞一两　锁阳一两半　陈皮一两　菟丝子一两　炙虎骨一两　豹骨一两　猴骨一两

制法：柏、知、芍用盐炙炒干燥。猴骨、豹骨、虎骨、龟板用油炒透后，用黄酒淬。熟地黄用细磁粉套研。诸药混后蜜为每二钱重丸。

用途：肾阴不足，筋骨萎软，不能步履，骨蒸劳热。

用法用量：2次/日，每次1丸。

花蕊石散

组成：醋锻花蕊石

制法：为极细粉末。

用途：突然吐血之症。

用法用量：每次二至三钱。

咳嗽合剂

组成：肺经草五斤　风寒草五斤　五匹草五斤　粉黄芩五斤　观音草五斤　桔梗六斤　麻黄四斤　蕺菜五斤

又方：金佛草一斤　肺经草一斤　排风藤一斤

制法：熬成1∶1合剂。

用途：咳嗽，气管炎。

用法用量：3～4次/日，每次20毫升。

双补合剂

组成：红藤五两　当归一两

制法：熬成1∶1合剂。

用途：气血失调，头晕目眩，失眠。

用法用量：3次/日，每次20毫升。

理中合剂

组成：党参三钱　白术三钱　干姜三钱　炙甘草三钱

制法：熬成1∶1合剂。

用途：胃空肠鸣、腹冷痛，呕吐泄泻。

用法用量：3次/日，每次15毫升。

安眠合剂

组成：苏梗三斤　杏仁十两　莲子心八两　炙甘草一斤　夜交藤二斤

制法：熬成1∶1合剂。

用途：主治失眠。

用法用量：睡前服20毫升。

二、外科

消肿散

组成：散血草　见肿消　透骨消各等量

制法：将上药共研细末。

用途：活血逐瘀，消肿定痛，主治外科性红肿。

用法用量：外敷。

皮粘散

组成：炉甘石二两（用黄连一两煎水，淬七次，研碎，水泡）　朱砂二钱　琥珀八钱　硼砂钱半　熊胆四分　冰片二分　珍珠四分　麝香三分

制法：将上药共研细末，储瓶备用。

用途：消炎止痛，敛口，皮肤黏膜溃瘘。

用法用量：涂适量，撒布于患处。

蛇黄散

组成：蛇床子　赤石脂各一斤　生黄柏二斤　寒水石五两　广丹五两

制法：将上药共研细末。

用途：主治湿疹。

用法用量：调敷或配成15%软膏外敷。

生肌散

组成：天龙骨二两　地龙骨二两　水龙骨二两　海螵蛸二两　炉甘石二两　血竭五钱

制法：共研成极细粉末。

用途：生肌。

用法用量：撒于患处。

皮炎药酒

组成：斑蝥八十个　川楝皮四两　百部四两　硫黄一两　雄黄二两　白及四两

制法：上药用75%酒精四斤浸备用。

用途：皮肤发炎红肿。

痒症1号

组成：何首乌一斤二两　菊花六两　银花藤六两　防风三两　白芷三两　地肤子一斤二两　桑皮六两　紫荆皮六两　乌梢蛇六两　刺猬皮六两　地龙六两　千里光一斤二两　淮药六两　刺蒺藜六两　红活麻六两（注：以十两为一斤）

制法：将上药干燥，共为粗散。

用途：血燥、血虚生风诸痒疹。

用法用量：3次/日，每次四至五钱，用鲜开水泡服或微熬服。

活血通经2号

组成：当归六斤　细辛二斤　川木通六斤　广木香四斤　红花二斤　地龙二斤　威灵仙四斤　元参四斤　银花藤六斤　牛膝二斤　续断六斤　防风二斤　防己二斤　五加皮四斤　甘草二斤　水蛭二两　䗪虫二两　虻虫二两　海桐皮四斤　石斛四斤

制法：将上药干燥共为粗散。

用途：湿热下注，关节疼痛，清热解毒，除湿。

用法用量：3次/日，每次四至五钱，鲜开水泡服或熬取汁服。

活血通经1号

组成：当归二两　细辛二两　川木通四两　桂枝四两　红花二两　地龙二两　牛膝二两　广木香四两　黄芪六两　威灵仙四两　赤芍四两　淮药六两　甘草二两　水蛭一两十二钱　虻虫一两十二钱　䗪虫一两十二钱　石凤丹二两　走马胎二两

制法：将上药干燥共为粗散。

用途：用于寒湿型脱疽及关节疼痛。

用法用量：3次/日，每次四至五钱，鲜开水泡服或微熬制取汁。

脱疽3号丸

组成：银花三两　元参二两　赤芍一两　石斛一两半　红花一两　地龙一两　当归一两　淮山药二两　桑枝二两　淮牛膝一两　土茯苓二两　蒲公英二两　连翘二两　广木香一两　水蛭三钱　虻虫三钱　䗪虫三钱　甘草一两

制法：共为细末，水泛为丸如梧桐子大，百草霜、白蜡穿衣。

用途：用于脱疽偏湿热型，脚红肿热痛，溃烂奇臭，小便黄，口干，肌热等。

用法用量：3次/日，每次3～40粒。

痒症洗散

组成：苦参二斤　蛇床子一斤　地肤子一斤　白芷半斤　防风半斤　苍耳子半斤　千里光二斤　蒲公英一斤

制法：将上药干燥，共为粗散。

用途：外洗一切痒疹、疮。

用法用量：3次/日，每次四至五钱，用水微熬外洗，勿内服。

神经性皮炎药酒

组成：雄黄二两　硫黄三两　蛇床子三两　密陀僧三两　银明矾二两　海浮石二两　水银二两

制法：上药除水银外，分别研极细末，混合后再放入乳钵加水银，乳至不见水银星点，装瓶备用。

用途：神经性皮炎、皮肤湿疹痞顽癣。

用法用量：外擦患处。

消瘰丸

组成：山羊角二斤（用灵仙一斤加水文火煮4小时使柔软后取出晒干，用酒炙河沙炒炮）　浙贝一斤　全瓜蒌半斤　僵蚕四两　法半夏六两

蜈蚣十条　制南星三两　牡蛎一斤　广木香四两　淮山药六两　白芥子六两　香附子半斤　柴胡二两　蜂房二两　淡昆布五两　海藻五两　生楂肉四两　郁金六两　橘核四两　白蒺藜四两　广陈皮四两　川楝肉二两　明乳香一两　明没药一两　玄参半斤　升麻一两　牛蒡子四两　明沙参四两　桔梗二两　莱菔子六两　夏枯草四两　苦丁茶四两

制法：莱菔子以前诸药共研细末，用夏枯草、苦丁茶煎取浓汁水泛为丸，每丸如绿豆大，晒干备用。

用途：疏肝散结，消痰软坚，无论瘰疬已溃，或未溃均可。

用法用量：3 次/日，每次二钱（约 40 粒）。

脱发油

组成：诃子三钱　青果三钱　山柰三钱　官桂三钱　樟脑三钱　香油九两

制法：用磁瓶装入泡香油。

用途：头发脱落。

用法用量：擦头发处。

外科活血酒

组成：红花五钱　白芷四钱　姜黄四钱　乳没各三钱　血竭三钱　樟脑片一钱　川芎三钱　三七一钱　香附三钱　羌活二钱　松节一两　归尾三钱　干酒二斤

制法：粉碎为粗末，浸泡一月后备用。

用途：扭伤性局都肿胀、作痛。

用法用量：涂抹患处。

一号补经丸

组成：云苓三钱　毛术二钱　淮山药三钱　小茴香钱半　艾叶三钱　续断三钱　台乌二钱　泽兰三钱　香附子三钱　坤草五钱　鸡血藤四钱　当归三钱　明参四钱　菟丝子三钱　胎盘四钱　巴戟

二钱　川芎一钱

制法：上药共为细末，炼蜜为丸，每丸重二钱。

用途：温肾健脾调经。

用法用量：一日二次，每次二钱。

宫寒不孕丸

组成：杜仲一两　续断一两　桑寄生一两　山药一两　河车粉一两　荔枝核五钱　砂仁五钱　鹿角霜五钱　台乌五钱　当归五钱　枸杞五钱　何首乌八钱　艾叶八钱　云苓八钱　车前仁三钱

制法：共为细末，炼蜜为丸，每丸重二钱。

用法用量：一日二次，每次二钱。

养经丸

组成：柴胡二钱　香附三钱　茯苓三钱　白术二钱　泽兰五钱　当归二钱　炒白芍二钱　王不留行三钱　姜黄二钱

制法：上药共为细末，炼蜜为丸，每丸重二钱。

用途：舒肝和胃调经。

用法用量：每日二次，每次二钱。

三、痔漏科

麻仁丸

组成：麻仁二两　枳实三钱　厚朴三钱　大黄一两　甘草二钱　杏仁五钱　白芍三钱　黄柏五钱

制法：上药共为细末，炼蜜为丸，每丸重三钱。

用途：津液干枯，大便秘结。

用法用量：每晚睡前服一丸。

消炎止痛膏

组成：水飞炉甘石五钱　滑石粉五钱　血竭一钱　朱砂一钱　儿茶粉一钱　乳香五分　铅丹二钱　冰片三分

制法：血竭、乳香、儿茶粉、冰片、朱砂等止痛药分别研细末混合装密闭容器内备用，用时以凡士林调成20% ~30%的油膏。

用途：消炎止痛防腐。

用法用量：用消毒棉花条，蘸药膏塞入肛门内，每日1~2次，至痔核完全萎缩为止。

止血丸

组成：槐花五两　生地黄五两　牡丹皮五两　枯芩五两　淮山药五两　仙鹤草四两　荆芥炭五两　侧柏叶五两　杏仁五两　地榆四两　蒲公英十两

制法：将上药干燥共为细末，炼蜜为丸。

用途：痔科止血。

用法用量：3次/日，每次三丸。

四、眼科

益视丸1号

组成：楮实子一钱　菟丝子八钱　茺蔚子六钱　寒水石三钱　河车粉三钱　木瓜三钱　五味子一钱　青皮四钱　秦皮四钱

制法：将上药干燥共为细末，炼蜜为丸。

用途：主治近视及远视。

用法用量：3次/日，每次二丸，开水吞服。

珍珠母散

组成：珍珠母四斤八两　草决明四斤八两　青葙子三斤六两　赤芍二斤四两　银花三斤　木贼二斤四两　荆芥一斤八两　麦冬二斤四两　淡竹叶三斤

制法：将上药干燥共为细末。

用途：主治肤翳障膜等眼病。

用量：3 次/日，每次三钱，用温开水服。

眼科活血散

组成：桃仁一斤十四两　红花一斤四两　当归一斤十两　川芎一斤四两　生地二斤半　赤芍二斤半　牛膝二斤半　枳实十两　蕺菜五斤　丹参三斤二两　旱莲草六斤四两　仙鹤草六斤四两　柴胡三斤二两

制法：将上药干燥共为细末。

用途：补血活血，止血化瘀（眼底出血）。

用量：3 次/日，每次二至三钱，开水服。

明目 1 号

组成：楮实子二斤　菟丝子二斤　茺蔚子二斤　牛膝一斤　丹参二斤　山药二斤　丹皮一斤　河车粉半斤　寒水石半斤　木瓜半斤

制法：将上药干燥共为细末。

用途：养阴补脾利湿，视力昏花等疾（视网膜及视神经）。

用量：3 次/日，每次二至三钱，用温开水冲服。

渴龙奔江丹

组成：水银　白矾　青盐　火硝　硇沙　白砒　白矾各九两　佛金九大张　银珠与前 1∶50

制法：同白降丹。

用途：提脓拔毒，化腐生肌。

用法用量：已溃将穿者，用水调糊敷于疮顶，膏药贴上，已穿者用药初宜多，脓尽宜少，疮口多孔小者用药条上，膏药一日一换。

白降丹

组成：朱砂　雄黄各二钱　水银　硼砂五钱　火硝五钱　食盐　白矾　皂矾各一钱五厘

制法：先将雄黄、皂矾、火硝、食盐、朱砂研匀，入瓦罐中微火使其熔，再和入水银调匀，待其干燥。然后用瓦盆一只，盆下有水，即以盛干枯药料的瓦盆覆置盆中，四周以赤石脂和盐，层层封固，再以炭火置于倒覆的瓦罐土，如有空、漏气处，急用赤石脂盐加封，经过三炷香即成。火冷定开看，盆中即有白色晶片的药粉。

主治：溃疡脓腐不去，或已成漏管；肿溃成脓不能自溃，一切胬肉。本品均可化腐提脓或提进穿溃和平胬，调酒涂擦还可帮助肿疡消散。

用法用量：疮大者用五至六厘，小者一至二厘，以清水调涂疮头上，可米糊为条，插入疮孔中。

如意金黄散

组成：生南星　白芷　天花粉　广木香　生半夏　生大黄　生黄柏　黄芩　白术　苍术　陈皮　厚朴　胡黄连　甘草各等分八两　姜黄　白及各一斤　芙蓉花四斤

制法：将上药干燥共为细末。

用途：主治痈疽发背疔肿、湿热流注、红肿热痛。

用法用量：①红赤肿痛者、发热尚未成脓者用清茶同蜜调敷。

②欲作脓者，用葱汤同蜜调敷。

③浸脓皮色不变，湿痰流毒，附骨痈疽，鹤膝风症，俱用葱酒调敷。

④风湿所发，及皮肤无热，色亮，游走不定，俱用蜜水调敷。

⑤天泡、火丹、赤游丹、黄漆疮、恶血、流风等俱用板蓝根叶捣成汁调敷、加蜜亦可。

⑥伤、火烧皮肤、破烂，麻油调敷。

沃雪膏

组成：松香二两二钱　麻油九斤（清油亦可）　黄蜡二斤

制法：松香研细粉，麻油开后放入黄蜡搅匀后再加松香，再搅匀冷后备用。

用途：治冻疮。

用法用量：涂擦患处。

疥药

组成：明雄一斤　蛇床子一斤半　大枫子一斤半　轻粉一斤　蛤粉一斤　白芷一斤　花椒一斤

制法：共研细末，凡士林作基质配成软膏

用途：湿疹，疮疡。

用法：涂擦疮面。

龙蛇丸

组成：归身四两　松节四两　乳香三两　寻骨风三两　续断四两　桑寄生四两　桂枝三两　广木香二两　广陈皮三两　独活三两　防风三两　杜仲四两　赤芍三两　威灵仙三两　蜈蚣十条　红花二两　五加皮四两　海桐皮四两　海风藤四两　防己四两　马钱子四两　细辛一两　牛膝三两　羌活三两　乌梢蛇二两　佛手三两　千年健三两　地龙二两

制法：①乳香单独研细末，马前子制法同前。

②其余各药混合粉碎共为细末，水泛为丸，如梧桐子大。

用途：风温关节痛及陈旧性扭伤属于风湿痛患者。

用法用量：一日二次，每次一至二钱。

胆丸散

组成：猪苦胆汁　枯矾各适量

制法：枯矾研成细末，放入猪胆内，满装为度，放置阴凉通风处让自然干燥后，取出研磨为极细粉末，储瓶备用。

用途：中耳炎。

用法用量：用少许吹入耳内。

痒症Ⅱ号

组成：苍术三斤　龙胆草三斤　乌梢蛇三斤　防风六斤　白芷六斤　枯芩三斤　桑皮六斤　紫荆皮三斤　牛膝三斤　土茯苓六斤　蕺菜六斤　地肤子六斤　千里光十二斤　蒲公英十二斤　马齿苋六斤　萆薢三斤　淮山药九斤

制法：将上药干燥共为粗散。

用途：温热壅盛之侵泛疮，一切湿性痒疹及婴儿湿疹。

用法用量：一日三次，每次四至五钱，用鲜开水泡服或微熬取汁服。

雄丸散

组成：明雄黄五斤　松香五斤　枯矾五斤

制法：将上药研成细末。

用途：清热除温止痒，治顽固性的湿热疮。

用法用量：配成15%～30%软膏外敷。

海浮散（外用）

组成：乳香　没药各等分

制法：上药二味去油，碾极细末而成。

用途：一切疮疡已溃，有提脓化腐生肌、伤口止痛之功。

用法用量：撒于伤口上，外用敷药覆盖之。

黄水疮药

组成：明雄十两　广丹十两　硫黄十两　轻粉十两　松香十两　冰片十两

制法：上药分别研细末套色混合即成。

用途：黄水疮及湿疹。

用法用量：调青油或油膏外敷患处。

痒症丸

组成：首乌四两　白芷三两　蝉蜕三两　僵蚕三两　红花二两　地肤子四两　银花四两　连翘四两　当归三两　生地四两　赤芍一两　白癣皮四两　广木香三两　刺猬皮三两　地龙四两　皂角刺二两　青皮二两　陈皮二两　川芎四两　桃仁二两　蜈蚣十二条　全蝎十二个　乌梢蛇二两

制法：上药共研为细末，炼蜜为丸，每丸一钱。

用途：凡一切痒疹、斑疹均可服用。

用法用量：一日二次，每次一丸。

消核散

组成：玄参八两　牡蛎八两　夏枯草一斤六两　白花蛇舌草八两　半枝莲四两　昆布四两　海藻四两　郁金八两　淮山药八两　木香四两　陈皮四两　台乌四两　甘草四两　漏芦一斤六两

制法：将上药干燥，共为粗散。

用途：消一切包块及初期癌。

用法用量：一日三次，每次四至五钱，用鲜开水泡服。

冲和膏

组成：紫荆皮四两　独活二两三钱　白芷一两二钱　石菖蒲八钱　赤芍二两

制法：共为细末即成。

用途：透阴和阳，祛风软坚，活血定痛，半阴半阳，肿瘰偏阴者。

止痒膏

组成：硫黄　枯矾　雄黄各二钱　宫粉　文蛤　黄柏　黄连　轻粉　松香各一钱　冰片五分　凡士林250公分①为膏。

---

① 公分：公制质量或重量单位，克的旧称。

制法：将上药共为细末，用凡士林 250 公分调成软膏，分装备用。

用途：黄水疮，风湿刺痒，疥疮，脚湿气，痱子，秃疮，臁疮脚（腿），蚊虻虫咬，绣球风干湿癣。

用法用量：开水洗患处。擦干搽上药膏，每日 1～2 次。

二味拔毒散

组成：明雄一两　白矾一两

制法：明雄用水飞法处理成细末，白矾研极细末混合套色即成。

用途：治风湿诸疮红肿痛痒等疾患，尤对带状疱疹有效。

用法用量：用时清茶调化，鹅毛扫患处。

风湿软膏

组成：大黄四两　黄柏四两　松香三钱　雄黄二两　生豌豆粉三两

制法：大黄、黄柏晒干研细除去粗渣，用铜瓢熬化松香，冷后与枯矾、生豌豆粉混合研细去粗渣，再将药粉用凡士林配成 5% 软膏。

用途：祛风除湿。

用法用量：外敷。

紫草油

组成：紫草四两　清油一斤

制法：煎熬至紫草、枯黄色滤去药渣即成。

用途：烧、烫伤。

用法用量：涂搽患处一日一次。

解毒膏

组成：麻油半斤　清油半斤　紫草四钱

制法：三药共煎熬至棕黄色，过滤去渣后放入黄蜡四两、白蜡四两冷后即成备用。

用途：解毒消炎。

用法用量：外敷患处一日一至三次。

五、骨科

止痛散

组成：生山甲七片　大蜘蛛七个　大蜈蚣七条　全蝎七只　公丁香一钱　滑石一钱　麝香一钱　母丁香一钱　冰片一钱　僵蚕七条

制法：共研成细末。

用途：主治肢鞘炎、肩关节周围炎以及扭伤等后期引起关节强直瘀滞硬结等。

用法用量：每次一分左右，撒放膏药上贴患处。

拔毒散

组成：血竭二钱　阿魏二钱　甲珠三钱　斑蝥五分　蜈蚣一条　僵蚕二钱　全蝎二钱　硫黄三钱　蜂房二钱　冰片三分　雄黄二钱　蛇蜕一钱

制法：将上药干燥共研极细末，贮瓶备用。

用途：骨结核，骨髓炎。

用法用量：用适当作棉布剂。

正骨紫金丹

组成：丁香　木香　血竭　儿茶　熟大黄　红花各十两　当归　莲肉　茯苓　白芍各二十两　丹皮五两　甘草三两

制法：①血竭单独研为细粉另放，丁香、儿茶低温干燥研为细末另放。

②其余各药混合粉碎研为细末。

③冰片为丸如梧桐子大，血竭粉穿衣干燥即成。

用途：跌打坠落，闪挫损伤，瘀血凝滞作痛。

用法用量：一日二次，每次一钱。

内伤丸

组成：广三七二两　桃仁二两（去油）　泽兰四两　大黄一两　明雄一两五钱

制法：将上药干燥，共为细末，米糊为丸。

用途：气血瘀滞，散瘀理气，止痛。

用法用量：一日二次，每次一丸。

骨劳散

组成：藤黄六两　生白及四两　生川草四两　山柰五钱　生甘草四两　生南星四两

制法：①藤黄用手轻研为细粉。

②其余各药共粉碎为细粉混合套色即成。

用途：骨与关节结核。

用法用量：用开水调敷患处，但以酒调为好。

禁：有毒，勿内服。

消肿散Ⅱ号

组成：黄柏十两　姜黄六两　大黄三两　苍术十两　陈皮六两　香附六两　甘草二两　散血草六两　透骨草六两

制法：共为细末，混匀即成。

用法用量：调酒（蜜或葱汁、开水均可）敷贴患处。

用途：扭伤及一切外伤发红发肿。

骨科活血散

组成：生血竭五两　南木香三两　川贝母三两　紫荆皮四两　宣木瓜五两　生香附五两　小茴香三两　甲珠五两　当归尾八两　煅自然铜五两　肉桂三两　羌活五两　独活五两　川乌三两　草乌三两　厚朴三两　川芎五两　续断五两　乳没各五两　虎骨二两　丁香五钱（内服二乌需制）

制法：①乳没、血竭单独研为细粉，自然铜煅醋碎，虎骨用油炒酥。

②其余各药混合粉碎研细粉，套色混合即成。

用途：新旧损伤、新旧骨折、脱臼等

用法用量：内服处敷均宜。

茴香丸

组成：茴香二两　丁香二两　樟脑二两　红花二两

制法：将上药泡95%酒精二斤。

用途：跌打损伤，闪挫内伤。

用法用量：少许搽患处，视面积大小而定。

寻痛酒

组成：乳没各二两五　血竭二两五　南木香一两半　川贝一两半　紫荆皮四两　宣木瓜二两半　小茴香二两半　甲珠二两半　全归四两　自然铜二两半　安桂二两半　川芎二两半　厚朴一两半　川草乌各一两半　白芷四两　续断二两半　二活各二两半　虎骨一两

制法：泡白酒四十斤一月后使用，经常搅拌。

用途：新旧损伤、新旧骨折、脱臼等。

用法用量：内服外擦均宜。

加味七厘散

组成：归尾三两　乳香一两　没药五钱　雄黄五钱　红花一两　儿茶一两　朱砂五钱　冰片二钱　麝香五分　姜黄三两　血竭一两　土鳖虫　延胡索五钱　刘寄奴三两

制法：①雄黄、乳香、没药、朱砂、冰片、麝香、血竭、儿茶分研极细末。

②伏水用童便浸泡四周后，用甘草水浸泡一周，去皮毛晒干研粉。

③当归尾、红花、姜黄、刘寄奴、延胡共为细末，与上药

混匀备用。

用途：对外伤性充血、瘀阻及疽病瘀滞之红肿痛或紫斑疼痛。

用法用量：用开水调敷患处，内服五分至一钱。

骨科活络丸

组成：马钱子三斤

制法：马钱子用童便浸泡一个月后，用清水冲洗后再用甘草水浸泡一周、清漂三天，取出去毛、晒干再用油炒酥，泡至成老黄色研为细末，炼蜜为丸，每丸60粒。

用途：通经活络。

用法用量：一日二次，每次半粒至一粒。

羌活丸

组成：独活各二两　当归二两　松节一两　木瓜一两　香附一两　佛手片五钱　红花三钱　川草乌各五钱

制法：上药共为粗末，泡白矾二斤，浸泡一个月后使用。

用途：风湿关节炎疼痛，跌打扭伤肿痛。

用法用量：外用按摩。

六、妇科

银甲丸

组成：银花五钱　连翘五钱　升麻五钱　甲珠五钱　红花一两　鳖甲一两　蒲公英一两　紫花地丁一两　生蒲黄五钱　椿皮根五钱　大青叶五钱　琥珀四钱　茵陈四钱　桔梗四钱

制法：将上药共为细末，炼蜜为丸。

用途：赤白带下，湿热蕴结胞脉，盆腔炎、子宫炎、肾盂肾炎、膀胱炎、子宫糜烂等。

用法用量：一日三次，每次二丸。

禁忌：酒及辛辣之物勿食。

宫血1号

组成：党参一斤 白术三两十二钱 升麻三两十二钱 女贞子五两 旱连草五两 大小蓟各五两 茜草五两 炒蒲黄五两 槐花五两 益母草六两四钱 焦艾二两十二钱

制法：将上药干燥共为细末。

用途：功能性子宫出血。

用量：一日三次，每次一至二钱。

益母泽兰丸

组成：益母草四钱 红泽兰五钱 当归二钱 白芍二钱 银柴胡二钱 云苓二钱 白术三钱 台乌二钱 香附子五钱 郁金二钱 鸡内金三钱 甘草二钱 丹参五钱

制法：上药共为细末，炼蜜为丸，每丸重二钱。

用途：健脾活血，调经止痛。

用法用量：一日二次，每次二钱。

益脾调经丸

组成：党参三钱 白术三钱 云茯神四钱 香附四钱 砂仁二钱 山药五钱 陈皮 当归各二钱 川芎一钱半 益智二钱 柏子仁四钱

制法：上药共为极细末，炼蜜为丸，每丸重三钱。

用途：益脾调经。

用法用量：一日二次，每次三钱。

滋肾调经丸

组成：黄柏二钱 知母二钱 熟地四钱 淮山药五钱 女贞子四钱 旱莲草四钱 柏子仁四钱 鳖甲三钱

制法：上药共为细末，炼蜜为丸，每丸重二钱。

用途：滋补肝肾，调经。

用法用量：每日二次，每次二丸。

滋肾补冲丸

组成：肉苁蓉二钱　琥珀二钱　菟丝子二钱　淫羊藿三钱　枸杞三钱　鲜艾三钱　桑寄生五钱　当归五钱　益母草五钱　砂仁一两　熟地三钱

制法：上药共为细末，炼蜜为丸，每丸重三钱。

用途：滋肾调经。

用法用量：一日二次，每次三钱。

艾附温经丸

组成：当归三钱　川芎二钱　艾叶三钱　香附子三钱　吴茱萸一钱　法半夏二钱　防风二钱　干姜一钱　茯苓三钱　甘草二钱

制法：上药共为细末，炼蜜为丸，每丸重三钱。

用途：用于痛经、月经不调、盆腔炎的虚寒型。

用法用量：一日二次，每次三钱。

金水丸

组成：山慈菇粉一斤　白及四两　升麻四两　枳壳四两　玄参四两　百草霜四两　知母五钱

制法：将上药为粉，泛水为丸。

用途：白内障。

用法用量：每日服三次，每次二丸，温开水服。

驻景丸

组成：菟丝子八钱　楮实子六钱　枸杞子四钱　车前子三钱　五味子二钱　茺蔚子四钱　三七粉五分　河车粉三钱

制法：上药共为细末，炼蜜为丸，每丸重三钱。

用途：内障、青盲等眼病。

用法用量：每日三次，每次三钱，开水送服。

涩化丹

组成：赤石脂十两　炉甘石六两　薄荷一两　僵蚕一两　麻黄

一两　北细辛五钱　蔓荆一两　紫草七钱　龙胆草四钱　黄连一钱　芦荟一钱　草乌四钱　珍珠五分　空心石一钱　珊瑚三钱　琥珀二钱　上血竭一钱

制法：①赤石脂、炉甘石二药研为细末。

②薄荷、僵蚕、麻黄、细辛、蔓荆子、柴草、胆草、黄连、芦荟、草乌用水浓煎去渣，以浸石脂、炉甘石、棉纸封好容器口，日晒夜露，干时再加空心石、琥珀、珊瑚、上血竭、珍珠共为极细末。

用途：角膜白斑、云翳。

用法用量：每晚睡时点眼（发作时禁用）。

珍珠散

组成：珍珠一钱半　玛瑙一钱半　珊瑚一钱半　硼砂五分　熊胆四分　龙脑四钱　麝香二分五厘　血竭七分五厘　朱砂七分五厘　黄连五分　没药五分　炉甘石一钱五分

制法：珍珠用豆腐煮，其余药物分别研为极细末，套色混合即成。

用途：治角膜翳。

用法用量：每日三次，每次半厘。

七、儿科

健脾丸

组成：党参六两　贡术四两　云苓六两　陈皮二两　淮山药四两　扁豆三两　建曲三两　谷芽四两　鸡内金二两　使君肉三两　麦芽三两　莲米三两

制法：上药干燥共为细末，炼蜜为丸。

用途：健脾且消食积。

用法用量：每日三次，每次三钱。

治化合剂

组成：鸡血藤一斤　鱼鳅串一斤　苦荞头一斤

制法：配成1∶1合剂。

用途：健脾和胃，理气消食，消化不良、胃痛腹胀。

用量：一日三次，每次20～40毫升。

二冬泻白合剂

组成：天冬十五两　麦冬十五两　百部一斤九两　桑皮十五两　秦皮十五两　杏仁十两　黄芩十两　天竺黄十两　甘草五两　白糖一斤九两　肺经草一斤九两

制法：将上药煮取汁，浓缩至1∶1加入白糖熬化后，再加适量防腐剂约0.03%。

用途：治百日咳。

用法用量：每次服10毫升。

八、针灸科

甲号酒

组成：佛手三两　青皮三两　三棱三两　文术三两　阿魏三两　山慈菇三两　千金子三两　大戟三两　甘遂三两　生大黄三两　银花三两　菊花三两　蒲公英三两　皂角刺三两　紫花地丁三两　风化硝六两　大蒜三两　老姜三两　甲珠三两　夜明砂三两　麝香五分

制法：用白酒浸泡一周（白酒十斤）。

用途：肿疡及浅层包块。

用法用量：外用隔灸。

乙号酒

组成：生川草乌各三两　生南星三两　生半夏三两　贯众三两　生姜黄三两　生大黄三两　生栀子三两　甘松三两　羌活三两　独

活三两　乳香四两　姜蒜各四两

制法：用白酒十斤，浸泡一周。

用途：风寒湿痹，筋骨肌肉关节等处疼痛所引起的瘫痪。

用法用量：外用隔针灸。

神经合剂1号

组成：当归7500克　生地7500克　红花7500克　牛膝7500克　枳壳5000克　赤芍5000克　柴胡2500克　甘草2500克　桔梗3750克　桃仁10000克　川芎7500克

制法：以上药物混合煎熬三次，合并滤液浓缩。加乙醇使含醇达60%以上，放置过夜，滤去沉淀，回收乙醇至无醇味。加蒸馏水稀释至全量，煮沸，加防腐剂，共制58750毫升，分设既得。

规格：棕黑色，每瓶120毫升（相当于生药118克）。

功用：活血祛瘀。

适应证：用于瘀血内阻，头痛胸痛，失眠多梦，心前区憋闷，心悸怔忡，神经官能症，脑震荡后遗症，精神抑郁，健忘等。

用法用量：一日三次，每次20～30毫升。

鼻窦炎合剂

组成：辛夷3000克　柴胡3000克　苍耳子3000克　辛夷花3000克　黄芩3000克　山栀3000克　白芷3000克　川芎3000克　龙胆草3000克　川木通3000克　荆芥穗5000克　茯苓5000克　桔梗5000克　黄芪9000克

制法：与神经1号同。共制47000毫升。

规格：棕黄色，每瓶120毫升（相当于生药118克）。

功用：通鼻窍，止头痛。

适应证：鼻塞不通，急、慢性鼻炎，鼻窦炎。

用法用量：一日三次，每次 20～30 毫升。

痔漏合剂

组成：银花藤 2500 克　蒲公英 2500 克　地榆 2500 克　麻仁 2500 克　紫花地丁 2500 克　槐角 2500 克　仙鹤草 2500 克　广木香 2500 克　黄芩 2500 克　千里光 2500 克　白芍 2500 克　甘草 1000 克

制法：与神经合剂 1 号同。共制 62000 毫升。

规格：棕黑色，每瓶 120 毫升（相当于生药 118 克）。

功用：清热解分，凉血止血，润肠通便。

适应证：用于预防痔疮术后出血，大便不通。

用法用量：一日三次，每次 20～30 毫升。

楂曲合剂

组成：苍术 1000 克　厚朴 1000 克　陈皮 1000 克　山楂 1000 克　建曲 1000 克　甘草 500 克

制法：与神经合剂 1 号同，共制 55000 毫升。

规格：棕黑色，每瓶 120 毫升（相当于生药 118 克）。

功用：健脾和胃，宽胸消胀，助消化。

适应证：用于脾胃不和，胸腹胀满。

用法用量：一日三次，每次 20～30 毫升。

活血酒

组成：红花 2500 克　白芷 2000 克　姜黄 2000 克　乳香 1500 克　没药 1500 克　血竭 1500 克　川芎 1500 克　香附 1500 克　当归 1500 克　樟脑片 500 克　三七 500 克　羌活 1000 克　松节 5000 克　白酒 100000 毫升

制法：以上药物除樟片外，混合粉碎为粗末，置瓦缸内，加入樟片及白酒 60000 毫升，密封，浸泡，每日搅拌一次。浸泡一月，取出浸液，再加白酒 40000 毫升，浸泡半月，取出浸液与第一次的浸液合并，静置澄清，滤过即得。

规格：棕色澄明液，每瓶120毫升。

功用：活血祛瘀，消肿止痛。

适应证：用于扭伤性瘀块，肿胀作痛。

用法用量：一日三次，每次服5～10毫升，亦可外擦患处。

复方羌活酒

组成：当归62克　独活62克　生川乌15克　松节31克　羌活62克　生草乌15克　木瓜31克　香附31克　佛手15克　红花9克　白酒1000毫升

制法：与活血酒同。

功用：活血行气，祛风湿止痛。

规格：棕黄色澄明液，每瓶120毫升。

适应证：用于风湿关节疼痛，跌打扭伤，肿痛。

用法用量：外擦配按摩，严禁内服。

皮炎酒

组成：白及9克　土百部9克　生草乌6克　槟榔9克　蛇床子15克　花椒3克　鹤虱6克　大枫子15克　蛇蜕9克　白芷9克　白鲜皮15克　蜈蚣2条　红花9克　生川乌6克　雄黄15克　75%酒精1000毫升

制法：将以上药物粉碎成粗末，用75%酒精浸泡一月，滤过即得。

规格：棕黄色澄明液，每瓶120毫升。

功用：解毒杀虫。

适应证：用于皮肤发炎，消肿。

用法用量：外擦患处，严禁内服。

头皮酒

组成：苦参2500克　硫黄1500克　生百部2500克　皮硝2500克　黄柏2500克　75%酒精5000毫升

制法：百部、苦参、黄柏混合粉碎为粗末，硫黄、皮硝用单研法粉碎过100目筛，混合均匀，用75%酒精5000毫升浸泡一月，用纱布过滤即得。

规格：棕黄色的混悬液，每瓶1200毫升。

功用：消炎杀虫。

适用症：用于脂溢性皮炎及癣症。

用法用量：处擦头部，用时摇匀，严禁内服。

第三节　中医验方选（下集）

一、内科

吐泻方（俞栋材）

组成：老叩（豆蔻）一两　淮山药二两　胡椒二钱

用法用量：共为细末，每用二钱蒸瘦肉或蒸猪连体（脾脏）吃完。

主治：吃肉即腹泻。

说明：本方以淮山药为主要药，辛味之老叩、胡椒为辅助药，用猪脾脏和瘦肉蒸，凡脾弱偏寒接收力薄弱所致之腹泻，得辛甘之阳药以扶脾，物类相从之胰脾脏。据献方人说，屡用皆效。

吐泻方（周百成）

组成：泡参八钱　麦冬四钱　乌梅三钱　五味一钱　焦术三钱　苏梗四钱　淮山药四钱　赤石脂四钱　甘草一钱　大枣六钱　生姜二钱

用法用量：水煎服，服药时总宜次多量少。

主治：上吐下泻，食物不化，口渴思饮，得食则吐，舌红津干。

说明：因吐泻而致气衰津涸宜频频与之。

治癫痫方（肖大生）

组成：香樟树根皮一两　猪牙皂二钱　樟脑五分

用法用量：水煎服，服后即吐为效。

主治：癫痫。

治癫痫方（郑德生）

组成：朱砂一钱　远志二钱　琥珀三钱　白附子（煅）三钱　茯神五钱　全蝎一钱　鹅管石三钱

用法用量：共为末，冲开水服。

主治：癫痫。

治癫痫方（俞栋材）

组放：黎芦二钱　瓜蒂二钱　防风二钱　赤小豆三钱　法半夏三钱

用法用量：上药共为细末，分六次服，每晚饭后开水服一次。服上药吐后，接服下药十副：茯苓四钱、陈皮三钱、法半夏四钱、牡蛎五钱、胆星二钱冲服，贝母三钱（冲服），香附四钱、苏子三钱、白芥子三钱、莱菔子四钱、朱砂二钱（水飞细末，冲服），珍珠母一两、菖蒲（鲜的三钱干的一钱）、远志二钱

主治：癫痫。

不孕方（俞栋材）

组成：覆盆子五钱　菟丝子五钱　枸杞一两　车前仁四钱　沙苑蒺藜五钱　熟地八钱　牡丹皮三钱　泽泻三钱　茯苓四钱　枣皮四钱　淮山药八钱

用法用量：上药共为细末，蜜为丸，一日二次，早晚服。

主治：适用于男方精子成活率少引起的不孕。

头痛方（俞栋材）

组成：黄柏五钱　龟板二两　知母三钱　砂仁二钱　牛膝三钱

用法用量：水煎服。

主治：阴虚头痛。

头痛方（陈永昌）

组成：苍术五钱　荷叶五钱

用法用量：水煎服。

主治：前额痛。

头痛方（杨茂）

组成：乳香一钱　没药一钱　细辛一钱　草乌一钱　蓖麻子15粒（去皮）

用法用量：将前四味药共为细末，蓖麻子捣泥后，再将药末混合调匀，做成小丸，如豌豆大小，贴头部，两边太阳穴再剪胶布一小块将药盖上。

主治：头痛不止。

头痛方（赵济生）

组成：川草乌各五钱　白芷五钱　柏树果二两

用法用量：共为细末，醋炒热敷头痛处。

主治：头风痛。

说明：此方加入适量葱头捣融，炒热熨，有调效作用。

头痛方（舒雨亭）

组成：附片二钱　川芎三钱　葱白五钱

用法用量：共捣成泥，贴太阳穴。

主治：剧烈头痛。

说明：因风寒所致之头痛，本方外治适宜。

虚损方（俞栋材）

组成：川芎二钱　云苓三钱　黄连一钱半　枣仁炒八钱　甘草

一钱　朱砂一钱（冲服）　夜交藤五钱

用法用量：水煎服。

主治：心悸不眠。

说明：本方对心悸失眠者适宜，朱砂剂量须斟酌使用。

失血方（俞栋材）

组成：生白及二两　生糯米一两

用法用量：共为粗末，每日随时嚼服。

主治：因肺病所致之胸痛咯血。

说明：此方有效，并应配合其他有效方。

失血方（俞栋材）

组成：白芍五钱　归尾四钱　三七一钱　桃仁三钱　花蕊石心五钱　藕节五钱　杏仁三钱　续断五钱　骨碎补五钱　甘草二钱　白茅根三钱　童便

用法用量：用水煎服。

主治：失血咳嗽，肺胀。

说明：本方有活血祛瘀、止咳功效，其中花蕊石与童便同用，对血症有特别疗效，《和剂局方》均有记载。

失血方（俞栋材）

组成：蛤蚧一对　白及一两　化红皮三钱　尖贝三钱　云苓一两

用法用量：共为细末，蜜丸，一日三次，一次一钱。

主治：心血咳嗽日久不止。

说明：此方有止血平喘、定咳祛痰作用，对失血咳嗽有效，如能随症加以适当药品效更显著。

失血方（孙伯芹）

组成：白茅根一两　仙鹤草三钱

用法用量：水煎服，一日三次。止血后单用茅根一周。

主治：久咳蒸热，手足心热，口渴，咳血，并治鼻衄，牙龈出血。

说明：白茅根甘寒，为清火活血之品，仙鹤草是治血要药，二药综合成方，对咯血、鼻衄、齿龈出血有效。如湿痰停饮发热者，在单用茅根时酌用。

失血方（张文庆）

组成：花蕊石二两一钱（煅）　广三七二两一钱　血余七钱（煅）

用法用量：共末，每服三钱。

主治：吐血不止。

说明：此方治肺燥吐血有效。

遗精方（曾崇礼）

组成：潞党参五钱　芡实一两　山药一两　莲米四钱　茯神四钱　枣仁四钱

用法用量：共为细末，白糖冲服，每日两次，每次五钱。

主治：人虚遗精、滑精。

说明：本方对体虚遗精者适宜。

遗精方（黄鑑青）

组成：龙骨五钱　牡蛎五钱　潞党参三钱　茯神三钱　牡丹皮三钱　金樱子四钱　破故纸三钱　沙苑蒺藜三钱　麦冬三钱　制何首乌四钱　五味子一钱

用法用量：水煎服，食欲不振者加贡术、广皮。

主治：遗精，失眠，心烦，溺短赤，精液少。

说明：本方重在游火济火，有养血安神之效，故对失眠心烦之遗精病适宜。

肠痈方（周伯成）

组成：银花四钱　天花粉四钱　薏苡仁四钱　归尾三钱　白芷

二钱　猪牙皂一钱半　甘草一钱　乳没各二钱

用法用量：一剂熬四次，二至三钟服药一次。

主治：肠痈。

说明：此系古方通肠饮，有消瘀镇痛解热攻秽的功用，在肠痈初期尚未化脓者可用。

肠痈方（张文庆）

组成：红藤一两　地丁草五钱　乳香三钱　没药三钱　银花一两　连翘八钱　甘草一两

用法用量：水煎服。

主治：肠痈。

说明：红藤为治肠痈之效药，地丁草、银花、连翘、甘草均具有清热解毒功效，乳香、没药有力之止痛药，综合成方用于肠痈，痛拒绝按将化脓者。

肠痈方（俞栋材）

组成：薏苡仁一两　全瓜蒌一两　地丁草　桃仁五钱　牡丹皮五钱　芒硝三钱

用法用量：煎水服。

主治：肠痈。

说明：此方系大黄牡丹皮汤化裁方，适用于肠痈之慢性者。

胃痛方（陈正中）

组成：黄连一钱　干姜一钱　吴茱萸一钱　煅牡蛎三钱　乌贼骨二钱

用法用量：水煎服。

主治：胃痛吐酸。

说明：此方具疏肝镇痛、制酸止血作用，对胃痛兼见呕血间下黑便流之。

胃痛方（陈兴武）

组成：高良姜四两（醋洗7次，焙研）　香附四两（童便洗7次）

用法用量：共为细末每服三钱，以生姜二片盐少许冲汤服。

主治：胃气痛。

说明：本方对胃病偏寒者宜。

胃痛方（沈茂廷）

组成：桂枝二钱　白芍三钱　当归三钱　吴茱萸二钱　北细辛一钱　黄连一钱　甘草一钱　生姜三钱　大枣四个

用法用量：水煎服。

主治：胃痛，呕恶，并有恶寒发热者。

说明：本方系桂枝汤左金丸之复方，对营卫不和，胃痛胁痛者可用。

胃痛方（黎子和）

组成：山楂二两　白术三两　肉豆蔻二两　丁香一两　草豆蔻三钱　陈皮四两

用法用量：泡酒四斤十天后服，每饭后服三至五钱。

主治：胃痛。

胃痛方（陈永昌）

组成：没药五钱　延胡索一两　大黄二两　五灵脂一两

用法用量：细末，白开水送服五钱。

主治：胃部痛，大便秘结。

胃痛方（段立生）

组成：公丁香三钱　砂仁二钱（炒）　香附四钱（醋炒）　降香三钱　荜茇三钱　乳香三钱　广木香四钱　吴茱萸四钱（酒炒）　甘松一钱　枳实四钱（马尿炒）　桂子二钱　黄连二钱（酒炒）

用法用量：共为末每服一钱，男用酒，女用醋。

主治：心胃冷气痛。

气痛方（肖涵虚）

组成：公丁香三钱　广木香三钱　草豆蔻三钱　川芎五钱　芍药五钱　猪牙皂三钱　沉香三钱　麝香三分　巴豆五钱

用法用量：共为细末作，朱砂为衣，白开水服。

主治：各种气痛属实者。

气痛方（肖涵虚）

组成：老叩（草豆蔻）三钱　公丁香三钱　佛手五钱　吴茱萸三钱　法半夏三钱　黄连五钱　砂仁三钱　上桂三钱　生乳香三钱　生没药三钱　南藿香五钱

用法用量：共为细末作，朱砂为衣，白开水冲服。

主治：各种气痛属虚者。

气痛方（肖涵虚）

组成：陈艾叶五钱　石菖蒲二钱　花椒一钱　生姜一钱

用法用量：水煎服。

主治：痛至二、三日经各药无效者。

眩晕方（俞栋材）

组成：桑寄生四两　胡豆苗四两　露蜂房一两

用法用量：酒炒布包熨头部。

主治：头风眩晕。

肿胀方（张俊德）

组成：白芥一两（炒）　葶苈一两（炒）　甘遂一两（炒）　芫花二两（醋炒）

用法用量：共为细末分十次服，每 4 小时服一次，开水冲服。

主治：肿胀。

说明：本方对肺胀身肿可用，以便通尿利为度。如继续服用应斟酌服量及间隔时间。

下肢水肿方（黎子和）

组成：桑柏树皮三钱　白术三钱　薏苡仁三钱　木瓜三钱　茯苓三钱　赤小豆三钱

用法用量：水煎服。

主治：水肿下肢特甚者。

说明：本方除利尿作用外，还有培土之白术，下肢肿甚者可采用。

肺水肿方（俞栋材）

组成：麻黄二钱　桂枝二钱　杏仁三钱　白芍三钱　细辛一钱　北五味一钱　法半夏三钱　云苓四钱　陈皮四钱　甘草一钱　干姜二钱　葶苈四钱　大枣四枚

用法用量：水煎服。

主治：咳嗽微有寒热，颜面躯干四肢发肿。

腹泻方（周伯成）

组成：春茶二钱　红糖一两

用法用量：共泡开水四茶碗，分四次服。

主治：脾胃虚弱患者，因饮食过量或伤生冷，消化不良，肠鸣水泄。

说明：药味简单服用便利。因伤暑热所致之腹泻则非所宜。

腹痛方（周百成）

组成：吴茱萸五钱　小茴香八钱　官桂六钱　台乌四钱　甘松三钱　元胡索五钱　苦楝一钱　香附一两　橘核一两

用法用量：共为细末，腹内发冷痛者用温酒调送，热痛用白开水送下。

主治：肚脐以下疼痛，小腹硬胀，痛处喜按，口吐冷沫或呕清水，产后腹痛均主之，疝气亦可与之。

禁忌：不能酒水同用服法。

说明：胃肠痛之属于寒者较适合。

腹痛方（王正谅）

组成：附子五钱　干姜一钱　肉桂五分

用法用量：研末，用酒冲服。

主治：腹痛畏寒属于火衰阳虚者。

腹痛方（江子龙）

组成：枣子草七节

用法用量：口嚼烂吞服。

主治：腹部绞痛。

虫痛方（周　成）

组成：雅连（黄连）一钱　五味子一钱　乌梅三钱　黄柏三钱　附片二钱　生姜二钱　苦楝子四钱　花椒一钱

用法用量：水煎服。

主治：时腹剧痛，心中痛热，胸肋胀满，饮食则吐，四肢厥冷，吐蛔虫。

说明：此系乌梅丸之变化，有口渴症状者较为适宜。

治寸白虫方（孙伯芹）

组成：榧肉二钱　使君三钱　石榴皮根五分　甘草二钱

用法用量：水煎服三次。

主治：治患寸白虫病之面黄肌瘦，倦怠，吃异物者。

说明：使君子、石榴皮根均具有杀虫作用，甘草和中，能达到当杀虫不损正的目的。

治尿血方（孙伯芹）

组成：大小蓟各三钱　雅连八分　六一散二钱　生黄柏四钱

用法用量：水煎服。

主治：尿血症。

说明：《金匮要略》云："热在下焦则尿血。"本方各药具解热止血通淋功效，可采用。

痰火足痛方（郑德生）

组成：茅术（苍术）三钱　防己三钱　羌活五钱　续断五钱　毛五加皮三钱　熟地一两　枣皮三钱　当归五钱　白芍六钱　芡实一两　淮山药一两　莲米一两　土茯苓三钱　威灵仙根二钱　怀牛膝二钱　车前仁二钱

用法用量：炖甜酒服。

主治：痰火脚痛。

说明：此方加细辛一钱，对一般痰火脚都有效。

因寒湿下肢疼痛方（张先文）

组成：乳香二钱　防己三钱　秦艽三钱　桂枝三钱　独活三钱　木瓜三钱　没药二钱　威灵仙三钱　薏苡仁三钱　牛膝三钱　牡丹皮三钱　当归三钱　川乌一钱　草乌一钱　五加皮三钱

用法用量：浓煎取汁慢饮，每天三次。

主治：因寒湿下肢疼痛，行动困难。

说明：本方有祛风利湿镇痛之功，但川乌、草乌必须遵法炮制。

积聚方（张俊德）

组成：郁金四钱　明雄四钱　沉香四钱　毒石四钱　巴霜四钱

用法用量：共为细末为丸，如豆大，另以二砂为衣，每服九丸。

主治：胃中积聚，宿酒停痰，饮食不消，胸腹作痛作胀。

说明：本方有消积行气、消痰开胃功效。

面黄肌瘦方（张文庆）

组成：三棱三钱　莪术三钱　厚朴三钱　枳实二钱　槟榔二钱　青陈皮各二钱　鸡内金三钱　云苓三钱　半夏一钱

用法用量：共为细末，每服八分，开水送下。

主治：面黄肌瘦，食物不化，腹胀满硬。

说明：此方治小儿面黄肌瘦腹胀有效，如患者体质过弱，可加入潞党参、白术。

疳积散（江于楚）

组成：鸡屎藤二两　草鞋板二两　夜关门一两　隔山撬一两　刮金板一两　糯米草一两　面根藤一两　娃娃拳一两

用法用量：共为细末，每日两次，饭后服一至二岁，每次二钱，三至四岁每次四钱，五至六岁每次五钱，白糖开水调敷。

主治：小儿疳积。

说明：在服药同时刺四缝穴，五天刺一次，三至五次即可。

疳积方（江子龙）

组成：水皂角四钱　鸡屎藤四钱　娃娃拳三钱　爆童子三钱　八月瓜四钱　左转藤三钱　草鞋板三钱

用法用量：水加白糖服，如无烧热腹泻，可炖猪肉服。

主治：脾虚食积，肌肉消瘦，腹大青筋。

疳积方（江子龙）

组成：四叶草嫩叶四钱　面根藤四钱　萨头卓三钱　糯米草根三钱

用法用量：将上药洗净，用去皮猪肉二两，共同宰细做饼，作时加食盐入许，蒸熟服，连服五至六次。

疳积方（江子龙）

组成：全蝎一钱（焙干研末）　牛肉二两（宰烂）二味共做饼三个蒸熟

用法用量：一日服一个。

主治：小儿疳积。

脚痛方（俞栋材）

组成：山药四钱　熟地八钱　枣皮四钱　云苓三钱　泽泻三钱

牡丹皮三钱　焦黄柏四钱　知母四钱　独话五钱　秦艽五钱

主治：妇女脚底或脚跟痛。

用法用量：水煎服。

直肠突出方（民间方，刘富喜收集）

组成：钓鱼草三至四两

用法用量：炖猪大肠连服三次。

主治：直肠突出。

就明：不分性别、年龄均适用。

消渴方（孙伯芹）

组成：淮山药三钱　枣皮三钱　泽泻三钱　肉桂一钱　生地六钱　五味子一钱　黄芪四钱　牡丹皮三钱

用法用量：水煎服。

主治：消渴，口燥舌干裂，尿多。

鼓胀方（张文庆）

组成：草（车）前子五钱　地牯牛 20 个　大蒜 3 个

用法用量：捣如泥贴脐部。

主治：臌胀。

冷骨风方（鲜明福）

组成：毛五加皮二钱　羌活二钱　苍术二钱　官桂二钱　独活一钱

用法用量：水煎服或酒泡服。

主治：筋骨冷痛。

腰背疼痛方（鲜明福）

组成：杜仲三钱　破故纸三钱　淮通三钱　川续断三钱

用法用量：水煎服。

主治：腰背疼痛。

血虚方（孙伯芹）

组成：当归一两　川芎一钱　黄连一钱　生地一两　白芍一两　黄连八分

用法用量：水煎服。

主治：五心烦热，夜间特甚。

腰痛方（孙伯芹）

组成：薏苡仁一两　白术五钱　木瓜二钱　鹿角（切片）四钱　牛膝三钱

用法用量：共为细末，每服三钱，空腹时黄酒送下，一日三次。

主治：腰痛筋，难以屈伸。

腰痛方（孙伯芹）

组成：破故纸三钱　杜仲三钱　青盐五分　小茴一钱

用法用量：共为细末，蒸猪腰子或冲酒服。

主治：腰痛如折。

骨节痛方（黎子和）

组成：桑枝一两　附子二钱　牛膝三钱　茯苓三钱　防己三钱　威灵仙三钱　桂尖二钱

用法用量：水煎服。

主治：风湿所致之骨节痛。

便秘方（黎子和）

组成：当归四钱　火麻仁四钱　生地三钱　麦冬三钱　白芍三钱　枯芩三钱　桃仁三钱　甘草一钱

用法用量：水煎服。

主治：肠枯血燥大便秘结。

骨痛方（黎子和）

组成：枸杞三钱　地黄三钱　牛膝三钱　川断三钱　首乌三钱

当归三钱　桑寄生三钱

用法用量：水煎服。

主治：血虚骨痛。

跌打损伤内服效方（任玉文）

组成：三棱三钱　莪术三钱　白芷三钱　郁金三钱　红花三钱　归尾三钱　赤芍三钱　桃仁三钱　续断三钱　破故纸三钱　杜仲三钱　淮牛膝三钱　乳香三钱　没药三钱　淮山药三钱　泽兰三钱　苏木三钱　伸筋草三钱　三七二钱　甘草二钱

用法用量：上药泡白酒三斤，跌打损伤、内伤时服用。

主治：跌打损伤、内伤。

跌打损伤方（任玉文）

组成：桂枝　红花　牡丹皮　泽泻　苏木　桃仁　赤芍　泽兰

用法用量：上药各等分，煎汤服、取泡酒服均可。

主治：跌打流血凝结，内脏发生疼痛。

治湿黄病方（任玉文）

组成：苍术一两　厚朴五钱　陈皮八钱　丑牛五钱　茴香一两　青凡五钱（煅）　山药八钱　莲米五钱　茵陈五钱　甘草二钱　炒糯米一碗

用法用量：上药共为细末，白糖拌匀。

主治：钩虫病，因吃驱虫的西药仍然发黄者，此方效最良。

风湿病方（任玉文）

组成：土茯苓一两　木瓜五钱　桂枝二钱　当归六钱　生黄芪六钱　防风五钱　桑枝一两　威灵仙四钱　羌活二钱　独活二钱　狗脊四钱　松节四钱　炒姜黄二钱　白芍六钱　杜仲六钱　续断三钱

用法用量：水煎服。

主治：慢性风湿筋骨痛。

风湿病方（任玉文）

组成：苍术一钱 黄柏五钱 白芍一两 甘草三钱 当归五钱 知母四钱 牛膝五钱 橘皮三钱 薏苡仁八钱 木瓜五钱 防风三钱 防己五钱 龟板八钱 伸筋草一两

用法用量：水煎服。

主治：风湿性筋肌萎缩，拘挛不能伸屈。

风湿药酒方（任玉文）

相成：秦艽四钱 丹参五钱 石斛五钱 黄芪三钱 白前三钱 秦归三钱 干姜三钱 羌活三钱 川芎三钱 广陈皮三钱 防风二钱 薏苡仁一两 桂心二钱 附子三钱（即生附子侧面小疙瘩） 茵陈四两 杜仲四两 山萸肉四钱 五加皮五钱 花椒三钱 红牛藤三钱

用法用量：上药泡酒三斤，一周后才可服用，每日服二次，每次五钱晚间服用。

主治：风湿筋骨疼痛。

风温药酒方（袁德普）

组成：防己三钱 千年健三钱 威灵仙三钱 羌活三钱 独活三钱 五加皮三钱 苍术三钱 松节三钱 升麻三钱 续断三钱 川草乌（炒黑）二钱 牛膝关节三钱 薏苡仁三钱 桑枝六钱 白芷三钱 泽泻三钱 秦艽三钱 川红花三钱 木瓜三钱 当归三钱 猪苓三钱 川芎三钱 红心夜合树根皮三钱 火葱根须三钱 甘草二钱

用法用量：泡干酒三斤，一周后服用，一日两次，每次适量。

主治：风湿关节痛或肌肉麻痹。

风湿关节痛方（俞栋材）

组成：苍术四钱 附片三钱 桂枝三钱 防风三钱 茵陈四钱

当归四钱　秦艽四钱　独活三钱　松节四钱　五加皮四钱

用法用量：泡酒壹斤半，一周后服用，一日两次，每次适量。

主治：风湿关节痛。

类风湿关节炎方（任玉文）

组成：海咀三钱　红花二钱　乌梢蛇2两　全蝎三钱　桑寄生一两　川断五钱　蜈蚣三条　桃仁三钱　丹参五钱　鸡血藤三两　羌活三钱　独活三钱　五加皮六钱　木瓜五钱　防风三钱　苏木五钱　乳没各五钱

用法用量：上药泡酒三斤，一周后服用，一日两次，每次适量。

慢性风湿关节炎外用药（任玉文）

组成：金腰带根三钱　全当归三钱　川芎三钱　雄片三线　骨碎补二钱　川乌二钱　草乌二钱　五加皮三钱　千年健二钱　续断二钱　姜黄二钱　月月开三钱　海桐皮二钱　破故纸三钱　龙胆草二钱　伸筋草二钱　海藻二钱　乳香五钱　没药五钱　煅自然铜四钱

用法用量：以上各药均生用捣烂，泡酒三斤待用。

主治：慢性风湿关节炎。

说明：将药酒倒一大杯，加热，擦患处，一日两次，每天擦不间断，此药酒只能外用不能内服。

关节炎方（舒雨亭）

组成：草乌二两　生姜二两　白芷一两　南星一两　肉桂五分　赤芍一两

用法用量：研末，调敷患处，发热者用水调，不发热者用酒调。

主治：肌肉，关节疼痛，有时固定一处，有时游走无定。

说明：本方对风寒湿三者所致之痹病有效。

关节炎方（韦大稷）

组代：川乌二钱　草乌二钱　北细辛一钱　猪牙皂一钱　明一钱　甲珠一钱　麝香一分

用法用量：细末，用麦面粉少许，调药做成线状，硫黄火为衣分长备用。以草或姜切成薄片，于关节痛处，继将药线短节立于薄片上，以火燃之，至局部烧线将完时，用竹片或金属片按痛立止。

主治：因风湿所致之关节痛。

说明：本方系祛风镇痛之药组成，并借燃烧热力以祛湿，风湿痛适宜使用。

关节痛方（孙伯芹）

组成：苍耳子二两　桑枝一两

主治：四肢疼痛不能伸屈。

用法用量：泡酒内服，量多易中毒。

血症方（江子龙）

组成：老檀木皮五钱　猪鼻孔五钱　茅草根五钱　珍珠草五钱

用法用量：水煎服。

主治：吐血，衄血（属热者），治损伤出血。

血症方（江子龙）

组成：星宿草八钱　三角风五钱　茵陈五钱　水皂角五钱　黄连五钱

用法用量：煎水服。

主治：湿热发黄，下肢浮肿，小便短赤。

黄疸方（江子龙）

组成：星宿草八钱　三角风五钱　茵陈五钱　水皂角五钱　黄连五钱　鲜地龙胆草六钱　鲜金钱草八钱。

甩法：煎水服。

主治：眼珠皮肤发黄，口渴，小便短赤，肋下胀痛。

筋骨痛方（江子龙）

组成：九节风四钱　过山龙四钱　箭杆风三钱　透骨消四钱　伸筋草三钱　桑枝尖七节

用法用量：上药泡酒贰斤，三日后开始服，每服五钱，一日三次，症状减轻，量次随减。

主治：筋骨疼痛，肌肉麻木冷痛，四肢关节疼痛（属风湿者）。

筋骨痛方（江子龙）

组成：钻地风六钱　薏苡仁根八钱（无根以苡仁代）　金刚藤八钱　野蛾眉豆根六钱。

用法用量：炖猪蹄服用。

主治：病后体虚，下肢软弱无力，筋骨酸痛。

阑尾炎方（江子龙）

组成：沙萝卜二钱（生嚼，开水冲服，痛减轻时续服下方）　银花五钱　槐花五钱　桃仁四钱（捣细）　煎水服。

主治：右下腹部剧痛，拒按，大便干（已成脓者、效不显者）。

治虚羸方（江子龙）

组成：倒水连五钱　沙萝卜根五钱　苡仁根五钱　土巴戟根五钱　黄牛刺根四钱

用法用量：炖猪蹄服。

主治：平素体虚或病后衰弱，出现下股冷痛麻木无力。

白带方（江子龙）

组成：三白草五钱　胭脂花五钱　白鸡冠花四钱　白果六钱　过路黄四钱　岩白菜（无则用土巴戟代替）三钱。

用法用量：熬水加醪糟服，体虚者可炖鸡服。

主治：白带不论新久虚实均可服。

白带方（江子龙）

组成：白糖　猪肝

用法，猪肝蒸熟后不放油盐加白糖服用。

主治：体虚白带。

崩漏方（江子龙）

组成：过路黄六钱　三白草五钱　川党参五钱　土巴戟四钱　绿葱花根六钱

用法用量：炖肉服。

主治，头晕耳鸣，心累神疲，阴道突然下血或淋漓不绝者。

乳痛方（江子龙）

组成：油菜籽二两

用法用量：炒热煎水服。

主治：乳房初起红肿，乳汁不通。

乳痛方（江子龙）

组成：螃蟹壳二两

用法用量：研细熬醪糟服，每次二至三钱。

主治：乳房起硬块，皮肤不变色者。

通乳方（江子龙）

组成：天冬一两　当归一两　甲珠二钱　奶浆藤二两

用法用量：将上药炖猪蹄服，吃时加醪糟一杯。

主治：产后乳汁甚少。

百日咳方（江子龙）

组成：地五甲三钱　麦冬三钱　六月寒二钱　矮茶风三钱　肺经草三钱　土薄荷三钱　鲜车前草三钱　荔枝草三钱　白糖三两

用法用量：加水适量，熬成300升，分三十次服，一日四次，温服。

主治：百日咳不分新久均可，兼治小儿咳嗽，气紧，小便深黄。

二、外科

疮疡方（孙伯芹）

组成：白螺壳煅一两　橄榄核三钱（炭存性）　寒水石三钱　上梅片二钱二分

用法用量：临用时，每药二钱配冰片一分共研细，以装瓶盛贮，湿疮干掺之，干疮麻油调搽。

主治：天疱疮，黄水疮，阴头疮，妇女阴旁湿烂。

说明：此方治上列症状，均有确效。

疮疡方（俞栋材）

组成：雄黄一两　白矾三两　干蝌蚪一两　蜂蜜或白糖

用法用量：上三味共为细末，调蜂蜜水或白糖水。

主治：一切诸疮初起红肿者。

说明：此方治一切热疖有确效。

乳痛方（梅兰根）

组成：银花一两　乳没各三钱　归尾四钱　蒲公英一两　甘草二钱　（银花藤用3两）

用法用量：水煎服，一日一副。

主治：本方具有清热解毒、活血定痛之效，凡红肿热痛，不限于乳部。

乳痛方（罗宅安方，刘富喜收集）

组成：瓜蒌一枚（连壳、子捣成泥）　当归一钱　甘草三钱　乳香一钱　没药一钱用法用量：共为末入黄酒三碗，煎至二碗分成二剂，第一剂用没药调服，第二剂用乳香调服，一日一剂，药渣敷患处。

主治：乳痈已成脓即收口，未成即消。

说明：本方用镇痛活血、解毒之药组成，对痈肿有效。

瘰疬方（毛大礼）

组成：海藻三钱　昆布三钱　海带三钱　海蛤粉三钱　海螵蛸三钱　沉香五分　木香三钱　连翘三钱　小茴一两　牛膝七钱　枳壳七钱　木通七钱

用法用量：细末，用蜂糖调匀为丸，如豌豆大，成人每服二至三钱，一日三次。小儿酌减。

主治：瘰疬。

说明：瘰疬成因为忧思郁怒以致肝家火滞于经。本方由软坚疏滞之品组成，可以使用。

瘰疬方（岳青黎）

组成：黄瓜米三钱　归尾四钱　没药三钱

用法用量：共为细末，冲酒服。

主治：瘰疬（小儿）。

瘰疬方（赵鑑桑）

组成：夏枯草二两　金银花一两　蒲公英一两

用法用量：酒水各半煎服。

主治：瘰疬。

疝气方（张文庆）

组成：木香一钱　云苓三钱　泽泻一钱　小茴二钱　川楝四个　木通一钱　橘核三钱　上桂五分　甘草五钱

用法用量：水煎服。日两次，早晚空心服。

主治：寒疝肿痛，少腹痛。

天疱疮方（赵鑑桑）

组成：滑石　天花粉　白芷各等分

用法用量：为末，用冷开水调敷泡上，则又涂一次即愈

主治：天疱疮。

天疱疮方（江子龙）

组成：蛇皮一条（火煅）　枯矾少许

用法用量：共为细末，调香油搽。

主治：周身起泡。

冻疮方（岳青黎）

组成：芫花五钱　甘草二钱

用法用量：熬水洗患处。

主治：冻疮。

冻疮方（王明琪）

组成：冬瓜皮　蒜杆　茄秆（不拘多少）

用法用量：煎水洗三次即愈。

主治：冻疮。

缠腰丹方（张谦若）

组成：红糖

用法用量：捣涂患处。

主治：缠腰丹痧。

治汗斑方（杨茂邨）

组成：硫黄三钱　元粉一钱　密陀僧二钱　轻粉一钱

用法用量：为末酒醋调涂患处。

主治：汗斑。

无名肿毒方（肖大生）

组成：龙胆草　夏枯草　蛇泡草　马蹄草

用法用量：以上四药不拘多少捣烂敷患处。

主治：一切无名肿毒。

湿疹方（肖大生）

组成：松花粉　炉甘石粉　鸡蛋黄

用法用量：前二味药调鸡蛋黄搽。

主治：小儿湿疹。

湿疹方（张文庆）

组成：青黛二钱　滑石四两　黄柏二两　石膏四两

用法用量：共为末加青油调擦。

主治：慢性湿疹。

湿疹方（江子龙）

组成：桑白皮（去粗皮）四两　生猪油二两

用法用量：先将桑皮捣绒后入猪油同捣，敷贴患处，一日一次，连服三日。用药前先用井水洗患处，后再敷药。

主治：下肢湿疹发痒，流黄水，肿痛发烧。

湿疹方（黎子和）

组成：炉甘石三钱　鸡蛋黄三个

用法用量：将甘石研细，鸡蛋黄调搽。

主治：小儿湿疹。

治癣方（张文庆）

组成：大枣灰四两　花椒灰二两　石菖蒲（炒）五钱　皂矾三钱　百部根三钱　蛇床子二钱

用法用量：共为细末，加油调成软膏搽（顽固者酌加炉底）。

主治：一切顽癣。

治癣方（江子龙）

组成：臭牡丹尖四钱　黄糖三钱

用法用量：同捣烂搽患处，一日三、四次。

主治：面部发痒，皮肤脱屑（俗称米汤癣）。

治癣方（江子龙）

组成：闹羊花二两　密陀僧四钱

用法用量：以白酒一斤，泡前药五天，酒成青黄色时即可，一日三次搽患处。

治癣方（彭润生）

组成：米醋四两　五倍子一两

用法用量：以米醋四两同五倍子一两煮沸后半点钟去五倍子用药汁搽患处。

主治：牛皮癣。

主治：癣、癞、疥疮、皮肤发痒。

治癣方（梁子如）

组成：干碱五钱　花椒三钱

用法用量：同炒末，调桐油搽。

主治：牛皮癣。

奶癣疮方（伍德安）

组成：黄柏三钱　松香二钱　雄黄二钱　元粉二钱　黄豆三钱

用法用量：共为末，调香油搽。

主治：奶癣疮。

奶癣疮方（江子龙）

组成：文蛤二两　花椒一两　轻粉一钱

开法：前两味同炒焦研末，加入轻粉和匀，调香油搽。

主治：小儿奶癣疮。

肾囊风方（俞栋材）

组成：苍术一两　地肤一两　槟榔一两　黄柏一两　干鱼末一两

用法用量：将前四味药共为细末（烤焦），与干鱼末混匀，调花椒油搽。

主治：阴市发痒流黄水。

肾囊风方（江子龙）

组成：苍术一两　黄柏八钱　槟榔五钱

用法用量：上药共研细，调水或油搽。痒甚者加干猫鱼三钱。

主治：肾囊湿痒及下肢湿疹。

肾囊风方（王全仁）

组成：硼砂　白矾　雄黄　上片　青盐　陈茶　花椒各等分

用法用量：黄水多者煎洗无黄水研末香油调搽。

主治：阴囊湿痒抓破流水。

背瘩方（陈永昌）

组成：冬桑叶十六两　大黄八两　蜂房四两（狗屎蜂）　蜂蜜十六两　浓茶

用法用量：前三味共末用蜂蜜、浓茶调匀成糊浆，涂干净布上，将疮全部贴严，一直到结痂为止（指溃脓的），每天换一次。

主治：背瘩疮。

阴痒方（潘伯成）

组成：葱白六节　蚯蚓四钱　蜂蜜

用法用量：将蚯蚓焙干，同葱白共为细末，用蜂蜜熬成膏，将药末和匀作成条纳入阴道。

主治：妇女阴道内发痒。

臁疮方（魏伯修）

组成：田螺虫丝壳

用法用量：碾成细末，用水洗净疮面，碾上药末包好，八九次愈好。

主治：小腿部长期溃烂流清水。

臁疮方（张放之）

组成：马蹄壳

用法用量：将马蹄壳烧成灰研细末调过灯油搽，水多干掺。

主治：小腿长期溃烂流清水，久不收口。

黄水疮方（黄铁青）

组成：灶心土

用法用量：研细，调香油搽。

主治：黄水疮。

黄水疮方（梁子如）

组成：生大黄一两　茅术一两　槟榔一两　白芷五钱

用法用量：研末，调香油搽。

主治：黄水疮。

后颈部疮方（黄铁青）

组成：嫩桃叶尖

用法用量：用口嚼后敷上。

主治：对口疮，落头疽。

顽癣方（肖涵虚）

组友：藤黄一钱　蟾酥二分　轻粉一钱　寸香五厘

用法用量：共为细末，用水搽（此药并治药疮异入口）。

主治：多年不愈的顽癣。

顽癣方（黎子和）

组成：海桐皮三钱　川楝皮三钱　蛇床子三钱　大黄三钱　轻粉一钱

用法用量：共研细末，调油搽。

主治：顽癣。

梅毒方（江子龙）

组成：曲蟮　葱子

用法用量：共捣细，调蜂蜜搽。

主治：梅毒下疳妇女阴病。

四弯风方（伍德安）

组成：全蝎二钱　铜碌一钱　胆矾二钱　大风（去壳）三个　雄黄二钱　蜈蚣一条　信石一钱

用法用量：研末，调香油搽。

主治：肘窝、腘窝发痒流水。

雀斑方（黎子和）

组成：苍耳子嫩叶　食盐

用法用量：上药同捣烂，每日搽。

主治：面部雀斑。

烂脚丫方（黎子和）

组成：硫黄五钱　轻粉三钱　冰片五分　煅石膏一两

用法用量：撒患处。

主治：脚丫湿烂。

脚缝出水方（刘育民）

组成：黄丹　花蕊石等分

用法：研细末干掺。

主治：两脚趾缝出水。

麦风疮方（刘继明）

组成：蛮油菜　芥末子　大麦杆　小麦秆　苕杆　九节风　菖蒲　陈艾

用法用量：熬水熏洗。

主治：全身发痒，皮肤变粗似癣样，每年收小麦时即发。

马齿苋膏方（王正谅）

组成：马齿苋

用法用量：捣烂厚敷（初起者不见效）。

主治：疮毒日久流水不已，肿痛不止。

烫火伤方（王全仁）

组成：生大黄五钱　生黄柏五钱　生白芷五钱　寒水石一两　鸡蛋壳（瓦上焙）八钱　龙衣一条（煅）　蚌壳一两　上片二钱

用法用量：研末，用香油调搽。

主治：烫火伤。

烫火伤方（昌容）

组成：寒水石五钱　川军（大黄）六钱　连翘五钱　白芷五钱　冰片一钱五分

用法用量：共研细末，调香油搽。

主治：烫火伤。

睾丸肿方（刘先沛）

组成：吴萸一钱　小茴二钱　上桂一钱　橘核一钱　玄胡二钱　青皮二钱　桃仁一钱　蒺藜一钱　木香一钱

用法用量：水煎服。

主治：一侧睾丸肿大。

阴囊湿方（刘先沛）

组成：螺蛳壳　文蛤　绿豆

用法用量：共为末敷。

主治：阴囊湿润。

民间方（刘汉松）

组成：猫骨头

用法用量：烧灰擦于患处。

主治：经年不愈之烂疮。

民间方（刘汉松）

组成：五倍子

用法用量：烧灰调过灯油搽。

主治：麦肤疮。

民间方（刘汉松）

组成：胡豆　黄糖　蟑螂各适量

用法用量：捣敷患处。

主治：一切恶疮。

汗斑方（曾裕光）

组成：密陀僧一钱　雄黄一钱　冰片钱重

用法用量：共为末酒调搽。

主治：汗斑。

神经性皮炎方（江子龙）

组成：白及　斑蝥　半夏　白微

用法用量：上述药各取等分研细，用醋调成糊状直接涂于患处。

主治：神经性皮炎。

刺伤方（江子龙）

组成：吹吹草嫩叶三钱　地牯牛一钱

用法用量：共捣细敷患处，在包药前用针先将伤部拨开。

主治：凡竹、木刺伤入肉不出者。

漆疮方（江子龙）

组成：拐枣树叶五两

用法用量：熬水洗患处，一天两次，连洗两天。

主治：漆疮发痒。

漆疮方（江子龙）

组成：六月寒四两　红梅椒二两

用法用量：熬水服。

主治：漆疮。

蛇咬伤方（江子龙）

组成：百花剑一两

用法用量：用口嚼烂包伤部。

主治：蛇咬伤后患部肿痛。

治灌耳方（江子龙）

组成：田螺壳一两

用法用量：将上药火煅研细，加入冰片二分和匀吹耳，用药前耳内洗净。

主治：耳内流脓。

骨折方（江子龙）

组成：陀罗子八钱（无则用刘寄奴代）　过山龙一两　自然铜一两　乳没各一两　土鳖虫一两　全当归一两　桃仁一两　代赭石四钱　土山七五钱　凤尾花根鲜者二两　黄芪一两　棬树根一两

用法用量：将上药捣绒，炒热包患处。

主治：骨折。

跌打方（江子龙）

组成：射干

用法用量：煨酒服，亦可外搽。

主治：跌打损伤。

附录

葛根汤、小柴胡汤合方加减治愈一例“肺脓疡”的体会

唐守国

唐永福，男，50岁，重庆市安装公司第三队工人。病者于1975年4月在北碚春雷仪表厂执行安装任务时，某日晚患感冒重症，发烧至39℃多，虽发热，仍觉恶寒，头项身背强痛、骨节疼痛，胸、两胁胀痛。遂盖衣被，欲求一汗而解，但未能出汗，发烧体痛自若而更增咳嗽一证。天明即送往第九人民医院急诊，医院诊断为：“急性肺炎”，入院治疗。数日之后病情未见好转，本人要求出院回家治疗，遂返第三人民医院门诊治疗。三院诊断为“肺脓疡”，给予大剂量青链霉素，热虽稍退而咳嗽不止，其余症状如故。延至六月初出现咳吐脓血症状，胸痛亦加剧。患者遂往重医二院门诊治疗，二院诊断为“肺脓疡”。六月中旬病者与笔者在三队队中相逢要求给予治疗。

初诊，1975年6月某日：咳唾脓血发热，恶寒无汗，头项身痛强痛胸痛，两胁胀痛，不思饮食，口渴，小便黄，舌苔黄厚而腻，面色萎黄，脉象数。

据病者自述，上述症状除咳唾脓血于起病时无外，其余诸证缠绵至今已近两月，痛苦殊甚。

冷眼静观此病证情，实为《伤寒论》中太阳少阳合病热血传里，伤及膀胱，咳唾脓血，又是《金匮要略·肺痿肺痈咳嗽上气病脉证治》篇中“肺痈”重症。论病情，险重而复杂，思考再三，不敢处方。但患者及家属要求再三，表示虽死无怨。值此进退两难之际，根据《素问·至真要大论》“从外之内而盛于内者，先治其外而后调其内”的原则，遂下笔方成，嘱服二剂，以观其效。

处方：粉葛30克 麻黄9克 桂枝12克 赤芍15克 柴胡18克 黄芩15克 花粉15克 丹参15克 沙参15克 薤白10克 全栝楼15克 侧柏叶15克 三七粉10克（冲服） 生姜6克 甘草6克 大枣五枚

患者服上方后，周身得畅汗，兼有轻度的泻下，据自述所下全属黑褐色黏稠臭秽之物。

服药之初，全身如有千斤重量缚于其间者，服药之后已觉轻松大半，意外的是，咳唾脓血亦止。笔者初诊时认为上述症状稍稍减轻即见功效，不料有此大效，欣慰之情，无以言表，大约四天之后，患者请二诊。

二诊：初服诊方后，周身得畅汗及泻下黑褐色黏稠秽臭之物，咳唾脓血已止，其余诸证已去大半，既得畅汗之后不宜再汗，于药方去麻黄再服两副。

二诊之后，笔者因工作关系调往川维工地，一次偶遇病者，问及病情，已基本恢复健康，现在安装三队药房工作。

既如上述，初诊时之葛根汤与小柴胡汤，合方略加活血逐瘀之品，二诊时之栝楼桂枝汤与小柴胡合方，何以能治愈“肺脓疡”重症？诚然本案由其病理、药理在，笔者不揣冒昧。分别讨论如下：

据病者自述，初病时头痛，项背强痛，胸两胁胀痛。发热自39℃，恶寒无汗，继而咳嗽作，第二日经九院诊断为急性肺炎，形成肺炎的病机是：外寒使毛孔、汗腺以及分布于表的毛细血管闭塞，形成卫阳外闭。

《内经·灵枢·本脏篇》：“卫气者，所以温分肉，充皮肤，肥腠理，司开阖。”毛孔闭塞故无汗。营阴内郁，则血液循环阻滞，不能输送营养于四末以濡润筋骨，故项背强痛身痛。汗不出，则病毒不能排出，体内必产生抗毒力，与之抗争则发热，毒越重则发热越高。因此，患者与急性热病初起时，发热是正气抵抗病毒时所产生的抗毒力，属于正常现象，其目的是数令汗出（因发热则蒸迫汗腺，毛孔开故汗出），切不可以寒凉逆折，否则寒遏冰伏，危害匪浅。但是热度过高往往又妨碍汗液病毒的排出，此经验之证实。

人身上汗腺分布在肌表，其排布上半身多，下半身少，所以数令汗出，气血必趋而向上、向表，则上半身呈充血现象，所以头项为之强痛，剧者鼻衄。此时若用适当的解表剂扶助正气抵抗疾病趋势，则病毒与汗俱出，正气抵抗病毒的斗争停止，气血循环恢复至正常状态，则头项强痛发热等症自解。《素问·生气通天论》“体若燔炭，汗出而散”正是中医于太阳表证运用发汗剂的理论依据。由于本案患者发热无汗，则病毒无由排出，又是怎样形成肺炎的呢？《素问·咳论》中说，肺合皮毛。生理学证明，肺中一呼吸，皮肤亦随之一呼吸。肺的专职为吸收氧气，呼出碳酸气。但是皮肤一略能营呼吸，但其量甚小，仅略为肺呼吸量的两百分之一，不能变静脉血为动脉血。在洗浴之后，每觉精神爽快，是因为皮肤上宿垢涤出，皮呼吸通畅的缘故。皮肤的专职是排泄水毒，放散体温，但是肺在呼吸时亦能排泄、放散少量体温及水毒，因此人体的吸氧排碳则以肺为主，皮肤为辅，泄水散温则以皮肤为主，肺为辅，他们之间是相助为理的，中医学中称肺合皮毛是有鉴于此种机转。

本案患者由于无汗则皮肤不能排泄水毒、放散体温，必然壅于肺脏。肺脏被迫起代偿救济，故咳。而咳与喘皆大呼大吸的一种形式，用与辅救皮肤之失职，但是由于来势过急，肺脏虽大呼大吸，仍不足以将壅于肺脏的水毒与邪热排出。肺脏不堪亢热熏灼则肺炎成。而亦有出汗，而成肺炎者，予麻杏甘石汤证。《伤寒论》说，发汗后，不可更行桂枝汤，汗出而畅，无大热者，可与麻黄杏仁甘草石膏汤，这是表证解后饮热破肺而成，但其为热邪气迫肺则一。

温病学认为，温邪上受首先犯肺，逆传心包也是这个道理，若此时不及时治疗，采取适当措施，以直接拆其炎热之势，病情进一步深入，就会形成“肺脓肿”“肺脓疡”之症。此病在中医学中称为肺痈，在《金匮要略·肺痿肺痈咳嗽上气病脉证治第七》指出：“病咳逆，脉之，以知此为肺痈？当有脓血，吐之则死，其脉何类？师曰：寸口脉微而数，微则为风，数则为热；微则汗出，数则恶寒。风中于卫，呼气不入，热过于营，吸而不出。风伤皮毛，热伤血脉。风舍于肺，其人则咳……热之所过血为之凝滞，蓄结雍脓，吐如米粥，始萌可救，脓成则死。”条文中所说“风中于卫”是所肺主气而运营卫。《素问·咳论》说：“皮毛者，肺之合也。”所以说风伤皮毛。“热过于营”，营即血的前生。《灵枢·邪客》篇：“营气者，泌其津液，注之于脉，化以为血，以荣四末。”所以说热伤血脉。总的意思是说风热之邪雍于肺则血被热所熏灼，凝滞不返而成痈脓。条文中指出的“热之所过，血为之凝滞，蓄结痈脓”，正是肺痈形成的病理机制。关于治疗方法，在《金匮要略》本篇中无用柴葛以治本病之法，皆表证不复存在的如葶苈大枣泻肺汤、皂荚丸、桔梗白散、苇茎汤等。

本案是肺痈之咳吐脓血之证已成而外证仍未解之证，所以用柴葛以解太阳、少阳之邪，使毛孔得开，使雍于肺脏之邪热与水毒与汗俱出。于此可知太阳经发汗有二义：其一散温，其二泄水、排毒。方中葛根起阴气，升津液；麻黄配桂枝则发汗解表更解太阳之邪；小柴胡和解少阳；去半夏加花粉者，以其口渴伤津，不宜半夏之温燥。用全栝楼、薤白开阳通痹，以胸痛故用之，是从《金匮要略·胸痹心痛短气病脉证治》篇瓜蒌薤白白酒汤化裁而来。以其咳唾脓血，故加侧柏叶、丹参、三七粉等以止血、消瘀、化瘀。患者服本方后，得畅汗并泻下黑褐色黏稠臭秽之物，但在本处方中除栝楼性润有轻微的泻下作用外，余无泻药，但得泻下者，《灵枢·本输》篇说："肺合大肠，大肠者传导之腑。"发汗之后，肺气闭者开，则肺脏所蓄结之痈脓从大便而解，表里双解，病所以愈。

正确的治疗来源于正确的诊断，抓住主要矛盾，然后处方用药，势如破竹，迎刃而解。《素问·阴阳应象大论》说："治病必求于本。"故然。

附：葛根汤、小柴胡汤证的浅略认识

笔者在本案的体会中认为此病为"太阳、少阳合病"表邪未解，由寒化热，热邪传里，伤及肺脏，又是《金匮要略》"肺痈"重症，表里同病，病情险重而复杂，思考再三，决定使用葛根汤、小柴胡汤合方加减，现在讨论运用此方的根据。

据《伤寒论》二经或三经的症状同时出现者称"合病"，一经症状未罢，另一经症状又起者，称"并病"的原则，本案初起即现太阳、少阳二经症状，结合具体症状分析，乃葛根汤证、小柴胡汤证，故二方合而用之。但是用葛根汤时，有二点需提出：其一，"口渴"（非阳明经证的口大渴），舌苔黄厚而腻，有似湿热熏蒸，从湿病学的角度来看，禁辛温发汗；其二，

"咳唾脓血"，《伤寒论》伤津亡血之人禁发汗。而且在《金匮要略·肺痈》本篇无此法之例，因此甚感束手，但此证情又实为葛、柴合方证无疑，所以根据《素问·至真要大论》"从外之内而盛于内者，先治其外而反调其内"的原则，大胆处方，服药之后峰回路转，其效如桴鼓，而后叹经方之神奇有不可思议者。

笔者才疏学浅，对比二方证的浅略认识探讨如下：

一、葛根汤、栝楼桂枝汤证

《伤寒论》第31条："太阳病，项背强几几，无汗，恶风者，葛根汤主之。"

《伤寒论》第14条："太阳病，项背强几几，反汗出恶风者，桂枝加葛根汤主之。"

《金匮要略·痉湿暍病脉证治第二》："太阳病，其证备，身体强，几几然，脉反沉迟，此为痉，栝楼桂枝汤主之。"

从以上条文可以看出葛根汤证、栝楼桂枝汤证的共同点是发热恶寒，头项身背强痛；不同点是无汗者，表实，葛根汤证，有汗者，表虚，栝楼桂枝汤证。

为了把前案中"口渴"用辛温发汗剂葛根汤的有关问题指示清楚，有必要讨论一下"太阳温病"。《伤寒论》太阳篇曰"太阳中风，太阳伤寒"医家称其为"太阳病三纲鼎立之论"，下面接着讨论"太阳温病"。

《伤寒论》第6条："太阳病，发热而渴，不恶寒者，为温病。"程应旄伤寒后条辨云：冬时伤肾，则寒水被亏，是温病源头。《素问·生气通天论》："冬伤于寒，春必病温。"又云："精者，津之聚于一处也；津者，精之散于周身者也。"从以上所论可以看出，太阳温病与太阳中风、太阳伤寒的不同点是：太阳中风及太阳伤寒是津液未伤之病，故曰不渴，若其人先曰伤津，又感太阳病，则不为太阳中风、太阳伤寒而为太阳温病，所以“伤津”二字即太阳温病的内因。由于津液已伤，不能上承于口舌，故渴。渴是太阳温病的主证，所以将“渴”置于“而”字之下，以其津液已伤于葛根汤及瓜蒌桂枝汤之项背强几几。同为津液已伤，筋脉失于濡养而强痛同源而异流，两者同是“伤津”外证，而“口渴”证轻，“项背强几几”伤津较重。因此前案笔者断其为葛根汤证；二诊时，由于已得畅汗之后，外邪解其大半，故去麻黄，即栝楼桂枝汤，本方中应有葛根，因为项背肌肉筋脉失于濡养而强痛。《本草纲目》称葛根起阴气，李东垣言葛根之气轻浮，鼓舞胃气上行，生津液。

此二方皆治项背强之方，《伤寒论》《金匮要略》都称“太阳病”，可见葛根为治项背强之得效方。栝楼根即天花粉，《本草纲目》谓其苦寒无毒，主治消渴，身大热。可见本证有“口渴”症状。考盖为此方极称栝楼桂枝汤治桂枝汤证而口渴者。但是必须指出，栝楼根治口渴，石膏亦治口渴，二者是有区别的。石膏多用于实热，有烦渴饮水数升之状；栝楼根用于虚热，口虽渴，不会有烦渴到饮的症状。桂枝汤乃仲景滋阴和阳，调和营卫之总方，或以解表，或以治“自汗，盗汗，黄汗，或以治腹痛”……颇具变化之奇观，为群方之魁，请自检《伤寒论》《金匮要略》读之。

二、小柴胡汤证

《伤寒论》第98条：“伤寒五六日，中风，往来寒热，胸胁苦满，默默然不欲饮食，心烦喜呕或胸中烦而不呕，或渴，或腹中痛，或胁下痞硬，或心下悸，小便不利，或不渴，身有微热或咳者，小柴胡汤主之。”

“少阳病”所在“三焦”。三焦原属何物？《素问·灵兰秘典论》："三焦者，决渎之官，水道出焉。"后世医家又把躯壳分成上、中、下三部分，称"三焦"，但无确解。笔者根据《章太炎医论》，太炎先生认为三焦即"淋巴管"，所述论证与三焦决渎行水之职吻合，笔者从其说。

"太阳病"病所在肌腠、汗腺。《金匮要略·脏腑经络先后病脉证第一》："肌腠者，三焦通会元真之处，为血气所注。"可见肌腠、汗腺与三焦有极密切的关系。当肌腠、汗腺被外邪侵袭时，三焦往往同时受影响而俱病，从而出现太阳、少阳合病，或传经而出现并病。仲景在《伤寒论》太阳下篇之上第151条立有柴胡桂枝汤一方，是具有临床指导意义的。特别是在流行感冒的治疗过程中，运用此方机会很多。由此可知《伤寒论》传经乃太阳传少阳传阳明。但是在《伤寒论》中列阳明病于少阳病前者，是仲景根据《素问·热论》传经的次序，但是《热论》中，"少阳"为表证之一，"三阴"为下论，适当《伤寒论》中阳明。但是仲景深知在太阳、阳明之间有一种不可汗、吐、下的证候，病所在表里之间宜和解，因此不得已将少阳篇中诸柴胡剂列于太阳篇中而在少阳篇仅存空洞之词，以合《热论》传经之次序。但仲景在《伤寒论》少阳篇第267条指出"本太阳病，不解，转入少阳者，胁下硬满，干呕不能食，往来寒热，尚未吐下脉沉紧者，与小柴胡汤"。明确地指出了太阳传少阳。

小柴胡汤四大证中，胸胁苦满为辨证关键。因为胸胁是"淋巴管"分布的主要领域。其他如"寒热往来"，在其他症状中也同样可以出现，如《伤寒论》第23条"表郁不解之桂枝麻黄各半汤"、第27条"表郁内热之桂枝二越婢汤"等都有寒热如疟症状，但其特点是"日再发""日二、三度发"；亦有日数十度发者，无定时。而小柴胡汤证寒热往来有定时，其特点是“日一发或二、三日一发”，但此症状不一定在柴胡剂中出现。临床上，如果用柴胡剂治“日数度发”之太阳如疟，可以断其无效，如果用麻桂剂治“寒热日一发，有定时”之少阳病，虽然有时或能取效，难免为中，为识者所不取。推求其原因：少阳病所在胸胁偏于“淋巴管”，其辨证关键是胸胁苦满；太阳病所偏于肌腠、汗腺，其辨证在头项背及躯壳，此方剂所由分，为仲景遗教，不可更易者也。其他如默默不欲饮食，心烦喜呕等，在其他肠胃病中都有此症，因此不能作为柴胡剂的辨证依据（笔者在前案中，就是抓住病名“胸胁苦满”，辨证其为少阳病，毅然投小柴胡汤后收到满意疗效）。但是《伤寒论》第378条“呕而发热者，小柴胡汤主之”。这是仲景文法如此，在《伤寒论》及《金匮要略》中，举主证而曰某汤主之以后，以下的条文中，主证就不会再出现，只举或然证，这是为了在临床上辨别疑似，定犹豫，是仲景的写作特点，即“逐层省略法”，详于此而略于彼。因此读仲景书要前后互参，才能得其真谛。因此在378条中，既曰“主之”，就包含了小柴胡汤主证——胸胁苦满，否则应考虑其他止呕剂。

中医在辨证论治的原则基础上，药治的目的，在于利用人体正气抵抗疾病的趋势，因势利导，扶助正气之不足，从而战胜疾病。症状在上、在表者，知正气欲逐邪外达，所以太阳经病宜发汗；症状在下、在里者，知正气欲逐邪于下解，所以阳明府证宜攻下；病在表里、上下之间者，汗、吐、下、清法皆禁施于少阳，唯有柴胡剂专宜于此病。临床上，服对证之柴胡剂以后，有汗出而解者，有得下而解者，并非柴胡剂具有汗下之功，是由于它能扶助少阳抗病力。《伤寒论》第233条：“上焦得通，津液得下，胃气因和，身濈濈然汗出而解。”

章太炎云：柴胡者，去肠胃中结气，除痰热结实，胸中邪逆者也；黄芩者，逐水疗痰热利小肠者也；人参者，疗胸胁逆满者也。苏蒙称《伤寒》大小柴胡最痰气之需，斯得其肯。

漫笔及书，耽误了大家宝贵的时间，扭笔叙述此汤证者，非以自炫，欲求证明在正确运用仲景每一方的前提下，均能举一反三，一方可治多病，收到满意效果。

结语

浅谈补一方药与玄府学说

我的导师雷正荣认为四川盆地，尤其是重庆山城，冬暖、春早、夏热、秋短，霜雪少见，四季有雾，四季湿度大；夏季高温、高湿、温差小、持续时间长，有“火炉”“雾都”之称。同时，重庆人喜食火锅、凉菜冷饮，交相杂合，构成显著的致病特点即寒热错杂。山城冬暖收藏不足，并火锅盛世，食辛热者多，燥热从口入，伏热于内，津液内伤，且“炅则气泄”，阳气泄越，形成气津两伤。春早升发，伏热升腾，气津更伤，夏热“壮火食气”，气散气衰，津伤液耗更甚；终年湿度大，夏秋湿热郁蒸，并冷凉食湿入口，为暑湿或寒湿气困气伤为患。盛夏火锅本可燥湿温中助运，但稍有不宜者，则津伤化燥或湿热蕴结，内蓄难解，气津大损；深秋凉燥，但秋短肃降运化困乏，蓄湿蓄火未尽，气津亦难复；至冬收藏不足，火锅盛市又起。如此嗜食辛辣、寒凉冷饮，造成中焦脾胃升降失常，所谓“中气如轴经气轮”，“胃经不降呕吐逆”，“脾经不升利清谷”，内外火与湿相互因果，循环往复，铸成显著的气津两伤、湿热两蓄的病理特点。

补一方药最大特色是其应用风药、虫药、虎狼药，如补一大药方中羌活、防风、藁本、川芎，下瘤丸中的螃蟹爪，以及附片、肉桂、大黄、生半夏、巴豆霜等。其治疗方法有温补脾肾、发散陈寒、发汗下气利水攻邪，如治疗暴风客热使用发散陈寒之法如八味大发散，治疗肝硬化腹水使用下气利水之法如臌胀丸等，与《内经》“达之，发之，夺之，泄之，折之”诸法一脉相承。实际上，补老用药思路与河间学派的刘完素所创立的“玄府学说”有着异曲同工之处。后世医家认为刘完素开寒凉派之先河，河间学说倡导“六气皆从火化”“火热论”，张子和作为河间学派倡汗、吐、下三法祛邪之“攻邪论”。王明杰教授从河间学派诸多资料中悟出“玄府闭密，阳热怫郁”之玄府学说，其病机是火热与郁结互为因果，治疗特色不仅在于寒凉泻火，更在于开发郁结，使用宣清通三法，尤其妙用辛温发散、开通玄府之法，与补老方药温补脾肾、发散陈寒、发汗下气利水攻邪，使郁结疏通思路一致。

已如前述，火炉山城的致病特点有气津两伤、湿热两蓄。因气化乱则水饮湿痰内生，气血失调而瘀结，并受内伏湿热煎熬，变生痰热、痰火、瘀热；同时气津两伤不能抗邪御敌，造成虚实夹杂，病久难愈。一言以蔽之，即是阳气泄越、寒从内生导致气津两伤、湿热两蓄，最终形成玄府郁结，闭塞不通，而致诸疑难杂病，所以“阳气泄越，寒象内生”是本，“玄府郁结，闭塞不通”等火热之象是标，“气津两伤，湿热两蓄”是中。丹溪弟子戴思恭对“郁”进行了更为深入的阐发，他说：“郁者，滞而不通，结聚不得发越也，当升不得升，当降不得降，此为传化失常。”清代叶桂《叶选医衡·五郁六郁解》云：“夫郁者，闭结、凝滞、瘀蓄、抑遏之总名。”文中“抑遏”当指气机，“瘀蓄”当指血脉，“凝滞”当指津液，而“闭结”则可认为是指玄府而言。郁，即是由于玄府闭塞而形成的气血津液运行失调、升降出入活动障碍的一系列病理变化的总称。王履对郁证的治疗做过诠释，说“用升发、清扬之剂治疗木郁称为达之”“用发汗、升举的方法治疗火郁称为发之”“用攻下、劫而衰之的方法治疗土郁称为夺之”“用利小便、疏通其气的方法治疗金郁称为泄之”，此为开通玄府之治法。清末龙之章《蠢子医》对郁做了淋漓尽致的发挥，谓：“医道亦宜悟一贯之旨。盖贯则通，通则无不利，而病自无矣。如人之一身，上下有不贯穿处，则病生于上下；左右有不贯穿处，则病生于左右。”又说：“治病总要去透澈，一不透澈便隔越。”这是明清时期难得一见的玄府论述。龙氏书中还根据自己的实践经验，总结了肉桂、大黄、硫黄、巴豆等药物开通玄府的功用：“必须力透元府里，肉桂酒军最为先。”“热药皆补它（硫黄）能通，疏通元府（玄府）妙化工。”叶天士认为“大凡经脉六腑之病，总以宣通为是”（《临证指南医案》），认为百病之生，皆因郁滞痞塞，凝结不通而成，因此治疗上必须突出一个“通”字，指出“通字须究气血阴阳，便是看诊要旨矣”。并在“络以通为用”的原则下，指出虫类药飞者升、走者降，灵运迅速，功专“追拔沉混气血之邪”“搜剔络中混处之邪”，成为后世医家用虫类药开通玄府的有力指导。可见，“郁”是玄府病机之关键，也是补老用虫类药、虎狼药之原因所在。

如补一大药中使用羌活、防风、天麻、藁本、蔓荆子、川芎等风药，并酒大黄、泽泻疏通太阳经气发散寒邪开通玄府针对“标”，茯苓、法半夏、肉桂、吴茱萸、砂仁温中降逆化湿针对“中”，附片、干姜温通少阴针对“本”，正是应用“通”原则，“流通上下左右，一气周流”，使郁结疏通，周身节骨、毛窍无不贯穿，则气血周流。

虽然补老用霸道猛烈攻破或大寒大热药可以起到立竿见影的效果，主张新病实证当用，也宜中病即止。而对于杂病久病之痼疾，常宜缓调，补老亦崇尚王道之法，正如《石室秘录·王治法》说：“王道荡荡，看之平常，用之奇妙，日计不足，岁计有余，何必用参至两计，加桂、附出奇哉，此王道之法也。”即主张用药性味缓和，不大寒大热大攻大破。唐氏父子对于补一老人在使用八味大发散后用补中益气汤调理及柴芍龙牡汤后注解甚多，这也是唐世丞称补一老人为“温补派”的原因了。

补一用药虽然奇特，但总不离“阴阳”二字。比如现代医家多认为，凡舌边有齿印，或舌中有裂纹，或胖嫩，或中有裂纹，或呈花剥苔，抑或舌边有齿印，不论何苔，如苔虽黄或白，或厚或腻，多为湿热或痰热气津已伤；苔滑或腐或腻则多属湿邪内蓄。而补一老人认为舌上白苔是寒邪，而黄苔是陈寒所致，治疗时总以散尽陈寒为度。所谓“陈寒”即是“伏寒”！如何理解这种认识上的偏差？其实这是“外证”与“内证”的问题。外证是标，是“湿邪内蓄，气阴津伤”；“内证”是本，是“阳气灵泄导致寒从中生”。只是此时寒象不甚，其始也作简，其外在表现以湿热为主。到后期就会由湿热转变为寒湿，此时内里寒象也必巨了。就像《伤寒论》中阳明病有初中末三个阶段，初为热中，末为寒中。补一老人对于有陈寒之象的黄苔，虽然外证看来一片湿热之象，却用如八味大发散等发散温通之法，使之通血脉除陈寒，荡涤血痹水湿痼疾，完全不用治热以寒、治寒以热等治标之法清热除湿。

其实早在《内经》时代就对“治寒以热，治热以寒”的命题进行了批判。《内经》黄帝曰：“论言治寒以热，治热以寒，而方士不能废绳墨而更其道也。”真正的治病大法应该不是以表面的寒热论，而是应该深入到阴阳虚实的实质去处理问题。火神派郑钦安也认为凡病皆落到阴阳当中，其言“辨明以内，判以阴阳”。正如《内经》言“明于阴阳，如醉之醒，如惑之解”！

徐飞

2020年4月8日

内蒙古包头家中

参考文献

［1］江西新医学院．中药大辞典［M］．上海：上海人民出版社，1977：179－183.

［2］王志强，李炳超．半夏药理作用研究进展［J］．山西医药杂志，2009，38（1）：65－67.

［3］雷敩．雷公炮炙论［M］，合肥：安徽科学技术出版社，1991：60.

［4］吴皓，钟凌云，李伟，等．半夏炮制解毒机制的研究［J］．中国中药杂志，2007，32（14）：1402－1406.

［5］张成铭．大剂量生半夏治疗恶性肿瘤16例［J］．辽宁中医药大学学报，2007，9（6）：108－109.

［6］徐成贺，刘素文．《金匮要略》药物炮制方法探讨［J］．国医论坛，1999，14（6）：1－3.

［7］陈彦琳，杜杰，周林，等．加热炮制对巴豆霜溶血效应影响的初步研究［J］．中国现代中药，2013，15（3）：219－222.

［8］乌头(附子)［J］．天然产物分离，2005，3(3)：39－40.

［9］Ma M. Yu J. Existence of multiple positive periodic solutions For nonlinear functional difference equation. *J Math Appl*, 2005，305：483.

［10］I. iu Y. Periodic eolutions of nonlinear functional difference equations at nonresonance case. J Math Appl，2007，

327：801.

［11］雷波．附子减毒配伍研究的新思考［J］．宜春学院学报，2008，30（2）：10.

［12］林曦，胡晓萍．中药附子中毒的诊治体会［J］．临床误诊误治，2006，19（12）：86.

［13］李俊，郭亚萍．附子中毒致心电阶梯现象1例报告［J］．中国中医急症，2006，15（12）：1318.

［14］宋友湘，姚碧云．附子中毒致恶性心律失常分析［J］．国际医药卫生导报，2005，11（12）：111.

［15］徐晓艳，旺永峰．李可弟子吕英主任临床使用含附子汤剂的煎煮方法浅析［J］．甘肃中医学院学报，2012，29（6）：72－73.

［16］王浴生．中药药理与应用［M］．北京：北京科学技术出版社，2000：592.

［17］陆叶，刘春宇．麻黄药用部位商榷［J］．实用中医药杂志，2012，28（12）：1062－1063.

［18］高哗珩，党力纳．麻黄研究进展［J］．陕西中医学院学报，2003，26（6）：60－61.

［19］李广勋．中药药理毒理与临床［M］．天津：天津科技翻译出版公司，1992：1－2.

［20］尚志钧，刘晓龙．麻黄去节除沫的讨论［J］．中成药，1994（11）：46.

［21］李心机，李桂芳．麻黄先煮去沫与“沫令人烦”考释［J］．山东中医药大学学报，1998，22（5）：339－340.

［22］马爱华，张俊慧．煎煮时间对麻黄中麻黄碱溶出率的影响［J］．中国实验方剂学杂志，1995，1（2）：44－45.

［23］董良杰．细辛用量研究［J］．中国中医基础医学杂

志，2000（4）：37.

［24］李书香，李伟．浅议“细辛不过钱”［J］．河北中医，2005，27（6）：463.

［25］谢伟，陆满文．细辛挥发油的化学与药理作用［J］．宁夏医学杂志，1995，17（2）：121－124.

［26］杨秀伟．基于体内过程的中药毒性成分和毒性效应物质的发现策略［J］．中国中医药杂志，2007，22（2）：67－72.

［27］禹建春．论“细辛不过钱”［J］．河南中医学院学报，2006，21（3）：36.

［28］冯索萍．对细辛药理学作用及应用中有关问题的讨论［J］．中医正骨，1999，11（2）：41－42.

［29］郭增军．HPLC 法测定不同品种商品细辛中细辛脂素和芝麻质素的含量［J］．中药材，2001，24（4）：273－274.

［30］蓝恭洲．细辛用量探讨［J］．天津中医，1993（6）：27.

［31］高学敏，宁树立．细辛的临床应用和毒性反应［J］．中医杂志，1993，34（8）：456.

［32］李照福，苏颖．细辛使用探析［J］．北京中医药，2009，28（4）：297－299.

［33］王智华．从细辛根末与全草煎剂所含挥发油及黄樟醚的测定分析论细辛用量与剂型的关系［J］．上海中医药杂志，1987（9）：2－3.

［34］刘沛然．细辛与临床［M］．人民卫生出版社，1994：5.

［35］王瑞恒．临证治验会要［M］．北京：人民卫生出版社，2007：223－224.

［36］解宝仙．马钱子的化学成分和药理作用研究进展

[J]. 药学研究，2014，33（10）：603－606.

[37] 杨秀伟，蔡宝昌. 马钱子生物碱成分的研究 [J]. 中国中药杂志，1993，18（12）：739－740.

[38] 蔡宝昌，吴皓，杨秀伟. 马钱子中16个生物碱类化合物^{13}CNMR谱的数据分析 [J]. 药学学报，1994，29（1）：44－48.

[39] 贾璇璇，李文，李俊松，等. 马钱子的毒性研究进展 [J]. 中国中药杂志，2009，34（18）：2396－2399.

[40] 吴小娟. 马钱子吲哚类生物碱毒性研究进展 [J]. 中药药理与临床，2016，32（6）：231－235.

[41] Fan YF，Liu SF，Chen XD，et al. Toxicological effects of Nux Vomica in rats urine and serum by means of clinical chemistry，histopathology and 1H NMR－based metabonomics approach. J Ethnopharmacol，2018，210：242－253.